経験型実習教育

看護師をはぐくむ理論と実践

編集
安酸史子
関西医科大学教授・看護学部

医学書院

経験型実習教育
——看護師をはぐくむ理論と実践

発　行	2015年12月1日　第1版第1刷Ⓒ
	2019年10月15日　第1版第3刷

編　集　安酸史子
　　　　やすかたふみこ

発行者　株式会社　医学書院
　　　　代表取締役　金原　俊
　　　　〒113-8719　東京都文京区本郷1-28-23
　　　　電話　03-3817-5600(社内案内)

印刷・製本　永和印刷

本書の複製権・翻訳権・上映権・譲渡権・貸与権・公衆送信権(送信可能化権を含む)は株式会社医学書院が保有します.

ISBN978-4-260-02406-8

本書を無断で複製する行為(複写,スキャン,デジタルデータ化など)は,「私的使用のための複製」など著作権法上の限られた例外を除き禁じられています.大学,病院,診療所,企業などにおいて,業務上使用する目的(診療,研究活動を含む)で上記の行為を行うことは,その使用範囲が内部的であっても,私的使用には該当せず,違法です.また私的使用に該当する場合であっても,代行業者等の第三者に依頼して上記の行為を行うことは違法となります.

JCOPY　〈出版者著作権管理機構　委託出版物〉
本書の無断複製は著作権法上での例外を除き禁じられています.複製される場合は,そのつど事前に,出版者著作権管理機構(電話 03-5244-5088, FAX 03-5244-5089, info@jcopy.or.jp)の許諾を得てください.

【執筆者一覧】

編集

安酸史子　　　関西医科大学教授・看護学部

編集協力

北川　明　　　帝京平成大学教授・ヒューマンケア学部看護学科

執筆者(50音順)

江上千代美　　福岡県立大学教授・看護学部
江上史子　　　福岡県立大学看護学部
奥　祥子　　　姫路大学教授・看護学部
小野美穂　　　岡山大学講師・医学部保健学科
北川　明　　　帝京平成大学教授・ヒューマンケア学部看護学科
金城やす子　　名古屋学芸大学教授・看護学部
金城祥教　　　島根県立大学教授・看護栄養学部
小森直美　　　防衛医科大学校准教授・医学教育部看護学科
清水夏子　　　福岡県立大学看護学部
田中美延里　　愛媛県立医療技術大学准教授・保健科学部看護学科
塚原ひとみ　　福岡大学教授・医学部看護学科
坪井桂子　　　神戸市看護大学教授・看護学部
中嶋恵美子　　福岡大学教授・医学部看護学科
中富利香　　　元 防衛医科大学校准教授・医学教育部看護学科
二井矢清香　　広島国際大学准教授・看護学部
原田奈穂子　　宮崎大学教授・医学部看護学科
伴　佳子　　　防衛医科大学校准教授・医学教育部看護学科
松枝美智子　　福岡県立大学准教授・看護学部
宮野香里　　　元 福岡県立大学看護学部
安酸史子　　　関西医科大学教授・看護学部
安永薫梨　　　福岡県立大学講師・看護学部
山住康恵　　　共立女子大学准教授・看護学部
吉田恭子　　　福岡県立大学准教授・看護学部
渡邉智子　　　医療法人笠松会 有吉病院ケア部教育サポーター

まえがき

　私は専門学校を卒業して3年間の臨床経験の後に，1981年に千葉大学看護学部に一般入試で1学年から入りなおし，看護学を学びなおした．当時は短期大学の卒業生でないと編入ができなかったため，専門学校卒の私が看護大学で学ぶためには，1年から入りなおすしかなかった．民間の救急病院や透析クリニックで平日2回の当直と日曜に日勤の看護師アルバイトをして生活費を稼ぎ，育英会からの奨学金をもらって学生生活を送った．テスト前には4～5人の同級生たちが狭いわが家に泊まりがけで来て勉強会をした．

　同級生たちとわからないことを一緒に考え，持ち寄った専門書を紐解きながら，なぜを追究していくディスカッションはものすごく新鮮で楽しかった．専門基礎の学問の知識の深さでは舌を巻く同級生たちが何人もいた．実習が始まると，実習グループの同級生たちからちょっとした質問をたくさん受けるようになった．すでに看護師ライセンスがあり臨床を知っている私は，一緒に実習する同級生でありながらメンターのような役割を担っていたように思う．当時，助手の教員たちも張りつきで実習についてきてくれたので，相談しやすい存在ではあったが，聞きにくいとか恥ずかしいと思うようなちょっとしたことは気軽に聞ける私に聞いてきた．

　看護師や教員が叱りつけるような出来事でも，必ず学生なりの理由がある．そのことを言えない学生も多くいた．忙しそうな看護師には報告のタイミングを見つけることがいかに難しいか．一方的に決めつけられると言えなくなってしまう学生がいかに多いか．彼女たちの優秀さを知っているがゆえに，持っている潜在力のすごさと同時に，それを実習の場で発揮することの困難さをまざまざと痛感させられた．私は1人の看護学生の立場で同級生と一緒に実習を経験するなかで，本当に多くの貴重な学びをした．

　思い起こせば，新卒すぐの看護師時代にも，スタッフナースとして学生に指導する経験があったが，そのときには，臨床現場で自分が知っていて，役立ったと思うことを，質問の形をとりながら，学生に教え込んでいた．学生は完全に聞くモードになり，教えている私はご満悦だったように思う．学生が困っていることではなく，自分が教えたいことを教えていたが，じょうずに教えているくらいに思っていた．今から考えると恥ずかしいが，「経験型実習教育」と対比して説明している，まさに「指導型」の実習教育をしていたのである．

　修士課程では，看護教育学講座に入り，実習教育について研究した．1987年に杉森みど里教授に提出した修士論文「看護学実習における教授＝学習過程成立に関する研究」では，看護学実習において教授＝学習過程が成立する条件は，一言でいえば，教師が看護学における各科教授法の知識および技能と看護教育学的な視点を有し，それが身についた能

力となっていることだと結論づけた．それから再度，臨床看護師として3年間の経験を経て，1990年に私の看護教師人生が始まった．それ以降，私は看護教育学的な視点をもった実習教育のあり方について，私自身の教師経験をもとに追究し続けてきた．

「経験型実習教育」という名称は，1997年に雑誌『看護教育』で提唱したのが初めである．それから実習指導者講習会や看護学校，看護大学など研修を依頼された施設で持論を語り，多くの看護教員の生の声を聞き，経験型実習教育の理論と実践についての説明や研修方法をバージョンアップしてきた．日本における看護教育の歴史をたどると，1987年に厚生省から「看護制度検討会報告書」が提出され，21世紀に向けての看護制度改革の基本的方向の検討結果として，看護の大学および大学院の増設，専門看護婦の育成，訪問看護婦の育成，などが提言されている．1992年には，厚生労働省と文部科学省より「看護婦等の人材確保の促進に関する法律」が制定され，この条文を根拠に看護系4年制大学設置が促進され，看護の高等教育化が急激に進行してきた．経験型実習教育の考え方は，私の個人的な経験の集大成であるとともに，看護基礎教育課程が専門学校から4年制化へと大きくシフトしてきた日本の看護教育界で，時代が求めた考え方ではないかと考えている．

本書の構成は，第一部では経験型実習教育の理論，第二部では理論の展開，第三部では評価について述べた．また，これまでの経験型実習教育についての講義や研修の経験から，具体例を示すことが読者の理解につながると考え，第四部に研修，第五部に事例を多くとりいれた．努力義務化されているファカルティ・ディベロップメント(FD)でぜひ活用していただきたいと希望している．最後に第六部では経験型実習教育の有効性の検証を掲載した．また，本書は遅筆の私1人でなく，多くの仲間たちとの協働作業によって仕上がったものであることを明記しておきたい．励まし続けてくださった編集部青木大祐氏，制作部佐藤博氏にお礼を申し上げたい．

なお，表紙を飾るガーベラの花言葉は「希望」「常に前進」．学び手の無限の可能性に期待して，その緑のつぼみを，開花直前の暗闇を背景としてあしらった．どんな花が咲くのかは学生次第．そのつぼみを上手にひらかせるのが教師の役割ではないだろうか．

2015年10月

安酸史子

本書の研究には，平成16〜17年度科学研究費補助金基盤研究(B)，平成18〜19年度科学研究費補助金基盤研究(C)，平成21〜24年度科学研究費補助金基盤研究(B)の交付を受けて実施されたものが含まれている．なお，成果物として下記のDVDを作成した．動画はhttp://経験型実習.netから視聴可能である．
- 経験型実習教育とは(19分24秒)
- ケアリングと経験型実習(16分52秒)
- 指導型実習と経験型実習の指導アプローチの違い(14分11秒)
- 経験型実習指導教員へのアドバイス(19分55秒)
- 経験型実習教育の研修プログラム　事例ビデオ教材(成人看護学編)(12分4秒)
- 経験型実習教育の研修プログラム　事例ビデオ教材(老年看護学編)(7分15秒，8分29秒)
- 経験型実習教育の研修プログラム　事例ビデオ教材(精神看護学編)(7分30秒，12分6秒)

目次

まえがき　　【安酸史子】　v

序章　なぜ看護学教育で経験型実習を提唱するのか　　【安酸史子】　1

第一部　理　論

第1章　なぜ経験型実習教育なのか　6
Ⅰ　看護学における技術教育論の検討　【安酸史子】　6
Ⅱ　技術教育で育成する学力「経験から学ぶ力」　【安酸史子】　10
Ⅲ　学生にとっての実習教育　【安酸史子】　11
　1．看護の魅力・面白さが伝わる実習教育　11
　2．学生にとっての実習の意味　15
　3．学習者としての成熟度と教師の関わり方の関係　19
Ⅳ　教師にとっての実習教育　22
　1．看護教師にとっての実習教育の課題と現状　【安酸史子】　22
　2．研究重視の環境のなかで教育に時間をかけるジレンマとその意義　【坪井桂子】　23
　3．教育環境（人的・物的）の重要性　【田中美延里】　26

第2章　経験型実習教育を支える理論　33
Ⅰ　発見的学習と斎藤喜博の授業論　【安酸史子】　33
　1．教師の問題意識〈授業以前の問題〉　34
　2．学生およびクライエントの事実　34
　3．学習課題　35
　4．教育方法　35
Ⅱ　デューイの経験論と実習教育　【安酸史子】　36
Ⅲ　ショーンの「反省的実践家」　【安酸史子】　37
Ⅳ　ケアリングと実習教育　【安酸史子】　38
Ⅴ　成人教育学—学生を大人と捉えて教育するには　【安酸史子】　41
Ⅵ　自己効力理論①—学生の自己効力感　【安酸史子】　41
Ⅶ　学生の自立度に合わせた指導方法　【安酸史子】　44
Ⅷ　自己効力理論②—教師の自己効力感　【坪井桂子】　46

第二部　理論の展開

第1章　経験型実習教育の展開　　【安酸史子】　52
Ⅰ　経験型実習教育における授業過程モデル　52
1. 経験型実習教育のモデル　52
2. 経験型実習教育のプロセス　53

Ⅱ　「指導型実習教育」と「経験型実習教育」の違い　56

第2章　円滑に取り入れるための工夫①　カードメソッドの活用　　【金城祥教】　60
Ⅰ　経験型実習教育とカードメソッド　60
1. 問われてきた指導観・教師像　60
2. 体験を語り，体験の意味を探究する行動　61
3. 直接的経験から反省的経験へ　62

Ⅱ　カードメソッドの方法（手順）　63

Ⅲ　カードメソッドの教育効果　66

第3章　円滑に取り入れるための工夫②　イメージ・マップの活用　　【渡邉智子】　69
Ⅰ　経験型実習教育とイメージ・マップ　69

Ⅱ　老年看護学実習でのイメージ・マップの活用方法　70
1. 出会いで描いた老年期にある人のイメージを可視化　70
2. イメージ・マップの活用の仕方　71

Ⅲ　老年看護学実習でのイメージ・マップの活用による成果　73
1. 学生，教員と臨地実習指導者が学生の直接的経験を共有　73

Ⅳ　今後の課題　73

第三部　評　価

第1章　一般教育学における評価の考え方　　【安酸史子】　76
Ⅰ　評価について　76

Ⅱ　人を育てる評価　77

Ⅲ　向上目標の設定　77

Ⅳ　学習評価の機能　78

Ⅴ　Bottom-up の目標設定　79

第2章　主体的学びにつなげる評価方法　　【安酸史子】　81
Ⅰ　教育的批評モデル　81

Ⅱ　ルーブリック評価　83

第3章　経験型実習教育における評価　　【安酸史子】　85

第四部　研　修

第1章　必要とされる能力　【安酸史子】88
- Ⅰ　経験型実習教育に必要な教師の能力 — 88
- Ⅱ　経験型実習教育で求められる学生の能力 — 90
- Ⅲ　看護教師と臨床指導者の役割分担と共同 — 91

第2章　経験型実習教育を行うための能力を伸ばす研修プログラム　【北川　明】92
- Ⅰ　経験型実習教育における目標 — 92
- Ⅱ　経験型実習教育において教師が実施すべきこと — 92
- Ⅲ　経験型実習教育を実施するにあたって必要な教師の力 — 93
- Ⅳ　教師の力を伸ばすワーク — 94
- Ⅴ　経験型実習教育において学生がすべきこと — 109
- Ⅵ　経験型実習教育を実施するにあたって必要な学生の力 — 109
- Ⅶ　学生のレディネスを整えるワーク — 110

第3章　教材化のためのワークショッププログラム　【山住康恵・小野美穂・北川　明】113
- Ⅰ　事例の教材化を学ぶワークショップ — 113
  1. 経験型実習教育について理解する — 114
  2. 経験型実習教育の実践力を高める — 115
- Ⅱ　教員と臨床実習指導者とがともに行う経験型実習教育ワークショップ — 118
  1. 経験型実習教育について理解する — 119
  2. 経験型実習教育の実践力を高める — 119
  3. ワークショッププログラムの有効性 — 120
- Ⅲ　経験型実習教育教材DVDを使用した展開方法 — 122
  1. 事例DVDの構成 — 122
  2. 本DVDの活用目的 — 122
  3. 活用方法 — 122
  4. DVD教材をとおして学習可能な内容 — 124
- Ⅳ　学生を対象とした経験型実習ワークショッププログラム — 125

第五部　事　例

第1章　各領域別の実習展開　130
- Ⅰ　基礎看護学実習　【中嶋恵美子】130
  1. 領域の背景・概要 — 130
  2. 実習のねらい・目的・目標 — 131
  3. 事例のながれ—教材化を中心に — 133
  4. 評価 — 138

| Ⅱ　成人看護学実習(慢性期) ────────────────────────【小野美穂】139
|　　1．領域の背景・概要(なぜこの領域に経験型実習教育を導入したか) ……………… 139
|　　2．実習のねらい・目的・目標 …………………………………………………………… 139
|　　3．事例のながれ―教材化を中心に ……………………………………………………… 141
|　　4．評価 ……………………………………………………………………………………… 146
| Ⅲ　老年看護学実習 ───────────────────────────【渡邉智子】146
|　　1．領域の背景・概要 ……………………………………………………………………… 146
|　　2．実習のねらい・目的・目標 …………………………………………………………… 147
|　　3．事例のながれ―教材化を中心に ……………………………………………………… 152
|　　4．評価 ……………………………………………………………………………………… 157
| Ⅳ　母性看護学実習 ──────────────────────────【塚原ひとみ】158
|　　1．領域の背景・概要 ……………………………………………………………………… 158
|　　2．実習のねらい・目的・目標 …………………………………………………………… 159
|　　3．事例の流れ―教材化を中心に ………………………………………………………… 162
|　　4．評価 ……………………………………………………………………………………… 165
| Ⅴ　在宅看護学実習 ───────────────────────────【小森直美】166
|　　1．領域の背景・概要 ……………………………………………………………………… 166
|　　2．実習のねらい・目的・目標 …………………………………………………………… 167
|　　3．事例のながれ―教材化を中心に ……………………………………………………… 169
|　　4．評価 ……………………………………………………………………………………… 174
| Ⅵ　小児看護学実習 ──────────────────────────【金城やす子】175
|　　1．参画型看護教育における小児看護学の位置づけ …………………………………… 175
|　　2．経験型実習を取り入れたプロセス …………………………………………………… 176
|　　3．小児看護学実習と経験型実習教育 …………………………………………………… 176
|　　4．経験型実習における「気づき」の教材化 …………………………………………… 179
|　　5．小児看護学実習の方法とカンファレンス …………………………………………… 180
|　　6．カード図解を通して学生の経験を意味づけ，共有する …………………………… 183
|　　7．評価 ……………………………………………………………………………………… 185
|　　8．まとめ …………………………………………………………………………………… 185
| Ⅶ　精神看護学実習 ─────────────────【松枝美智子・安永薫梨・宮野香里】186
|　　1．精神看護学実習で経験型実習教育を展開している理由 …………………………… 186
|　　2．経験型実習教育を展開するためのシステム上の基盤 ……………………………… 186
|　　3．学生のレディネスと精神看護学実習の目的・目標 ………………………………… 187
|　　4．経験型実習教育の展開 ………………………………………………………………… 187
|　　5．評価 ……………………………………………………………………………………… 193

第2章　エピソード別の事例展開　　196

　Ⅰ　短大3年，終末期患者への寄り添い ──────────────────【伴　佳子】196
　　　1．学生紹介 ………………………………………………………………………………… 196

2. 場面 ··· 196
　　3. 関わり ··· 197
　　4. 学生の変化 ··· 199
Ⅱ　大学3年，認知症高齢者との関わり ────────────【吉田恭子・渡邉智子】200
　　1. 学生紹介 ·· 200
　　2. 場面 ··· 200
　　3. 関わり ··· 200
　　4. 学生の変化 ··· 201
Ⅲ　大学3年，成人急性期実習にて ────────────────────【山住康恵】203
　　1. 学生紹介 ·· 203
　　2. 患者紹介 ·· 203
　　3. 場面(学生の直接的経験) ··· 204
　　4. 関わり ··· 205
　　5. 学生の変化 ··· 206
Ⅳ　大学3年，難病患児のケアを通して ─────────────────【中富利香】206
　　1. 学生紹介 ·· 206
　　2. 場面(学生の直接的経験) ··· 206
　　3. 関わり ··· 207
　　4. 学生の変化 ··· 209
Ⅴ　学生グループ，障害の受容から認識へ ────────────────【江上千代美】209
　　1. 学生紹介 ·· 209
　　2. 場面(学生の直接的経験) ··· 210
　　3. 関わり ··· 210
　　4. 学生の変化 ··· 212
Ⅵ　海外留学中の大学院生，担当教諭との対話 ─────────────【原田奈穂子】217
　　1. 学生紹介 ·· 217
　　2. 場面(学生の直接的経験) ··· 218
　　3. 関わり ··· 220
　　4. 学生の変化 ··· 221

第六部　有効性の検証

第1章　学生からの評価　　　　　　　　　　　　　　　　　　【江上史子・渡邉智子】224
　　1. 研究目的 ·· 224
　　2. 用語の定義 ··· 224
　　3. 研究方法 ·· 224
　　4. 結果 ··· 225
　　5. 考察 ··· 229

第2章　学部卒業生による評価 　　　　　　　　　　　　　　　　【小森直美】232
　　1.　研究方法 ··· 233
　　2.　経験型実習教育中に卒業生が感じていた経験 ··· 234
　　3.　卒業生が語った経験型実習教育の評価 ·· 236

第3章　学内研修プログラムの評価 　　　　　　　　　　　　　　　　【清水夏子】240
　　1.　方法〈研修会の概要〉 ·· 242
　　2.　結果・考察 ·· 244
　　3.　アンケートの結果 ·· 249
　　4.　研修会でロールプレイを活用する効果 ·· 249
　　おわりに ·· 251

第4章　成人看護学実習における教師の実践的力量からみた成果　【二井矢清香・奥　祥子】253
　　はじめに ·· 253
　　1.　方法 ··· 254
　　2.　効果の検討 ·· 254
　　3.　経験型実習教育の有効性 ··· 258
　　おわりに ·· 259

終章　経験型実習教育の課題と展望 　　　　　　　　　　【北川　明・安酸史子】261

索引　　　　　　　　　　　　　　　　　　　　　　　　　　　　　　　　263

装幀：関宙明／小荒井良子（ミスター・ユニバース）
表紙写真：©PARADE/ANYONE/amanaimages

序章

なぜ看護学教育で経験型実習を提唱するのか

　私(安酸)は専門学校と看護学部の両課程での学習経験を通し，看護学実習の方法が全くと言ってよいほど違うことに気づき，看護学実習に対して授業という観点で関心を持つようになった．

　専門学校は1978(昭和53)年に卒業し，3年の臨床勤務のあと大学に入学し，1985(昭和60)年に卒業している．そのときに感じた違いは，私の個人的な経験と受け止め方でありかつ時代背景も全く違うため，一般化はできないと考えているが，大学での実習は助手の先生が常に一緒にいて，毎日カンファレンスがあり，学生が自分たちのその日の経験を振り返って，助手の先生と一緒に考える「授業」なのだと感じたことは，私にとっては大きな衝撃だった．

　専門学校のときには，先生がラウンドはされていたが毎日ではなく，ほとんどは病棟の実習指導者から指導を受けていたし，その指導も看護師業務をされながらの兼務であった．その体験を「授業」だと感じることはなく，「見習い」という感覚であった．一方，大学でのそれを「授業」だとは感じたものの，当時の附属病院では臨床看護師とはほとんど関わりをもたない実習構成であったので，すでに看護師のライセンスをもっていた私としては，臨床看護師の経験知を聴く機会がないことが非常にもったいない気がしてならなかった．

　授業とは，教師の側から見れば，人類の文化遺産の基本を，教材を媒介にして学生に伝達し，学生とともに新しい文化の創造を目指す過程(教授過程)である．学生の側から見れば，この教材を修得し，さらに発展させて考えていくことを通して，彼らの人格を発展させていく過程(学習過程)である．「授業」はこの教授過程と学習過程が統合して行われて初めて成立する．

　授業を教授＝学習過程として組織するということは，教材を媒介とする教師の教授活動と学習者の学習活動との相互主体的な認識活動の過程として組織することを意味する——．私がこのような考えをもつようになったのは，千葉大学看護学部を卒業し，更に大学院の修士課程に進学してしばらくしてからである．大学進学当初は，専門学校時代の教育が一方的な教え込み教育だったように感じていた反動もあり，教育は学習過程を中心に捉えるべきだと考えていた．

　当時，「人間中心の教育，学生の主体性を尊重する教育とは」と，学生の自由な立場から

観念的に考えていた私は，教師経験がないことと相まって，いつしか「教える」ということに対して，敵愾心にも似た感情を覚えるようになっていた．

佐伯[1]は，「『教育』を専攻する学生のなかに，『教える』ということ自体に対する罪悪感，あるいは，恐怖心を抱いているものが少なくない」と指摘し，こうした現象の原因として，理解するということの誤解があるのではないかと言及している．すなわち，理解するということを，単に「想起できる」ことであるとか，「課題を解く」ことであると捉える誤解であり，理解するということは，ほかならぬ「納得」することであると主張している．

修士課程で看護教育学を専攻していた私は，当時まさに佐伯の言う誤解の状態にいたのである．そうした私が「学ぶこと」と同時に，「教えること」にも積極的な意味を感ずるようになったのは，看護学教育を学習過程中心に考えれば考えるほど，現実から遊離した観念の袋小路に陥ってしまったからであり，「教えること」と「学ぶこと」を二分法で考えるという呪縛から自分を解放したときに，初めて現実が見える気がしたからである．

こうした私の経験は必ずしも個人的なものではなく，教育学の歴史においても，「学ぶこと」と「教えること」の関係が正しく捉えられてきたとは言えない．教師の活動が一面的に強調される教師中心主義の立場が取られたり，子どもの活動が一方的に尊重される児童中心主義の立場が取られたりした．伝統的な教師中心主義の授業では，教師は教科書に記述されている内容を教条的に伝達・注入し，子どもはそれをただ言葉で機械的に暗記するだけであり，子どもの自己活動は抑制ないしは無視された．これに対して，こうした画一的で教科書中心のつめこみを批判する形で展開されたのが児童中心主義である．そこでは，これまでの教師中心の授業が生活から遠ざかり，子どもの興味を無視していたことが厳しく批判され，子どもの経験や興味に基づく自己活動が重視された．しかし，その反面，今度は教師の指導的役割が軽視されることになったのである．

こうした両者の対立する考え方は，その基底に異なった教育哲学が存在している．両者は表面的には相反するかのようであるが，両者とも教授と学習，指導と自己活動との違いを，相容れない二律背反するものとして捉えている点では共通している．さらに両者において，学生は「伝達の対象」か「援助の対象」としてしか捉えられておらず，真の意味での「学習の主体」「発達の主体」としては捉えられていない．

ここで重要なことは，教育現象は「教えること」だけ，「学ぶこと」だけというような固定的で一方通行的な関係では成立しないということである．

授業を教授＝学習過程として捉えるということは，「教えること」と「学ぶこと」を二分法で捉えず，統合して捉えようとする教育的主張の表れである．

そうした考え方に立って，私は，看護学教育を教授＝学習過程という観点で捉え直してみたいと考えた．そして，看護学教育のなかで，特に看護学実習に関心をもち，それが教授＝学習過程として成立するための条件を解明したいと思うようになった．なぜなら，看護学教育において，看護学実習は対象との相互交渉を通して個別性を踏まえ，教室での講義や演習で修得した理論と看護技術を検証し，それらの現象から本質・理論へ，抽象から再び具体へと繰り返すことによって，看護する能力を高めるために，きわめて重要な授業だと考えるからである．そして，その授業内容と授業方法がどのようなものであるかに

よって，看護学教育の質が左右されると考えているからである．

　どんなに立派なカリキュラムでも，それを効果的に使いこなす能力のある教師がいなければ，カリキュラムは形骸化して，教育は形式主義に陥るだけでなく，その学問の自律的発展も望めない．看護学実習において，どのような指導者が望ましいのかを抽象論ではなく，具体的に検討していく必要がある．どのような指導者が望ましいかという問題は，どのような授業を望ましいと考え，学生にどのような学力をつけたいと考えるのかという授業観，学力観の検討なくしては論じえない．そして，看護学実習であるためには，その教育内容が看護学の理論に基づいていることが必要不可欠の条件である．そこで，次に教育内容の検討が必要になってくる．また，看護学実習を，看護学の基礎教育課程で有意義なものとして存在せしめるためには，それが授業として成立するための条件を整えていかなければならない．そして，そのためにはまず，看護学実習が授業として成立するための条件を明確にする必要がある．

　看護学実習という授業は，物質生産技術を教える一般の技術教育と違い，患者あるいはクライエントという状況にある人間を対象にした技術，つまり看護技術の教育である．そうした看護学実習における教育内容の問題，教育方法の問題，教室での講義あるいは演習との関連性，また，「現場」という流動的で複雑な現実的要素が絡んでいる'場'の問題，実習指導者の資質の問題など，看護教育学的視点で研究し解明していく必要のある問題が山積している．看護教育学的な視点とは，看護学教育の現象を看護学的視点ならびに教育学的視点という二重の視点で捉えることを意味する．

　そうして私は，1986（昭和61）年に千葉大学大学院看護学研究科看護教育学専攻の修士論文で，「看護学実習における教授＝学習過程成立に関する研究」に取り組んだ．そのあと再び3年間病院で臨床看護師を経験した後，看護教師の道に入った．現在に至るまで，修士論文で取り組んだ教授＝学習過程が成立するための授業としての看護学実習を目指して，病院では臨地実習指導者として，短大・大学では看護教師として学生に対して実習教育を行いながら，看護学実習教育のあり方について探求してきた．

　「経験型実習教育」はそうしたなかで発展させてきた考え方である．

引用文献
1）佐伯胖：考えることの教育, 89-90, 国土新書, 1982.

参考文献
1）井上弘：よい授業の条件, 87, 明治図書, 1974.

第一部
理　論

第 1 章　なぜ経験型実習教育なのか
第 2 章　経験型実習教育を支える理論

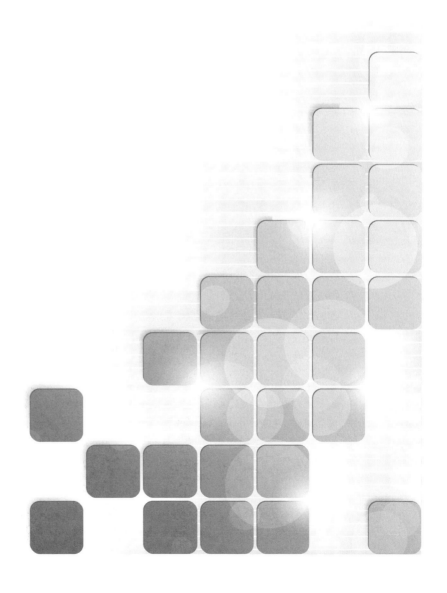

第1章

なぜ経験型実習教育なのか

I 看護学における技術教育論の検討

　最初に，看護学実習で何を教えたいのか，学生にどのような学力をつけたいのかという私の立場を明確にしておきたい．

　看護学教育で考えなければならない「技術」には，その教育内容としての「看護技術」と教育方法としての「教育技術」がある．看護技術と教育技術はともに，対象が人間であるということから物質生産技術と分けて考える必要がある．

　坂本[1]によると，「技術」の定義には，大きく分けて2つの定義がある．1つはマルクス主義の立場からブハーリン(Bukharin)が定義した「労働手段体系説」であり，いま1つは，理論物理学者である武谷[2]によって定義された「意識的適用説」である．前者の立場は，技術というときにはその手段が大切であるといい，一つひとつの手段がシステムとなって機能して初めて技術であるということになる．そして，どの程度システムになっているかが，技術水準でもあるという．

　この考え方に対し，「意識的適用説」によると，技術は「人間実践における客観的法則性の意識的適用」と定義される．この定義は，技術者なり，科学者なり，そうした技術に携わっている人間の主体性を重視した定義であり，労働手段体系説が，手段を定義の中心に置いているのとは対照的である．元木[3]は，これら2つの説をそれぞれ「技術体系」「技術行動」と呼び，両者を統合したものを「技術」と定義している．つまり，現代の技術は，すべてが科学・技術学上の法則を適用して展開されているわけではなく，科学的に解明されていないが，生産・生活の経験のなかで，積み上げられた種々の情報が活用されていることを認め，その点では「労働手段体系説」を取り入れている．また，技術体系に関する諸情報を選択・処理し，外的に表現するという一連の行動であるという点から「意識的適用説」を取り入れている．

　元木のそうした技術に関する捉え方を示したのが図1-1である．

　元木によると，技術とは，知識とか技能とかを態度として統一して人間の意識的な行動力として表現されるものをいう．であれば，看護技術とは，看護学の知識とか看護技能と

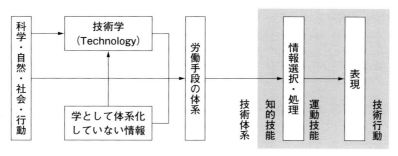

図 1-1　元木の技術モデル
〔金子孫市, 元木健編：講座 現代技術と教育 7 技術と教授, 132, 開隆堂出版, 1975. より〕

かが態度として統一されて人間の意識的な行動力として表現されたものである．対象が人間であるという特性から，一般の生産技術と異なり，相互主体的な関わりが，看護技術の基本であり，言い換えれば，看護技術とは，看護観の表現技術と言える．

　技能は知的技能と運動技能があるが，一般には，運動技能の習得のみを目指すものを技能教育といい，知的技能の習得を教育の中心に置くものを技術教育という．知的技能は，技術の「原因」であり，運動技能は，技術の「結果」と考えられる．

　技能教育では，技術の結果である運動技能を手順の型で覚え，まねすることが必要である．これに対し，技術教育においては，技術の原因である知的技能を覚え，まねすることが必要である．技能教育においても，技術教育においても「型」を覚え，まねるという点に関しては同じであるが，まねる対象が，技術の「結果」であるか「原因」であるかによって，学生の学習過程は大きく異なる．

　佐伯[4]によると，教育的でないと批判される物まねは，「結果まね」のほうであり，学生がまねによって成長するのは，「原因まね」によるという．また，「結果まね」は型にはまった，つまらない人間として，妙に完成させられ，動作や思考，モノの見方を固定させるが，「原因まね」はいつも変化を求め，変化を作り出そうとし，枠にはまることを嫌うという．

　私は優れた技術者となるためには，徹底的に既存の優れた知的技能・運動技能の「型」をまねることが過程としては必要だと考えている．その際に，問題なのは，「型はめ」かどうかではなく，将来的に，いかに態度として統一された行動力として学生が技術を自分のものにしえるかであり，そのためのよりどころとする基礎を，基礎教育課程で学びえたかどうかである．教師としては，「型」を教えながらも，学生が既存の「型」にとらわれず，身についた行動力として自らの技術を高めていくことができるようにいかに支援するかが重要である．そのために教師には，優れた「型」がなぜ優れているのかという根拠を可能な限り言語化し，「形式知」として伝え，学生が「結果まね」だけでなく「原因まね」できるように教える教育力が求められる．

　看護教師として重要なのは，知的技能と運動技能が態度として統一されて人間の意識的な行動力として表現されたものが看護技術であるという視点をぶれずにもつことである．

知的技能は優れているが，運動技能が劣っている看護師は，看護技術が優れているとは決して言えない．では逆に運動技能は優れているが，根拠としての知的技能が劣っている場合はどうであろうか．吊り橋を例にあげて学生の行動を説明すると，知的技能は優れているが，運動技能が劣っている学生の場合には，吊り橋は危険だからと渡らない．石橋であっても安全かどうかとたたいてみて，石橋を壊してしまうほど慎重な学生もいる．現在はこのタイプの学生が多いという印象をもっている．看護は実践の科学なのだから，運動技能を発達させないと，知的技能だけでは看護技術とは言えないということを学生に理解させ，運動技能を発達させるための教育が必要になる．逆に運動技能が優れているが，知的技能を軽んじている学生の場合には，安全確認もしないで平気で吊り橋を渡ってしまう．吊り橋を自分で渡れたという成功体験をもつことは，学生の自己効力感を上げることには貢献するが，看護教師としては，事後になったとしても，学生に知的技能を教え，運動技能だけでは専門職としての看護技術とは言えないということを教育する必要がある．

これまで技術教育について述べてきたが，看護技術教育であるためには，これにさらに看護哲学の概念が加わり，明確な方向性をもつ必要がある．これまで述べてきた知的技能は，運動技能の根拠となるエビデンスであり，具体的な実践理論あるいは中範囲理論のイメージであるが，ここでいう看護哲学は，これは看護であるか否かという明確な指針を示すものである．

看護学教育は，古来は，ほかの技術教育と同じように徒弟制度で始まった．徒弟制度の下では，行為の原因はさほど問題にされず，反復練習と教師の優れた技能を見て学ぶ，いわゆる見習いを基本とする技能教育がなされた．このことは，技能教育において，教育効果を高めるためには，運動技能において優れている師の存在が必要不可欠であることを意味している．

技術教育は，技能教育と異なり，教師の条件としては，必ずしも運動技能としては完成度が高い必要性はないが，技術体系に含まれる知識のなかから必要な情報を状況に応じて選択・処理する技能，つまり，知的技能において優れていることが必要である．

さらに，看護技術教育においては，諸技術の理論的根拠の知識に加え，看護の目指す目標を明確に捉えていることが指導者の必須の条件となる．そのように考えると，看護技術教育においては，教育内容である看護技術の複雑さから考えても，教育技術としては，かなり高度の水準が必要であると考えられる．

看護学実習が相互主体的な関わりの訓練の場としてあるためには，その目的を満たすように看護学実習における教育内容を精選する必要がある．学生が看護技能という手段を媒介にして，対象と目的を持った相互主体的な関わりのプロセスを体験し，さらにその体験を看護技術として理論的に検証し，意味づけしていくことこそが看護学実習で学ぶべきことではないだろうか．そのために，教師は，学生のそうした経験のプロセスに，理論的な意味を与えていくことが重要な課題となる．つまり，学生の経験を看護科学という概念枠組みのなかで理論的に意味づけて，学生にフィードバックしていくことが重要なのである．

坂本は，説明ではなく了解というところで成り立つ，人間と人間との関わりにおける複雑なわかり方というのがあって，それは現代技術では，いまだ「技術化」できていないとい

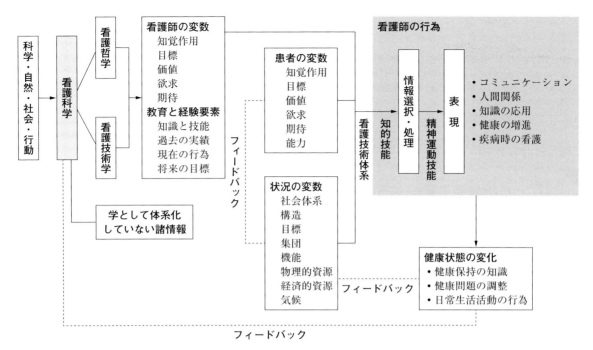

図1-2 看護科学と看護技術のフィードバックモデル

う[1]．看護技術においては，因果律で説明できる法則性と，単純な因果律では説明できない，多くの因子の複雑な絡まりあいで規定される法則性がある．前者においては，看護師である「私」の関わり方は問題にならないが，後者においては看護師である「私」の関わり方に大きく規定される．また，対象である患者あるいはクライエントの変数および状況の変数にも影響を受ける．キング（King）[5]は，そうした看護状況の変数タイプをモデル化している．

元木の技術のモデルは，労働技術体系説と意識的適用説を統合した視点を示したという意味では学ぶところが多いが，そのまま看護技術のモデルとして使用するには，問題がある．第1に元木のモデルには'場'の概念，つまり，キングでいう看護状況の概念が欠けている．第2にフィードバックの視点がない．第3に，「表現」は運動技能であるとなっているが，看護技術においては，運動技能というよりは精神運動技能と呼ぶほうが適切であろう．そこで，そうした検討を踏まえ，元木の技術のモデルとキングの看護状況の変数タイプのモデルに基づいて，看護技術のモデルを作成し，看護技術の概念の明確化を試みた．

看護科学は，いまだ学として体系化していない多くの諸情報に支えられて存在している．そして，他領域の科学の応用科学として位置づけられ，看護哲学および看護技術学を2つの柱にしている．看護技術は看護哲学と看護技術学を理論的根拠として初めて存在する．そして，看護師の変数，患者の変数，状況の変数に規定されて，看護師の行為が導かれ，その結果が，看護技術の目的である健康状態の変化となって表れる．そして，それはまた，看護科学にフィードバックされる（図1-2）．

引用文献

1) 坂本賢三：技術概念を問い直す，メヂカルフレンド社編集部編：看護技術論，74-110，メヂカルフレンド社，1977.
2) 武谷三男：弁証法の諸問題，理学社，1946.
3) 元木健：現代技術の教授法，金子孫市，元木健編：講座現代技術と教育7 技術と教授，132，開隆堂，1975.
4) 佐伯胖：考えることの教育，67，国土新書，1982.
5) King IM 著，杉森みど里訳：看護の理論化 人間行動の普遍的概念，34，医学書院，1976.

II 技術教育で育成する学力「経験から学ぶ力」

　技術に関連して学力は，「学校教育によって系統的に伝達され，習得される知識，技能を核として子どものなかに形成される人間的能力のことである」と定義される．

　学力の概念規定の前提として，①学力は人間が後天的な学習を通して獲得するものであること，②その媒介になるのは，人類の文化遺産（科学・技術・芸術の体系）の伝達＝修得であり，その計画的・系統的な人間的諸能力が修得・形成されること，③と同時に，人間的能力としての学力は，学習主体の主体的・内面的な条件と不可分の関係にあり，人間的諸能力・諸機能の全体対的発達との有機的関係において形成されること，④したがって，学力はその主体的側面と客体的側面との結合・統一において，「生きて働く」主体的・実践的な人間的能力として形成されること，が基本的な要件として確認される必要があるという．

　さらに，学校教育が学生に形成を目的とする対象化された基礎的な人間的能力の総体は，①認識能力としての学力（狭義），②表現能力〈感応・表現の能力，身体の能力，労働の能力〉，③社会的能力としての人格的諸特性の3つの軸によって構成され，それらの相互作用，相互規制によって構造化される．

　また，こうした学力を測定可能なものと考えるかどうかで，教育学者の見解は分かれる．私は，本来の学力というのは，テストして測れるものではなく，未知なる状況におかれたとき，「学んでいく力」にあるはずだとする佐伯と同じ学力観に立っている．そして，「基礎学力」というのはそのような学ぶ力の背後にある真の原動力を表すものでなければならないと考えている．つまり，認識能力としての学力だけを学力とみる偏りを排し，将来にわたって学び続けていける力を本来の学力とみる考え方であり，総体として生きて働く人間的能力として学力を捉える学力観である．

　以上から私は，「経験から学んでいく力」を学力と考えている．

　そのような学力観は，ブルーナー（Bruner）が「教育の過程」において Learn how to learn と学び方を学ぶことの重要性について論述していることに通じる．こうした学力観に立つということは，教育内容では，「教科の基本的構造」，つまり看護科学を構成する法則性を重視し，教授＝学習過程としては，「発見的学習」を重視するということにつながる．

　医学知識は日進月歩の発展を遂げており，専門領域だと思っている分野であっても，数か月臨床に出ていないと変化についていけるか不安な気持ちになる．ましてや長年看護教

師をしていると，浦島太郎的な発言をしてしまっていることが多いのではないかと思う．そんな状況であるからこそ，看護教育においては「経験から学んでいく力」をつけることが将来にわたって求められる学力だと信じている．

参考文献
1) 吉本均編：教授学重要用語300の基礎知識，「学力」の項，明治図書，1981．
2) 東洋，他編：新教育の事典，「学力」の項，平凡社，1979．
3) 佐伯胖：考えることの教育，67，国土社，1982．

III 学生にとっての実習教育

1. 看護の魅力・面白さが伝わる実習教育

　私は，実は看護師になりたいと思って看護学校に入学したわけではない．そのせいもあり，どちらかと言えば，不真面目な看護学生だったと思う．ところが臨地実習に行って，直接患者さんに対して看護する（実際は，患者さんに看護されていたというのが実情だと認識しているが）経験をして，初めて看護という仕事の素晴らしさを実感し，自分の職業にすることに誇りを感じることができた．看護学校時代に経験した臨地実習は，見習い実習的な要素が多く，看護師さんに叱られてばかりだったような思い出のため，必ずしも理想的な実習教育だったとは思えないが，そのなかであっても看護に魅力を感じることができたということは，看護という仕事自体に一生の仕事としてよいと思えるような魅力を感じたからである．さらに，看護大学に1年から入学し直して，講義・演習・実習と経験し，なかでも実習教育の方法論にとても興味を抱いた．大学ではいわゆる「張り付き型」の実習教育だったので，教員人数が少なくて物理的に「ラウンド型」や「お任せ型」の実習教育しかできない看護学校と単純に比較はできないが，看護師の資格をもって初めて1年生から看護学部に入学した看護学生の私としては，授業としての実習教育の方法論を検討して，もっと看護の魅力が伝わる実習になったらよいのに，と千葉大学の学生時代に考えていた．

　看護教師になって5年目に，『看護学雑誌』39巻1号（1995年）の特集「看護学生を迎える病棟の若い友へ」のなかで，「看護のおもしろさが伝わる実習とは　教育者の立場から」というテーマでの執筆依頼が来た．その原稿内容を整理して，今一度学生にとっての実習教育の意味について検討する．

　テーマが，「面白さを伝える」ではなく「面白さが伝わる」である点に注目したい．面白さを伝えることが目的ではないが，結果として面白さが伝わる実習が目指したいところである．学生に，看護学という学問の面白さや学ぶことの面白さを感じてほしいと願ってはいるが，あくまでも面白さを伝えることが目的ではなく副次的に面白さが伝わるという位置づけである．

　人によって何を面白いと感じるかはさまざまだが，面白いと感じることにつながる学習は，①臨床現場で起こっているさまざまな現象が理論と結びついて「わかる」学習体験〈帰

納的な学習〉，②理論を実際の場で適用することができた体験〈演繹的な学習〉，③実際の患者に直接看護を行うことによって患者—看護師〈学生〉関係を形成・発展させる体験〈体験による学習〉，④自分の思い通りにやれる体験〈自主的・主体的学習〉に整理できるのではないだろうか．

　次に，面白いと感じられる条件について考えてみた．まずは自分の存在する場があると感じられることは重要な条件だと思う．自己投入できないで，お客さんでいる間はどんな出来事も他人事で面白く感じられない．看護師であれば現場に溶け込んで，チーム全体がお互いに認め合う関係性のなかで働いているときに，面白さを感じる．いくらベテランの看護師でも，初めての職場ですぐに面白さは感じにくいものだ．面白さの感情というのは安定した関係性の上でこそ成り立つと言えるかもしれない．

　また面白さというのは言葉で教えられるものではなく，感じるものであり，実感するものなのではないかと思う．伝わるものだとしたら，それは学問としての看護に面白さを感じている看護教師からであったり，臨床の看護に面白さを感じている医師や看護師から，学生は看護の面白さを感じ取っていくのだと思う．

　具体的にどうすることなのかの私見を述べてみたい．教師は学生の教育に責任があり，スタッフは患者の看護に責任がある．そのうえで，後輩を育てるという教育的役割を，教師とスタッフがどのように分担するのが最もよいかは，それぞれの状況のなかで，お互いの限界を理解しながら，協力し調整していくことが必要である．一般的なことや抽象論ではなく，まさにその患者に対するケアをどうするかという具体的で実行可能なアドバイス，もしくはそれを実践して見せることは，スタッフが得意とするところである．教師は，学生が見学したり実践するなかで気づいたことを抽象的な概念に結びつけ，別の場面でも学習の転移が行われるようにする役割をもっている．

　以下は具体策を6点に絞って考えたものである．

(1) 教師と臨床スタッフの相互信頼性を築く努力が大切

　初めての実習場では，学生にとっては，そこで働くスタッフも患者も学習内容も慣れないものだらけである．慣れてくるに従って，学生は，教師の援助が少なくても自由にスタッフや患者と関わり学習を進めていくことができる．しかし，そうでなくてもコミュニケーションをとるのが苦手な今の学生たちにとって，実習に行くことだけでもストレスになっている．そのため，教師はできるだけ，1病棟に1人が専属で病棟内にいて，学生が必要としたときに援助できるようにしておかなければならないと考えている．そして，教師自身がその病棟の状況を把握して，実習現場のなかではリラックスし，ある程度自由に働けるくらいでなければ教育はできない．そのためには，実習に入る前の事前の研修が必須である．困ったときにはすぐに気軽に相談できるような関係を，教師がスタッフや医師と作っておくことも重要である．医師やスタッフとの人間的な触れ合いのなかで，お互いの立場や役割をわかり合う努力が必要だと考えられる．

　そういうなかでは，学生も医師やスタッフに質問がしやすくなる．学生のことは教師が把握していることが多いが，患者のことはスタッフが把握していることが多い．お互いに

相談したり，質問しあえる関係を作ることが重要である．臨床のスタッフと教師とがぎくしゃくしているような環境のなかでは，学生は混乱し，教師やスタッフの頭のなかだけを一生懸命読もうと努力することになり，患者へのケアが二の次になってしまう．

(2) 学生をチームの一員として扱う

　医療チームの有機的なグループ・ダイナミックスのなかに学生を巻き込んで，相互に活用しあうような実習ができれば，それだけで学生はびっくりするほど生き生きとしてくる．患者によい医療を提供したいという目的を，医師・看護師・コメディカルスタッフ全員と共有し，先輩看護師(教師も含む)の考えや気持ちを聞き，また学生の思いや考えも話して，患者への看護計画を一緒に考えていけるような雰囲気のなかで，学生は看護の面白さを感じていく．

　学生は自分たちが看護師の邪魔をしているのではないか，ということを非常に心配している．邪魔なお客さんではなく，学生である自分も少しは患者の看護の役に立っているという実感をもてると，学生は主体的に自分で新しいアイデアを出してきたりして，学生の潜在力に驚くことがある．学生は可能性の塊だと思うが，その可能性が出せないような環境では，学生は萎縮し，潜在力どころか通常の力さえ発揮できなくなる．学生の可能性が引き出せるようにするには，できるだけ脅威がない環境を作り，表面的な学生の言動だけで学生の考えや思いを決めつけないで，学生の言葉にじっくりと耳を傾ける対話が重要だと考えている．

　またなんと言っても，学生にとっては患者との関係が一番大きな影響力をもっているため，受け持ち患者の看護はすべて学生に任せるのではなく，実習の時期や学生の能力を判断して，チームとして患者によい看護が展開できるように調整し，温かく学生の言動を見守るような体制のなかで，学生は主体的学習者として看護を学んでいくことが可能になる．

(3) 教員もスタッフも一緒に問題解決に取り組む

　難しいことは誰にとっても難しい，ということを教師が隠さないで学生に話し，一緒に悩みながら取り組む姿勢を見せることが，学生も素直に自分のわからないことや困っていることを相談したい気持ちにつながる．教師は難しいことやわからないことにどう取り組んでいくのかを，学生と一緒に悩みながら勉強すればよい．そうした教師の姿勢は患者にとってのよい看護を考えるロールモデルとなる．

　学生の計画のなかに不十分なところを見つけたら，だめだという指摘をしたり，こうすべきだと一方的に教えるのではなく，なぜそのような計画にしたのか学生の考えの根拠を聞き，学生の考えを一緒に検討すればよい．そのうえで教師が考えるアイデアがあれば，「自分はこう思うけど，あなたはどう思う？」と学生と一緒にさらに検討していけばよい．そうした姿勢で接すると，学生も自分の意見が言いやすくなる．学生の意見は突飛に見えることも多く，現実的でないこともあるが，新鮮でスタッフや教師にとっても新しい発見があることも多い．学生の考えがどんなによいものであっても，学生は自信がないことが多く，自由な雰囲気のなかでないとなかなか自分の考えを話せないものである．学生と教

師とスタッフが一緒に問題解決に取り組んでいくことが，お互いの刺激になるだけでなく，患者に対するよい看護につながる．学生には問題の正解をすぐに知ることではなく，問題解決のために取り組む姿勢こそを学んでほしい．そのためには，カンファレンスが有効である．カンファレンスを有効に活用できるように教師は調整していく必要がある．

(4) ロールモデルを示す

　愚痴や文句ばかり言っていて，ゆとりが全く感じられない教師や看護師を見ていて，学生が看護を面白いと感じるはずがない．

　学生に患者を人間として尊重した患者—看護師関係を築いてほしいと願うならば，教師は実際の患者との関わりの場面をロールモデルとして示すことができなければならない．学生との関わりも対人関係の重要なモデルとして意識する必要がある．学生を人間として尊重しない教師が，「患者を人間として尊重しなさい」と言っても言行不一致にしか受け取れない．教師としては，学生に対しての高い期待感のもとに厳しい対応をしていることがほとんどであろうが，学生が自分のことを人間として尊重してくれないと感じたら，その教師の対応は人間関係のロールモデルにはならない．相手の気持ちがどうであろうと，自分が必要だと考えることを相手に伝えることが重要だというメッセージとなり，学生として患者に対しても一方的で押しつけの患者指導をしてしまう根拠になりかねないので注意が必要である．

　また学生は教師や看護師の看護場面を見ていても，そのなかでこちらが伝えたいことをきちんとつかんでいないことがあるため，特に思考過程をロールモデルとして学生に示したい場合には，学生が捉えた内容を確認し，不十分なところに関しては，教師としてはこのように考えたので，こうしたと言葉できちんと伝えないとロールモデルとして機能しないことがあるので，注意が必要である．

(5) 現象の意味を理論的に解釈したり，理論を実践に適用してみることの援助

　学生が実習中に遭遇する複雑な現象（看護状況）を，その場限りで何とか処理していく方法を学ぶだけではもったいない．学生が困ったり悩んだりしたそのときその場の現象を，看護学としての意味として捉え直すことができれば，学生は具体レベルの現象としてだけでなく，少し抽象度を上げて表象レベルで理解することができ，次の看護につながる学習になる．学内で学んだ知識や技術を，学生が現実の場面で適用してみることも実習では大きな学習になる．学生が現象の意味を理論的に解釈したり，理論を実践に適用するためには，教師の援助が非常に重要な役割を果たす．

　臨床現場は学習刺激の宝庫であるが，学生にはなかなか学習の焦点が絞れないことが多い．気になったり困ったりはするものの，そのことの看護学としての意味づけや解釈への方向づけはできないことが多い．こうしたことはあらかじめわかっていることは少なくて，学生が臨床の現場でそのときその場で気づいたことがもとになる．学生の思考過程に沿いながら，帰納的な思考や演繹的な思考が深まるように学生と対話していくことが教師の役割と言える．

学生の問題解決の過程を現象的で感覚的な把握から，抽象的で知的な把握に高め，将来にわたって看護学を学んでいける力を，学生に保証できる指導能力が教師には要求される．

(6) 学生の自主性を大切にする

　どんな簡単なことでも，学生が自分で気づき，自分でやりたいと思い，調べ，計画して，実施してみる．その過程を教師が上から目線で指導するのではなく，側面から援助していくというのは頭で考えるほど，実際は簡単ではない．学生の自主性を大切にすることとは，教師にとっては，学生を信頼し，待つこと，見守ることといった忍耐力が要求される．同時に教師からの適切なアドバイスが必要なときかどうかを見極める判断力も必要である．過干渉ではなく，放任でもないバランスで，学生の自主性を大切にした教師の態度は，そのときその場の学生の状況に依存して決定されるのだと考えられる．

　私は看護学校時代に，「看護師には失敗は許されないのです」と厳しく教え込まれたため，リスクだと少しでも感じたらすぐにやめさせたり，注意したくなる．患者の安全を保障することは看護教師としての義務ではあるが，同時に学生の学習する権利を保障することも重要な看護教師の義務である．しかし学生にのびのびと学んでほしいと考えることは簡単だが，学生の'失敗する権利''失敗から学ぶ権利'を保障するというのは，臨床現場では現実的にはとても難しい．現実的には，失敗するつもりではなかったのに，失敗してしまった学生の経験から，いかに萎縮しないで，学生がその経験から学ぶかの支援をしていくことだと考えている．学生が自主性を発揮して育っていく過程を温かい目で見守っていく協力体制を，作っていきたい．

　以上，学生に看護の魅力・面白さが伝わる実習にするにはという視点で述べた．

2. 学生にとっての実習の意味

　これまで，看護教師の立場で看護学実習について検討してきたが，次に学生にとっての実習の意味を考えてみたいと思う．臨地実習という授業が学生にどのように経験されているかを明らかにするために，基礎看護学実習終了後3か月を経た時期に，2週間の基礎看護学実習における「よかった経験」と「嫌だった経験」について自由記載で調査した研究結果をもとに，臨地実習の学生にとっての意味について考えてみたい．この研究は，**1.** と同時期に私が看護教師となって5年目に行ったものである[1]．

　この調査は，一次調査で，「よかった経験」と「嫌だった経験」のエピソードを無記名で自由記載するよう求めた．自由記載内容を1ストーリーを1データとして整理し，さらにその内容を「学習状況」「学習行動」「教師の教授行動」「学習成果」に分けて一覧表を作成し，通し番号を付けた．二次調査では，自分の記載内容だと思うデータ番号を書き，空欄を埋めることと，ニュアンスが違っていると思う部分があれば指摘すること，また，追加情報があれば記載するよう依頼した．二次調査では，よかったと思う経験の10データと嫌だったと思う経験の1データに複数の学生が情報を追加したため，類似経験ではあるが別の経験と考え，別のデータとして扱った．二次調査の後でも空欄の残ったデータは分析対象から外した．調査協力した学生数は39名である．最終的にすべての空欄が埋まったデータ

は，よかったと思う経験が55データ，嫌だった経験が9データであった．

　学習状況としては，「何をしていいかわからない」「質問したいことがある」「臨床での看護の実施」「その他」に分けられ，それぞれの状況のなかでよかった経験と嫌だった経験が含まれていることがわかった．

　このうち，「何をしていいかわからないとき」の9データでは，学生は'先生に質問あるいは相談した'が7データ，'とりあえず患者さんの病室を訪ねて自分にできることを発見した'が1データ，'患者さんの側に行かなくなった'が1データであった．基礎看護学実習という初めての実習であるため，ほとんどの学生がわからなくて困ったら先生に相談するという対処をしていることがわかる．その結果，ポイントを教わったり，きっかけを作ってくれたり，アドバイスをもらったりすることで，学びにつながったとよかった経験として語られている．厳しい一言をもらったという指導で，自分の勉強不足を自覚し，やろうという気になったと「よかった経験」として解釈されていたデータがあった．また患者の側に行かなくなった行動に対しては，「患者のところに行って自分にできることを見つけたらと先生に言われた」ことで，混乱して負担を感じたと「嫌だった経験」として解釈されていたデータがあった．

　学生の学習行動に限定して内容分析した結果では，「自分なりに努力する」「援助を受けて考えたり行動する」「消極的学習行動」の3つのカテゴリーに分けられた．「自分なりに努力する」では，自分で勉強する，見学する，患者さんのところに行く，友達と一緒に考える，モデルを参考に実施する，自分なりに実施してみる，というコードが抽出され，基礎看護学実習という初めての実習経験ではあるが，学生なりに努力している状況がわかる．「援助を受けて考えたり行動する」積極的な学習行動をとることができる学生や，「自分なりに努力する」ことができる学生は実習教育で成長していく可能性が高い．一方，逃避や最低限の学習行動といった「消極的学習行動」をとる場合もあることがわかった．こうした学生に対しては，教師の関わりが重要になってくる．1つのデータでは，教師がアドバイスをしているが，学生は負担だったと否定的な感情反応をしており，嫌だった経験として記載している．一方，もう1つのデータでは，教師による指摘や注意を受けたことで，自発的に行動できたとよかった経験として記載している．そのときその場の状況と教師の教え方，学生の受け止め方によって，同じように見える出来事であっても，経験の意味づけが異なることは教育の効果を考える際にきわめて興味深い．

　学生が「よかった経験」のときの教授行動と「嫌だった経験」のときの教授行動を**表1-1**と**表1-2**に示した．

　教師の教授行動に関しては，知識を状況に応じて教える，勉強の仕方を教える，学生と一緒に考えながら学習の援助をする，質問をする，見守ってくれているなどと，さまざまな教授行動として学生が捉えていることがわかる．〈自律性・自発性に任せて〉くれたという記載と直接教えるのではなく〈考え方をアドバイス〉してくれたという記載が多く見られたことは，学生が教師の教育態度をよく観察して価値づけていることを示している．

　厳しい一言であろうと，学生が受け入れる気持ちさえあれば，やる気につながっている．半面，嫌だった経験として記載されている内容を見ると，教師は学生が患者のところ

表1-1 「よかった経験」のときの教授行動

	カテゴリー	コード
I	状況に応じて教える	・優しく教えてくれた ・学生の質問に答える ・経験に基づいて具体的に教えてくれた ・学習ニードに合った内容を教えてくれた ・筋の通った看護の仕方を教えてくれた ・理論的に教えてくれた ・個別的な学習援助 ・間違いを理由をつけて教えてくれた
II	質問,注意	・質問 ・事実の指導,注意
III	勉強の仕方(ヒント)を考える	・資料,文献の提供 ・考え方のアドバイス ・ロールモデルを示す
IV	学生と一緒に考える	・一緒に考えてくれる ・患者さんのところによく来てくれる
V	学習者の気持ちの尊重	・関心を示して見守る ・親身に話を聴いてくれる ・学生の学びを認める ・自律性・自発性の尊重 ・患者の前では指導しない
VI	学習環境を調整する	・看護師にきちんと意見を言う

表1-2 「嫌だった経験」のときの教授行動

	カテゴリー	コード
VII	学生に関心を示さない	・学生に無関心,無視 ・何も言ってくれない
VIII	学習の場にいない	・必要なときにいない ・側にいてくれない
IX	学生の気持ちとかみ合わない指導	・学生にさせないで自分でしてしまう ・最初から学生にさせようとする
X	学生の気持ちへの無配慮	・一方的な注意 ・問題点だけ指摘 ・患者さんの前で指導 ・呆れられる

に行けない行動に注目しているが,患者のところに行けなくて混乱している学生の気持ちに注目した行動はとっていない.一方,何をしてよいかわからない状態の学生に対して,教師が見守る感じで自律性・自発性に任せてくれていると学生が感じている場合には,1人で病室に行ってみて自分で何をすればいいかを発見できている.どちらもその時その場における教師の思惑や意図は不明であるが,学生の気持ちとかみ合わない場合には,学生にとっては嫌な経験となっていることがわかる.

また,一方的な注意,問題点だけの指摘は嫌だった経験のなかで記載されているが,一方では,厳しい質問とか多角的な突っ込んだ質問,指摘や注意などがよかった経験のなか

表 1-3 「よかった経験」のときの学習成果

	カテゴリー	コード
I	学習ニードの充足感	・自分でできた達成感,成功体験 ・わかった ・気づきが得られた ・次の学習につながった ・学習しやすくなった
II	学習意欲の高まり	・学習意欲が高まった ・自発的になった ・自由に実習できた
III	精神的安寧	・精神的励みが得られた ・迷路からの脱出 ・ゆっくり考えられた
IV	学習者としての主体性の疎外	・自分で調べるという学習はできなかった

表 1-4 「嫌だった経験」のときの学習成果

	カテゴリー	コード
V	学習ニードの不充足感	・問題が解決しなかった ・身につかなかった ・実践者からもっと学びたかった ・自分でやりたかった ・欲求が満たされなかった
VI	否定的感情反応	・不満 ・困った ・負担だった ・逃避
VII	自己への気づき	・自分の傾向への気づき

で記載されていることから,学生は厳しいとか優しいといった表面的な教師の態度だけで経験を価値づけていないことがわかる.嫌だった経験における教師の教授行動としては,そのほかでは,学生への無関心・無視,学生の学習の場にいない,学生の気持ちを配慮しない,学生の気持ちとかみ合わない指導などがあげられている.

次に「よかった経験」のときの学習成果と「嫌だった経験」のときの学習成果を**表 1-3**と**表 1-4**にまとめた.

よかった経験における学習成果としては,自分でできた,わかった,気づきが得られたという学習者にとってのプラスの経験ができたことが主にあげられており,学習意欲が高まったり,精神的安寧が得られたなどといった記載内容が多かった.よかった経験の範疇で記載しながらも,学習者としての主体性の疎外をあげている者がいた.これは優しく教えてもらってうれしかったが,その反面自分で調べるという学習ができなかったという経験であった.嫌だった経験における学習成果としては,否定的な感情反応が最も多く,その次に学習ニードが満たされなかったという内容が多かった.嫌だった経験ではあるが,自分の傾向に気づけたことはよかったという記載が 1 データあった.

学習状況別に,学生がどのような学習行動をとっているのかを分析してみると,「何を

していいかわからないとき」と「質問したいことがあるとき」には「援助を受けて行動する」がほとんどである．さまざまな教授行動で対応しており，ほとんどは「よかった経験」につながっているが，教師が「学生の学習の場にいない」場合には，「否定的感情反応」となり嫌だった経験となっていた．初めての実習であることから，困った状況のときに教師がいないということが，学生の立場では助けてもらえないという否定的な感情を誘引したものと考えられる．厳しい一言であろうと，学生が受け入れる気持ちさえあれば，やる気につながったというデータもあった．半面，嫌だった経験として記載されている内容を見ると，教師は学生が患者のところに行けない行動に注目しているが，患者のところに行けなくて混乱している学生の気持ちに注目した行動がとれていなかったと思われるデータで，嫌だった経験として位置づけられていることがわかる．つまり，何をしてよいかわからない状態の学生に対して，教師が見守る感じで自律性・自発性に任せてくれていると学生が感じている場合には，結果として自分で何をすればいいかを発見できている．

　この調査は，基礎看護学実習が終わって3か月たった時に学生に行ったため，学生は経験として自分のなかで意味づけられたエピソードを記載したものと推測できる．学生は，実習中の経験すべてを教師との共同作業で，意味づけられるわけではない．あえて見ない振りして経験に蓋をしてしまうことだってあるに違いない．それでも，学生は自分の経験を振り返り，意味を考える潜在的な力をもっていると信じている．看護師としての成長につながるような教授＝学習過程としての実習教育を展開できる教育力をつけるためには，教師側からだけではなく学生側から実習教育を評価していく視点が重要だと考えている．

引用文献
1) 安酸史子：臨床実習における学生の「経験」の分析　基礎看護学実習での「良かった経験」と「嫌だった経験」，岡山県立大学保健福祉学部紀要，2(1)：99-106, 1995.

3. 学習者としての成熟度と教師の関わり方の関係

　ベヴィス（Bevis）とワトソン（Watson）は，著作『ケアリングカリキュラム』において，学習者の成熟度に関しては，5つの基本的な段階があるとし，各段階の学習者の特徴と成熟度に合った教師の関わり方について概説している[1]．

　成熟度の低いものから，①ご機嫌取りの段階，②期待に沿った順応の段階，③共鳴の段階，④交換の段階，⑤生成の段階，である（図1-3）．各段階について，ベヴィスとワトソンは学習者の態度や特性，性格，そして目的の点から解説している．

　ベヴィスとワトソンによると，初めの3つの段階は抑圧を受けている段階であり，学習者としては未成熟な段階であり，残りの2つは解放された，自由な段階であり，学習者として成熟した段階とされる．学生が未成熟の段階にあるのは，教師が抑圧的な態度をとっているからであり，抑圧は未成熟の土壌となると述べている．

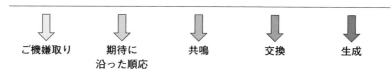

図1-3　学習者の成熟度の5つの基本的態度
〔Bevis EM, Watson J 著, 安酸史子監訳：ケアリングカリキュラム　看護教育の新しいパラダイム, 79, 医学書院, 1999. より〕

(1) 学習者の成熟度の5つの基本的態度
① ご機嫌取りの段階

　最も未成熟である「ご機嫌取り」の段階では, 学生の目標は教師を喜ばせることにある. 学生は教師の注目を集めたり教師に好かれるために互いに張り合う. 学生は教師に特別に目をかけられ, 大目に見てもらいたいと思い, 好かれようとする. 学生は教師に対して, '私は可愛くて, 先生は素晴らしい' というメッセージを送る. 親と順応した子どもの関係と言える.

② 期待に沿った順応の段階

　「期待に沿った順応」の段階は, 未熟な段階の2番目である. 学生の目標は, 教師の行動や思考を予測することにある. 教師が何を望んでいるかを知ることにエネルギーが注がれるので, 学生は教師が望んでいることを差し出すことができ, よい点を取ることができる. この段階も, 順応した子どものあり方である. 教師はここでも権威のある親であり, 学生は教師の心理を見抜き, 教師が学んでほしいと望んでいると予測したことだけを学習する.

③ 共鳴の段階

　「共鳴」の段階は, 成熟度の中間の位置にある. 学生は教師の講義やモデリングによって, 興奮や振動による共鳴が引き出される. 学生はさまざまな面で教師を魅力的と思うようになる. 授業のために予習したりして, 教師の知識や情報, 知恵を熱心に吸収しようとする. 教師に対する尊敬の念や賞賛の気持ちが大きくなる傾向がある. 教師にカリスマ性があるとか, 刺激的であるとか, 賞賛に値する, 楽しいなどの理由が多い. 被抑圧的な状況では最も生産的だと言われるが, カリスマ的なリーダーシップは, 容易にプロパガンダに変わっていき, このような権威を用いる教師は, 学生の心を開放するどころか拘束する傾向があると指摘されている.

④ 交換の段階

　「交換」の段階は, 成熟した段階と言える. 考え方を学生と教師がやり取りし, 学生同士または教師と課題に向かい, 自分たちのニードに合った指導の下で自由に対話できるような関係である. 学生が積極的にパターンを探し, 自分の理解したことやわからないことを明らかにし, 意味を発見し, 学生同士や教師と同等の関係をもつようになる. 教師と学生の関係は大人と大人の関係になる. すなわち, 互いに尊敬しあい, 刺激的なやり取りをする関係と言える. 教師は, 学生に質問されたときや, 学生が問題や論議, 患者のことで窮地に陥っているときのみ, 情報や手がかり, モデル, パラダイムを提供する. 学生と教師

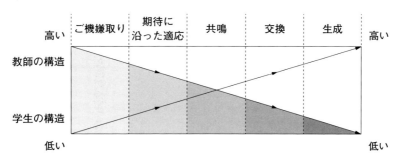

図1-4 学習者の成熟度の5つの基本的態度における教師と学生の構造

の関係は，教師と学生の教育的な関係の基準に合った交流を展開していく関係であり，教育的な学習活動の基準を満たすような学習が行われる．

⑤生成の段階

「生成」の段階は創造的な段階である．学生の自主性が高く，受動性はほとんど存在しない．この段階では，学生は主体的に問題に取り組み，話題や内容，論議を提示する．学生は新しい方向へ動き，自分の目標や方向に関連のある考え方を探求し，探索し，調査する．教師はコンサルタント，内容に関する専門家，戦略や方法の専門家の役割を取る．さらに，学生がともに考えを巡らせる同僚として尊敬される．博士課程の学生，特に論文作成の時期に最もよく見られる段階である．

(2) 学習者の成熟度の5つの基本的態度における教師と学生の構造

学習者の成熟度の5つの基本的態度における教師と学生の知識構造を図1-4に示した．成熟度が低い段階の学生は，学習者としての知識構造，つまり知的な枠組みが低いため，教師は知識構造を高くして教えることにより，学習者は徐々に知的枠組みを構築していき，知識構造を高く成長させていくことができる．ただし，教師が自分の高い知識構造を前面に出して教育している限り，学生は教師の枠のなかだけでの成長にとどまる．そのため，学生の成熟度が高くなってきたときには，教師はあえて知的な枠組みを低くし，自分の知識構造を押しつけないようにし，学生が自分の知識構造をオリジナルで高めていくことができるように支援していく必要がある．共鳴の段階では，学生は教師に対して同一化の傾向にあるが，交換の段階では，同一性の獲得が求められる．学生が共鳴から交換へと成長していくことを支援するときには，教師はある意味で痛みを伴う経験を覚悟しなければならない．批判できる学生に成長するということは，教師に対しても批判的に対応することを意味する．自分を超える学生を育てることが教師の大きな役目だと自覚し，批判がじょうずにできない段階では非難にしか受け取れないような言動を発する学生がいることを理解し，自分に対して批判する（時には非難に見える態度をとる）学生を温かく見守り，成長を促進させる役割は学生の成長にはきわめて重要な教師の役割である．

学生が学習者としての成熟度を上げていく過程での教師の役割はとても大きい．教師が学生を共鳴の段階にとどめてしまい，交換の段階に到達しようとする学生をつぶしてしまわないようにするためには，教師には教育者としての役割を自覚して自分をコントロール

する強い意思が求められる．

　ワトソンは，学生の成熟度に合わせた教育をすることの重要性を述べている．教育的関わりをすることによって，学生が最終的には学習者として成長し，交換や生成の段階に到達することが教師の役割である．スロースターターの学生の場合，すぐに交換や生成の段階に到達しないと思うが，少なくとも看護師として働くのであれば，中堅になるころには交換にまでは到達してほしい．一般的に生成の段階の学習者は，自立度が高いため，教師による講義や演習，演習の反復，記憶，暗記など訓練の必要な学習に対して忍耐力が低い．看護基礎教育課程では，訓練の必要な学習段階を必ず通る．学習者としての成熟度の高い学生が入学してきた場合に，訓練を強いると，忍耐力が低いため応じなかったり反抗したりすることがある．教師としては指導しにくいと感じるため，反抗的な学生であるなどと決めつけて，低い成熟度の学生役割枠に無理矢理に押し込めてしまうような指導をしがちである．そうすると成熟度の高い学生は苦痛であるため，ますます教師の指導に対して抵抗感を感じ，教授＝学習過程が成立しにくくなる．教師は学習者の成熟度の段階にあった教育方法を知っておく必要があると考えているが，学習者の成長に合わせて教師の関わり方を訓練から教育的な関わりにシフトさせていく必要がある．

　近年，看護基礎教育課程に社会人経験者や子育て経験のある主婦や学士や修士をもった学生が多く入学し，学生の多様性が広がってきているため，看護教師は，学習者としての成熟度の高い学生に対しての教育方法について習熟していく必要性に迫られている．すでに交換や生成の段階にいる学生を教育する際には，学生からの非難や批判を想定したうえで，学生との知的協力や時には知的対決を楽しむ余裕も必要であろう．

　ワトソンは，教師と学生との教育的な相互作用と学習プロセスを通した教育的学習によって，学生は学習者として成熟し，交換や生成の段階にまで進むと述べている（図1-5）[2]．一方で，教師と学生との訓練的な相互作用と訓練的な学習プロセスを通した訓練的，指示的，強圧的な学習では，学習者の成熟度をご機嫌取り，期待に沿った順応，共鳴の段階にとどめてしまうと述べている（図1-6）[2]．学習者の成熟度を高め，交換，生成の段階にまで高め，「考える学生」を育てたいと願うのであれば，訓練的な学習から教育的学習にシフトしていく必要がある．

引用文献
1) Bevis EM, Watson J 著，安酸史子監訳：ケアリングカリキュラム　看護教育の新しいパラダイム，78-86，医学書院，1999．
2) 前掲1），78．

Ⅳ　教師にとっての実習教育

1. 看護教師にとっての実習教育の課題と現状

　看護教師になる理由は人によって異なるが，看護教師の醍醐味は最初は何もできなかった学生が講義・演習・実習といった授業を経験していくことで，次第に頼りがいのある看

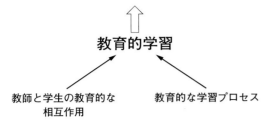

図 1-5　教育的学習の要因の相互作用
〔Bevis EM, Watson J 著，安酸史子監訳：ケアリングカリキュラム─看護教育の新しいパラダイム，78，医学書院，1999．より〕

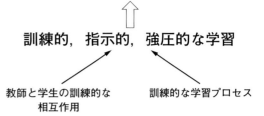

図 1-6　訓練的学習の要因の相互作用
〔Bevis EM, Watson J 著，安酸史子監訳：ケアリングカリキュラム─看護教育の新しいパラダイム，78，医学書院，1999．より〕

護師になっていく成長の過程をつぶさに見ることができることである．そして，その成長を支える役割を自分が担っている実感をもてることだと思っている．実習教育のなかで，学生は飛躍的に成長する．実習教育は，一番学生との距離が近く，学生の成長を直接支えている手ごたえを感じることができる授業であるため，看護教師にとってはやりがいのある授業である．看護実践を大切にし，その意義を学生に伝えたいと願う看護教師にとっては，実習教育を通して患者と関わることや臨床の看護師と交流すること，学生とともに患者にどう関わっていくかを真剣に討議することは，自分のもっている看護師としての能力をフルに活用する機会でもあり，学内で講義・演習だけを担当しているより，ずっと生き生きと自分が活かされていると実感するものである．しかし同時に実習教育は，物理的にもメンタル的にもタフさを要求される授業であり，研究業績重視のプレッシャーのなかで，多くの看護教師はジレンマを抱えているのではないかと感じている．

看護学は実践の科学なので，実習教育を担当することで看護師としての実践的なセンスを維持する機会をもてることは，看護教師にとっては意義が高い．そのため，実習施設の臨地実習指導者とお互いの強みを生かした協力体制を築いて，Win-Win の関係づくりを構築していくことが望まれる．

教育・研究・実践における教育現場と臨床現場のユニフィケーションのあり方を模索していくためにも，実習教育での学校側と臨床側の人事交流はユニフィケーションの窓口としても重要な機能をもつ．具体的には，臨床教授制の導入，病院看護師との共同研究の推進，FD（Faculty Development）などの研修会の合同開催，科目履修制度や研修生制度，大学院社会人学生としての臨床看護師の受け入れ推進などを通して，多面的で積極的な協力体制を作っていくことだと考えている．

2. 研究重視の環境のなかで教育に時間をかけるジレンマとその意義

大学教員の主な役割として教育，研究，社会貢献がある．これらの役割は看護系大学の教員においても同様である．看護学教育における教育は講義，演習，実習に分けられ，このうち実習は看護教育の中核をなすものである．また，看護実践能力を修得する重要な学習の場であることからその意義が唱えられている[1,2]．筆者は，実習教育において「教師が

学生の学習に効果的な影響を及ぼす信念や自信」を意味する教師の自己効力(教師効力)に着目し研究を行ってきた[3-5]．教師効力に着目した理由は，研究に着手した当初，実習教育における看護教師や実習指導者を対象とした研究では，実習教育に対する多くの不安や自信のなさを抱えた状況が報告[6,7]されていたものの，具体的な方策は示されていなかったこと，実習教育における看護教師や実習指導者の不安や自信の無さを克服する方策の1つとして，実習教育に対する教師効力を高めることが有効ではないかと考えたためである．

一方，看護系大学の助手(現・助教)の職務は多くの時間を臨地実習に費やされている実態[8]や，看護教員の実習教育の現状に関する調査[9]の結果においても，看護系大学教員，特に助手(現・助教)の年間あたりの平均実習担当時間週数は15.9±7.4週であった．これは実習指導の形態(張り付き，ラウンド型など)や専門分野によって差はあるものの職務時間の多くを費やすという点では変わりない．実習教育の意義は十分理解しているものの，臨地で直接指導にあたる教員にとって負担感は大きいものと自身の経験からも考える．

看護系大学の増加に伴い教員のモビリティ(流動性)が高まるなか，わが国では人事選考の際には研究業績が重視される傾向が強い．実習指導の負担感に影響する要因として，教育に力を注ぎたいと思う一方で研究時間を確保することが困難な状況において，この研究を重視する人事選考の影響が大きいと考える．

日本の大学教員研究においても研究志向か教育志向かの役割葛藤モデルが主流とされ，教育と研究とが対立・葛藤とみなされる傾向にあった[10]．しかしながら，最近の大学教員研究においてこれと異なる報告[11]がある．東北地方の大学，短期大学(看護系大学を含む)の教員8,435名を対象とした調査によると，研究と教育の能力との間には中程度の相関があること，キャリアステージが上がるに従って研究・教育・態度能力は伸長することが報告されている．看護系教員についても同様の結果が得られている．つまり，看護教員の教育能力と研究能力との間には関連があり，教員として経験を重ねることにより教育・研究能力の向上が示唆されたといえよう．これは実習指導に多くの時間とエネルギーを注いでいる助教を始めとする若手教員を励ます結果といえるだろう．ただし，研究能力の獲得については，キャリアステージの初期段階にある看護系教員は，他分野の教員に比べてきわめて低く，中後期段階にある者であっても低い水準にある．これらの要因としてノンアカデミックキャリアからキャリアチェンジしてきた影響が指摘されている．

筆者自身も看護師としての約6年半の臨床経験の後に大学院へ進学，修了後に大学教員になった．修士課程で研究に取り組むなかで研究能力の獲得の難しさを痛感し，博士課程を終えた現在でも，研究能力を高めるように努力することと看護学研究の独自性とは何かという点を常に意識し，研究に励んでいる．修士課程では学業に専念していたが博士課程では仕事を続けていた．そのため，実習指導は助教と同等あるいはそれ以上の週数を担当し，会議と授業以外は直接指導を行っていた．毎日の実習指導は心身の疲労も学内業務の比ではないため，実習指導に出かける早朝に研究の時間を確保し，大学に戻り授業の準備や委員会などの業務を行った後に研究を行う生活を3年間続けた．働きながら博士論文に取り組むことの困難さもあったがよかったと思えることが2つある．1つは，研究以外の仕事をマネジメントしながら研究を遂行する方法を修得できたことである．これは今後大

学教員としてキャリアを重ねるうえで教育,研究,社会貢献をバランスよく担うために重要な能力と考える.もう1つは常に臨地に出向いているため,看護実践上の課題に直面するなかで,研究のアイデアや取り組みが必要なテーマを着想できたことである.

これまでの経験と現在の自身の研究,博士前期・後期の院生の研究指導を通して,看護学の研究は実践に還元できる成果を産出できるかという点が非常に重要であると考えている.したがって,この点に研究と教育の間でジレンマを抱えた教員が葛藤を乗り越えるポイントがあるように思う.つまり,実習指導を行うなかで,包括的にその意義を見出すことができるか否かという点である.

一方,看護系大学助手を対象とした職務内容とそのジレンマについては,職務内容のうち「臨地実習指導」,次いで「自身の研究」にジレンマを感じている実態が明らかにされている[12].また,助教自身が自己研鑽することも必要であるが,研究について支援環境を整える必要性が指摘されている.研究と教育の間でジレンマを感じるのは,職位に関係なく看護教員に共通した悩みであると思うが,支援環境を整えるのは職位が上の教員の役割であると考えている.各教員がさまざまな工夫をしていると思うが,筆者の所属分野における共同研究の取り組みを紹介したい.研究体制として,講師以上の教員がメンバー間で共有できる課題をテーマにした研究計画を立案し,助教は卒業論文や修士論文を執筆した経験など個人の状況に応じて役割を分担している.助教の1年目は研究に関する会議や学会への参加,2年目以降に学会発表ができるように実習,講義などがない学生の休暇期間を利用しデータ分析を行う.そして,学会発表,筆頭著者としての論文執筆を支援している.また,これらの研究活動と同時に毎月分野の会議を開催し,各々の教員がTOPICSと捉えた記事,論文,書籍などの紹介,科学研究費など個人研究の進捗状況の報告や,論文クリティークの時間を設け,日頃から互いの教育,研究への価値観や状況,思いを共有したうえで,支援し合うようにしている.さらに,共同研究の成果は授業などで紹介するとともに実習指導に活用し,教育と研究が関連していることを理解できるようにしている.若い教員が実習指導に多大な時間を費やしながら研究を行うには,着実な業績につながるよう研究を支援する体制が必要であり,分野の責任を担う教授にはその体制づくりが求められている.したがって,教育・研究の環境を整えることが研究重視の環境のなかで教育に時間をかけるジレンマを軽減させる一助となりうると考える.

引用文献
1) 安酸史子:学生自身の体験を基にした臨床実習教育,インターナショナルナーシングレビュー,23:530-534,2000.
2) 安酸史子:学生とともにつくる臨地実習教育 経験型実習教育の考え方と実際,看護教育,41(10):814-825,2000.
3) 坪井桂子,安酸史子:看護系大学教師の実習教育に対する教師効力尺度の検討,日本看護科学会誌,21(2):37-45,2001.
4) 坪井桂子,安酸史子:看護教師の実習教育に対する教師効力とその関連要因,日本看護学教育学会誌,11(1):1-10,2001.
5) 坪井桂子,安酸史子:看護教師の実習教育に対する教師効力に影響する状況の分析 フォーカス・グループ・インタビュー法を用いて,日本看護学教育学会誌,12(2):1-14,2002.
6) 太田波子:臨床実習指導者の意欲が高まる要因―臨床実習指導者への面接調査から,神奈川県立看護

教育大学校看護教育研究集録，23：143-148, 1998.
7) 下田美和：臨床実習者が漠然と感じる自信のなさの要因と影響因子に関する研究，神奈川県立看護教育大学校看護教育研究集録，23：172-178, 1998.
8) 山崎美恵子，川村佐和子，中西睦子，他：看護系大学における看護学助手の職務内容の実態調査，日本看護系大学協議会 平成11年度事業活動報告書，29-46, 2000.
9) 安酸史子：経験型実習教育のシステム化に関する研究，平成16年度〜平成17年度科学研究費補助金（基礎研究B)研究成果報告書 平成18年3月，6-15, 2006.
https://kaken.nii.ac.jp/d/p/16390629/2004/3/ja.ja.html
10) 立石慎治：キャリアステージから見る能力発達と経験の構造，東北大学高等教育開発推進センター編：大学教員の能力 形成から開発へ，160，東北大学出版会，2011.
11) 前掲10)，166-169.
12) 島田祥子，真部昌子，奥山貴宏，他：看護系大学助手の職務内容とそのジレンマに関する実態調査，川崎市立看護短期大学紀要，12(1)：1-8, 2007.

3. 教育環境（人的・物的）の重要性

　経験型実習教育において，実践現場に身をおいた学生が主体的に思考，判断，行動し，学習効果を上げるためには，人的・物的教育環境の整備が必要不可欠である．

　看護教員に求められるコミュニケーション能力には，実習施設と連携・協働する能力，実習施設との調整能力が含まれている[1]．しかしながら，若手看護系大学教員を対象とした調査結果からは臨地実習における困難さを抱える現状がみられ，なかでも実習環境の整備と教育方針との不一致の調整など，実践現場での調整の困難さが課題となっている[2]．

　そこで，本項では，実習指導教員が担う実践現場における調整に焦点を当て，調整に必要な視点と方法，姿勢を述べていく．なお，調整の対象としては，実習指導者の役割を担う病棟看護師，管理者(病棟師長，訪問看護ステーション管理者)を想定している．

(1) 調整に必要な視点：実践現場の性質を理解する

　小田[3]は現場の性質として，現在進行性，予測不可能性，即興性，具体性，複雑性の5点をあげている．現場では何かが今まさに行われており(現在進行性)，これからはどうなるのか，何が起こるのかわからないものであり(予測不可能性)，偶発的なことに直面したときに人はその場で即興の反応をしなければならず(即興性)，現場は常に具体的で，どれも一回的であり，1つとして同じものはない(具体性)．さまざまな人や物や文脈が絡みあって成り立っている(複雑性)としている．

　実習指導教員は，調整の困難さの背景に現場の性質があることを理解したうえで，実習施設との調整を進める必要がある．どんなに準備をしても決して予定調和が成立しない，それが実践現場のおもしろさであり，看護の魅力を実感できる学習になる可能性をもつ．

(2) 調整に必要な視点：実習を「実践共同体への参加」と捉える

　学習を個人による知識や技術の獲得としてではなく，他者やモノを含んだ環境との相互作用を伴う社会文化的な営みと考える見方は「状況論的アプローチ」と呼ばれる．このアプローチでは，実習での学生の学びも社会文化的営みであり，実習は看護実践共同体への参加過程と捉えることができる．

小山ら[4]は「状況論的アプローチ」の1つである状況的学習論[5]を参考に，臨地実習における看護技術教育のモデル図原案から修正案へと発展させ，変化する状況のなかで学びを促進させることの重要性について考察している．

また，香川ら[6]は看護学校内の授業と臨地実習の現場をフィールドワークし，「校内との違いに由来する，臨地で学生が経験する3つの困難」の1つに「病院固有のルールの違いによる困難」を見出し，学生は病院(病棟)ごとに異なる，物品の配置場所，カンファレンスの時間，清拭の手順などの違いに戸惑うとしている．

指導教員は実習施設(病棟)固有のルールの違いによる学生の戸惑いを軽減し，学生が徐々に現場に馴染み，そこでの状況に浸れるよう，教育環境を整える役割を担っている．学生が看護を学ぶ後輩として実践現場に迎えられ，チームの一員として認められることが看護実践共同体への参加を促すと考える．

(3)調整の方法

実践現場における調整では，施設側に大学の教育方針を伝えること，施設の教育環境の特徴を把握すること，実習指導者と協働するなかで役割分担することが重要である．これら3点は相互に関連しており，実習指導者と指導教員の協力関係が基盤となる．

調整[1]　施設側に大学の教育方針を説明する

実習の教育環境を整えるためには，教員間で大学の教育理念やカリキュラムにおける実習の位置づけ，実習に関する基本的な考え方を共有することが前提となる．実践現場での調整では，施設側にカリキュラム上の実習の位置づけや実習目的・実習方法などの教育方針を説明することが必要となる．実習方法には，実習期間や病棟配置や実習グループ編成，教員の指導体制，実習展開方法が含まれる．

調整[2]　施設の教育環境の特徴を把握する

教育方針の説明は，指導教員から実習指導者に向けて一方的に行うのではなく，教育環境としての施設の特徴の把握と並行して進めていく．具体的には，実習施設の基本情報，実習病棟の看護，実習病棟の指導体制についての情報を収集する作業である．

実習施設の基本情報には，施設の理念と沿革・機能，組織機構，看護部の理念と組織，教育体制に加えて，施設の構造などの物理的環境が含まれる．施設の実習受け入れ要領を確認し，実習指導体制に関する情報収集を行う．情報管理，感染管理や災害対策に関する規定についても確認が必要である．情報収集の際，施設の実習指導者連絡会や実習校間の実習連絡協議会など，実習指導に関する組織活動に着目すると，実習受け入れ状況や実習調整の流れを全体的に理解しやすい．

実習病棟の看護には，入院患者の主な疾患と治療，看護体制や看護業務の流れ，看護記録の方法などが含まれる．各病棟の1日・週間・月間スケジュールにより，申し送りや検査，手術，定例カンファレンスの予定を確認する．ケア物品の場所やカンファレンスルームなど，物的環境についても把握しておく．

実習病棟の指導体制は，実習指導者の役割を学習支援の継続性の観点で捉える必要がある．実習期間中に指導者が実習指導を専任で行う場合や指導者が日勤チームに入って実習指導を兼任で行う場合，複数の指導者が交替で実習指導を担う場合，なかには特定の実習指導者が置かれていない場合もある．具体的な調整に入るまでに実習指導者の指導経験について把握しておくことも重要である．

〈事前研修の活用〉　教育環境としての施設の特徴を把握するためには，指導教員が実践現場で実習準備を行う事前研修が役立つ．事前研修の主な目的は，指導教員が実習指導者やスタッフナースとのコミュニケーションをもとに関係を築きながら看護業務の実際を知り，調整が必要なポイントを明確にすることである．学生に看護実践共同体への参加を促す指導教員にとって，事前研修は自身が現場で動きやすい状況を生み出すフィールドワークでもある．

　指導教員は実践現場で起こっていることを観察し，指導者らと行動をともにしながら生の声を聴くことによって，指導に対する不安や実習生への期待を知り，実習目的・方法の理解，実習指導経験，教育観などを推察できる．これらはフォーマルな会議や資料から得難いインサイダーの見方，エスノグラフィーの特徴とされるイーミック（emic：内部者的）な視点に基づく情報である．実習指導者らが生き生きと語る実習エピソードは，実習で起こりうる出来事への予測の幅を広げ，対処の検討材料となる．

　実習指導者はスタッフと連携し，実習目的・目標についてのスタッフの理解を促進する役割を担うため，調整能力を求められる．実際に指導者が看護業務の流れのなかでスタッフと連携して他校の実習生に関わっている場面を見ることにより，既存の実習指導体制をより具体的に理解できる．

　川瀬ら[7]は，教育的組織風土のもとで実習指導者の指導意欲は高まり，役割行動の発揮へとつながると述べている．指導教員はスタッフの新人看護師への関わりやスタッフ間の情報共有・問題解決の実際から組織文化や価値を捉えることが重要である．

　実習直前の研修では受け持ち患者の選定が中心となり十分に時間が取れない場合もあるが，実習を積み重ねていくことで多様な情報を得られ，実習施設の教育環境としての強みに気づくことができる．例えば多職種参加のケアカンファレンスのような病棟特有の学習資源を見出す可能性がある．

調整3　実習指導者と協働するなかで役割分担する

　指導教員は施設の教育環境としての特徴を踏まえて，調整が必要なポイントについて実習指導者と協議し合意形成していく．これは実習指導者と協働するなかで学習支援の役割分担をする作業である．

　このとき，指導教員は先に示した現場の性質を念頭に置き，学習支援のための緩やかな枠組みをつくる役割を担う．実践現場の看護師の力を発揮しやすい場面を設定したうえで，実習を進めながら実習指導者と協議し，そのときその場の状況に合わせて学習支援を行う．教育環境の強みである学習資源を十分に活用し，学生が実習目標を達成できるよう調整していく．

実習指導者との確認・協議内容の例

1. 実習全体のスケジュール
   病棟オリエンテーション日時，帰校日，まとめのカンファレンス日時（教員の巡回予定）
2. 学生の学習準備状況
   実習経験領域，講義・演習で経験していること
3. 実習生紹介
   学生の背景と学習支援上の配慮　例）学生が実習への期待・不安，実習目標（実習終了時にどうなっていたいか），学習支援への要望，自己PRなどを記入したシートを指導者と共有．
4. 受け持ち患者
   受け持ち患者の選定，同意を得る方法　（予想される訪問ケース）
5. 実習生の1日の流れと実習指導者・スタッフナースとの関わり
   計画発表，助言・相談，振り返り支援，カンファレンスへの参加　実習記録の提出・返却方法
6. 物的環境の調整
   診療録の閲覧方法，記録する場所
   各種業務マニュアル・参考資料の利用，ケア物品の使用
   実習指導空間の確保：カンファレンスの場所，個別指導可能な場所
7. 学習資源の活用：プライマリーナースとの関わり，リハビリスタッフやケアマネジャーとの関わり，ケアカンファレンスへの参加など

①実習指導者が学生に接近しやすい状況をつくる

　指導教員から実習指導者に学習準備状況や学習支援上の配慮を伝えておくことは重要である．学生と指導者の相互作用を促進する方法として，短時間で一読できる自己紹介シートを活用するのも一案である．個々の学生の背景や学びたいことを知り，関心を寄せてもらうことを意図している．

②1日の看護業務の流れに学生との関わりの場面を設定する

　実習指導者やスタッフナースが看護業務の流れのなかで，いつ，どこで，どのような形で，重点的に学生と関わることが学習支援に効果的なのかを検討する．学生の学習目標や行動計画の発表，看護師と行う受け持ち患者のケアや処置の時間調整，アセスメントや看護計画についての相談，実施した看護の振り返りなど，ポイントを絞って学習支援を計画し，1日のスケジュールに組み込んでいく．

③実習指導者参加のカンファレンスを活用する

　実習指導者のカンファレンスへの参加についても，その目的と指導者の役割を明確にして合意形成しておく．例えば，日々のカンファレンスでは学生が看護の視点で患者の言動の意味を考えられるような支援，中間カンファレンスでは学生が立案した看護計画がより具体的になるよう療養経過を踏まえた助言や家族との関わりのエピソード紹介というように，経験豊かな実践家の力を借りて学びの深化を目指したカンファレンスにする．

④実習初日のスムースな導入を図る

　学生にとって最も緊張感が高まるのは，実習指導者・スタッフや受け持ち患者に初めて対面する実習初日である．緊張を緩和しスムースな導入を図るために，特に初日の流れについて協議しておく必要がある．例えば，学生リーダーが朝どの場面で誰にあいさつをするのかといった細かい点まで考慮し，学生が流れに乗れるよう調整を行う．

また，学生が物理的環境を認識して主体的に動けるよう調整することも重要である．例えば，訪問看護ステーションでの実習では，実習グループに職員の座席表が1枚あるだけで指導者・スタッフに報告・連絡・相談に行きやすくなる．

(4) 多様な機会を活用した調整

指導教員は実習開始前だけでなく，指導過程においても実習円滑化に向けた環境の調整を行う[8]．指導教員が学生に指導者に質問しやすい時間帯や声をかける方法を具体的に伝えておくことで動き出しがスムースになり，指導者らの応答的環境によって学び豊かな実習となる．実習の初期段階で学生にプライマリーナースを直接紹介し，学生が患者の情報を得たり，看護の方向性についての看護師自身の考えを聞いたりしやすいようにしておく．学生の学び深化のためにカンファレンス前に学生の課題や困難について伝えておくなど，学生と指導者・スタッフの相互作用の促進を意図して働きかける．

そして，実習1クールごとに学生の実習目標達成状況と教育環境を振り返り，課題を整理する．学生の学びを実践現場に返しながら指導者の声を聴き，可能な範囲で役割分担を見直し，学習支援方法の工夫を行う．

全クールの実習終了後には病棟・施設単位で実習報告の場を設け，次年度に向けて実習指導者と意見交換を行い，課題を明確化し対応策を検討する．問題解決に向けた協議だけでなく，効果的な学習支援事例を示し，学生が看護師のどのような関わりによってどんなことを学んでいるか，より具体的に紹介する機会をもつ．

このほかにも施設の実習指導者連絡会や実習校間の実習連絡協議会，大学での実習連絡会議など，多様な機会を捉えて調整を行う．実践現場の教育環境を整えるためには，第一線で関わる指導者同士のコミュニケーションが重要である．教育方針が実習指導者だけでなく看護師一人ひとりに行き渡るよう，多様な方法を試みる．

(5) 調整における指導教員の姿勢

近年，付属病院や関連施設をもたない看護系大学が増え，実習場所の確保が困難になっている．教育内容と現場の実践レベルにギャップがある，実習指導者が通常業務との兼任で指導する体制であるなど，各校の教育方針に合致した教育環境でない場合もみられる．しかし，それぞれの施設に目指す看護があり，看護師一人ひとりに後輩に伝えたい看護がある．指導教員には，実践現場の伝えたい看護を尊重し，指導者が実習で大切にしていることと，教育方針を擦り合わせながら，互いに共通認識をもてるよう関係を築く姿勢が求められる．

実習指導者やスタッフには科学的根拠に基づいた看護を実践し，学生にわかるよう説明できることがベストな指導であるという思いが感じられる．

一方で，実際に学生が専門職としての魅力を感じるのは，必ずしもそういう場面だけではない．例えば施設入所について高齢患者の真意を確かめるために根気強く関わり続ける看護師のように，これでいいのかと自問自答する姿から得られる学びもある．看護師の率直な自己表現は学生の率直さを引き出すことができ，学生自身の価値観や感情世界に目を

向けるきっかけになる．看護師が割り切れない思いを共有できる倫理的環境はケアの質を高める[9]と同時に，実習教育の質も高めると考える．実践現場には当初の教育的意図を超えた力があり，学生は現場で出会うさまざまな現象から学んでいくことを指導者に伝える姿勢が重要である．

　他者のエンパワメントを支援する前提条件は，支援者自身のエンパワメントであると言われる[10]．実習教育では，学生の学習を支援する指導者自身がエンパワーされる経験が必要である．初学者が直接指導者に学びを発表するカンファレンスは，指導者にとって日常の活動に埋もれた看護の本質に気づくだけでなく，実践に新たな視点をもたらし，学びほぐされる機会となる可能性がある．

(6) 実践・教育・研究の連携の充実

　これまで指導教員が担う実践現場における調整について述べてきたが，第一線で学習支援を行う指導教員や実習指導者を支える組織的取り組みも重要である．教育機関が実習施設との連携を図る取り組みとして，実習説明会のほかに実習施設からの講師派遣，実習指導に関する研修会の実施があげられている[11]．実習科目責任者が実習期間外にも現場と交流する機会をもつことや大学と実習施設との協議の場を定例化すること，実習施設の業務改善・現任教育への協力，共同研究の推進などにより，実践・教育・研究の連携は充実すると考えられる．

　学生一人ひとりがのびのびと経験できる教育環境は教員の力だけで整えられるのではなく，実践現場の看護師との協働によって作り出される．記録やカンファレンスの場所などの物的環境を整えることも必要であるが，それらを改善するための方策が限られているのに比べ，人的環境への働きかけは公式化されたものがほとんどないため，調整には多大なエネルギーを要する．指導者・スタッフとの協力関係を基盤に教育機関独自の実習指導の歴史を積み重ねていくことが求められる．

引用文献

1) 厚生労働省：今後の看護教員のあり方に関する検討会報告書，2011.
2) 日本看護系大学協議会：ファカルティ・ディベロップメント委員会 平成21年度・平成22年度活動報告書，2011.
3) 小田博志：エスノグラフィー入門 現場を質的研究する，春秋社，2010.
4) 小山眞理子：平成20，21，22年度科学研究補助金基盤研究(C)臨地実習における効果的な技術教育のモデル開発と評価に関する研究 研究成果報告書，2011.
5) Lave J, Wenger E 著，佐伯胖訳：状況に埋め込まれた学習 正統的周辺参加，産業図書，1993.
6) 香川秀太，茂呂雄二：看護学生の状況間移動に伴う「異なる時間の流れ」の経験と生成 校内学習から院内実習への移動と学習過程の状況論的分析，教育心理学研究 54：346-360, 2006.
7) 川瀬淑子，内田宏美，津本優子：実習指導者の役割行動・指導意欲と組織風土との関連，看護学教育学会誌，23(2)：1-12, 2013.
8) 小川妙子，舟島なをみ：看護学実習における教員の教授行動 学生と患者との相互行為場面における教員行動に焦点を当てて，千葉看護学会誌，4(1)：54-60, 1998.
9) 麻原きよみ：環境に働きかけるナラティヴのちから．鶴若麻理，麻原きよみ編：ナラティヴでみる看護倫理，南江堂，2013.
10) 野嶋佐由美：エンパワメントに関する研究の動向と課題，看護研究，29(6)：453-464, 1996.

11）日本看護学教育学会：看護学教育の教育環境に関する実態と質向上に資するための提言，2010.

参考文献
1）藤岡完治：臨床実習における教育的関わり2．臨床実習をデザインする，藤岡完治，安酸史子，村嶋さい子，他：学生とともに創る臨床実習指導ワークブック 第2版，医学書院，2001.
2）Roper JM, Shapira J 著，麻原きよみ，グレッグ美鈴訳：エスノグラフィー，日本看護協会出版会，2003.
3）香川秀太企画：状況論がひらく看護 インタラクションの精緻な分析，インターナショナルナーシングレビュー，31(5)：15-65, 2008.
4）DeTornyay R, Thompson R 著，中西睦子，荒川唱子訳：第11章 臨床の場における教授法，看護学教育のストラテジー 原著第3版，医学書院，1993.
5）田中美延里，安酸史子：実習環境を整えるための取り組み 臨床看護者との協働をめざして，精神科看護，28(3)：46-50, 2001.

第2章

経験型実習教育を支える理論

I 発見的学習と斎藤喜博の授業論

　この章では，経験型実習教育を提唱するに至る過程で影響を受けた諸理論について概説する．

　実習教育について考える際に，まず看護の実習教育を授業として捉える理論を模索した．その結果，ブルーナー(Bruner)の「発見的学習」の考え方と，斎藤喜博の授業論の考え方を取り入れた．

　井上[1]は，発見的学習の妥当範囲と限界として次の3点をあげている．第1に，発見的学習は，発見さるべき法則性が顕著に存在している教材の場合(この場合は，発見的学習の成立条件である「問題」として構成することが容易である)は妥当するが，その条件を備えていない教材に適用することは妥当ではない．第2に，発見的学習は，学習者の経験や知識がある程度蓄積されている場合でないと，困難である．発見的学習における「発見」ということの真価は，「仮説」の段階で結論を見通し，新しいこと＝こうではないか，ということを思いつくことにある．予想とか見通しとか憶測とか言われるものを豊富に思いつくことが，結論を発見する最初の手がかりである．何もない空の頭から創造的なことを思いつくことはできない．第3に，発見的学習という授業は，教師が提示し解説していく授業より，時間を多く必要とし，教材量を消化するという点だけを考えれば非能率的である．

　第1の点では，看護学には発見さるべき法則性はあるが，看護学で法則性という場合には，因果律で説明できる法則性と，単純な因果律では説明できない複雑な法則性がある．第2の点では，教室での講義で，単純な因果律では説明できない法則性をも含めた看護学の知識が教えられている必要がある．この点から言えば，看護学実習を発見的学習の場として成立させるためには，実習以前の授業の内容が問われてくる．第3の点に関しては，看護学実習で何を教えるべきなのかという看護学実習における教育内容の検討が必要である．臨床現場は教育内容の宝庫であり，学生にとっては，学習刺激の連続である．そうした現場において，教師が実習で何を教えるのかという基本的構造を明確に自覚し，学生が実習で経験するさまざまな困りごとを教材化して学生と一緒に考え，看護学の理論のなか

に位置づけて示せる能力が必要である．

　以上の検討から，看護学には，発見さるべき法則性があり，教室での講義をそうした法則性の教授を中心に充実させ，かつ実習において教えるべき内容を精選するという前提のうえで，発見的学習は看護学実習を授業として捉えるための有効な方法であり，また，発見的学習という授業過程の捉え方は，看護学実習を教授＝学習過程として捉えようとする私の意図と最も合致した捉え方であると考える．しかし，発見的学習という概念は抽象度の高い概念であり，そのまま現実の授業を捉える枠組みとはなりにくい．

　そこで，斎藤喜博の授業論に注目した．斎藤の授業論は，氏の実践から生み出されたもので，実践的な法則性の言語化を試みたものである．斎藤の主張には，実践家特有の現実味があり説得力がある．看護学実習というきわめて人間的で流動的で「型」としては捉えにくい授業を説明する枠組みを考える際には，教師の「見える」能力を基本に置いた斎藤の授業論は，看護学実習という授業を捉えるのに有効な枠組みだと判断した．

　斎藤は，授業が成立するための基本的条件を，9つの項目に分けて説明している[2]．
　その条件を以下に示す．
　①授業は緊張関係のなかに成立する．
　②質の高いものをわかりやすく教える．
　③相手と対応できる力
　④展開のある授業
　⑤展開の角度のある授業
　⑥見えるということ
　⑦的確な指導方法
　⑧最高の内容を最高の形式に盛る
　⑨集中のある授業

　これらは，それぞれ独立して存在しているわけではなく，相互に密接に関連している．
　私は，斎藤の授業論を，看護学実習の枠組みとして使うにあたって，①教師の問題意識〈授業以前の問題〉，②学生およびクライエントの事実，③学習課題，④教育方法，の4つの枠組みに整理した．
　以下，4つの枠組みについて説明を加える．

1．教師の問題意識〈授業以前の問題〉

　授業に臨む教師の前提条件と考えるもので，教師のレディネスを基本にして，専門教科における教育内容の基本的構造の把握，教材の精選能力，教育目的・目標の自覚，教材解釈の能力，授業計画立案能力，および学習環境調整能力などが含まれる．

2．学生およびクライエントの事実

　「見える」能力を中心とする鍛え抜かれた教師の感性により，把握された学生および教材の事実である．斎藤は，この能力を最も重視し，次のように述べている．「教育とか授業

とかにおいては，『見える』ということは，ある意味では『すべてだ』と言ってもよいくらいである．それは，『見える』ということは，教師としての経験と理論の蓄積された結果の力だからである．一人ひとりの子どもの反応を深く見つめ，それに対応することのできる教師としての基本的能力だからである．」

また，「的確な指導方法というものは，結局はどの教科教材の場合でも，一人ひとりの教師が自分で，その時々の子どもの状態とか教科教材とかによって，新しく工夫し作り出していかなければならないものである．そう決意して，一人ひとりの教師が，事実を大事にし事実を相手にして，ぎりぎりの決着をつけていかなければならないものである」という．

斎藤は，「見る」と「見える」は，実践と研究の基盤であると論じている．このことは教育においてだけでなく，看護においても言えることであり，おそらく学問全般に言えることであろう．そして，氏が「見える」だけでなく，「見る」の存在の重要性を論じていることが大切である．氏は，「見る」と「見える」の関わりを，それぞれが相互に転嫁しつつ発展していく能動性と受動性との関係として捉え，能動的な働きである「見る」が，受動的な働きである「見える」に，発展進化する過程であると捉えている．「見える」能力というのは，こうした「見る」努力により磨かれるのであり，教師であれば，自動的に「見える」というようなものではない．

3．学習課題

発見的学習の過程での，「問題」という概念と近いが，意味合いは，多少異なる．発見的学習の過程での「問題」というのは，結果としての結論ではなく，人間の祖先がその知識を発見するきっかけになった問題場面に押し戻し，知識を問題の形で学生に投げかけ，学生に考えさせるものである．

斎藤が用いる「学習課題」という概念は，授業におけるその時々の追求課題であり，学生および教材のその時々の事実や教師の願いから必然的に生み出されるものである．つまり，初めから「問題」という形で存在するのではなくて，状況に応じて「教師が事実を『見える』能力」によって生み出されるものである．そして，学生の事実に応じて，次々と質の高い課題を作り出し，さらに確実にその課題を解決させる必要があるものである．つまり，斎藤の言う学習課題とは，発見的学習で言う「問題」を具体的な授業場面で，教師によって，学生が解決できる具体的な課題に転嫁したものと言える．そして，学生が，教師によって示される学習課題を解決していくことで，教科の基本的構造の学習ができるように仕組まれたものでなければならない．

4．教育方法

これは，前述した「教師の問題意識」「学生およびクライエントの事実」「学習課題」を前提にするものである．特に，「学生およびクライエントの事実」を捉える能力とは重なり合う部分が多い．事実に開かれ，事実を確実に捉えて，事実から授業を始めようとする教師の姿勢そのものが，学生が教材を理解する際の，生きたモデルとなるからである．

ここでは，教師の力が要求される．斎藤の言葉によると，「授業に緊張関係を作る力」，

「質の高いものをわかりやすく教える力」,「相手と対応できる力」,「展開のある授業を作る力」,「展開の角度のある授業を作る力」,「集中のある授業を作る力」などである．こうした言葉で表現された力が，教師の行動力となっていることが求められる．

「一般的な知識とか感覚とかまでも含めた教師の人間としての力と，教材に対する力と，教材と子どもと教師としての自分とを結んだ自分の方法を併せもっているとき，それが教師としての力となるのである」．また，「学生およびクライエントの事実」「学習課題」とも重なるが，「教師が自分の固定してもっているものを，そのまま子どもに押しつけて言ってはならない．そうではなく，子どもの具体的な考えとか，疑問とか，困惑とか，発見とかの事実に即して，その時々にそういう事実と対応しながら授業を展開していかなければならない」と述べている[3]．

引用文献
1) 井上弘：よい授業の条件，明治図書，1974．
2) 斎藤喜博：教育学のすすめ，114，筑摩書房，1969．
3) 前掲2)，136-137．

II デューイの経験論と実習教育

実習教育の場では，教師がその場に存在するかしないかにかかわらず，学生は受け持ち患者との関わりを中心にしたさまざまな体験をし，自分なりに自分の体験に意味づけしていく学習活動を行っていると考えられる．しかし，学生だけではひとりよがりの解釈になったり，貴重な経験が意味づけされずに流れてしまったりする．学生の経験の意味づけを援助するための教材化について考えていたときに出会ったのが，デューイ(Dewey)の経験の捉え方である．デューイは，「教育とは，経験の意味を増加させ，その後の経験の進路を方向づける能力を高めるように経験を改造ないし再組織することである」と述べ，学習にとっての経験の意義を強調している．さらに，経験を「直接的経験」と「反省的経験」に分けて説明している．「直接的経験」は，感覚的接触を特徴とする．この段階では経験はまだ洗練されておらず，さまざまな事物が混然一体となっている．「反省的経験」は，説明や理解を特徴とする．ここでは概念的に明晰で普遍的な要素が見出せる．「持続的体系的な思考としての探求」が介在する．また，学習者が自分の必要や興味に応じて，実際的活動を行いつつ問題解決を図っていく直接的経験の必要性を唱えた．そのため，直接的経験ができる学習環境の調整や反省的経験をともにできる教師の教授活動が必要と考えた．実習場面の教材化のモデルは，実習場面における学生の直接的経験を明らかにし，反省的経験をしていくプロセスをモデル化したものである．

デューイはさらに，「どのような理論もまた実践も，それ自体の基本原理の批判的検討を基礎におかないようでは，それは独断に陥る」と述べている[1]．当たり前と思い込んでいることを問い直すことが，新たな発見につながる．学生の直接的経験は，教師にとってみれば，信じられない間違いであったりするが，そう思う自分自身の前提を振り返ること

は，学生の世界に近づくことであり，基本原理の批判的検討になる．

　さらにデューイは「教育が経験を基礎にして，知的に導かれ処理されるためには，経験の理論を形成する必要がある」と述べている[2]．次に紹介するショーン（Schön）の反省的実践家（Reflective practitioner）こそが，教育が経験を基礎にして，知的に導かれ処理されるための経験の理論と言える．学生の経験を知的に導き処理していくことが，学習につながるということなのである．このショーンの理論は，経験型実習教育を説明する理論だと考えている．

引用文献
1) Dewey J 著，市村尚久訳：経験と教育，27，講談社，2004．
2) 前掲1），42．

III　ショーンの「反省的実践家」

　ショーンは，その著"Reflective Practitioner"（邦題『専門家の知恵』[1]）で，デューイの考え方を発展させて，専門家教育の方法論を展開した．技術的合理主義による専門家教育の限界を述べ，特に人間を対象とする技術教育においては，経験から学び理論と実践の統合を図る「反省的実践家」としての専門家教育が必要だと説いている．

　さらに，理論と実践の関係について，実践のなかの理論（Theory in practice）という考え方を示し，実践のなかにすでに理論はあることを強調した．そのため，理論を適用すれば実践ができるとか，実践をたくさん積みさえすれば理論がわかるという考え方を排し，実践のなかに存在している理論を発見していくことが重要だと述べた．その方法論として，省察（リフレクション）について詳細に説明している．

　省察には，**行為のなかの省察**（Reflection-in-action）と**行為についての省察**（Reflection-on-action）がある．ショーンは，「反省的実践家」という概念を提唱し，反省的実践家は，行為のなかで省察し，行為のなかの知（Knowing in action）を発見していくという．また，反省的実践家は，状況と常に対話し，省察と判断を繰り返すことで成長し続けている実践家であるとした．専門家教育においては，省察と判断を繰り返していく学習プロセスが重要であると主張している．

　反省的実践家は，行為しながら省察し判断することで，いつもよりよい行為を行うことを目指している実践家と言える．反省的実践家は，既存の理論や知識を単に当てはめたり，自分の経験知に基づいて無反省に行為を行うのではなく，いつも行為をしながら対象である人間の反応を確認し，自分の行為を行為のなかで省察し，軌道修正をすることができる．一方，行為についての省察（Reflection-on-action）は，行為のなかではなく，その行為の後で，その行為について一般論として解釈する学び方である．その行為についての学びを広げたり深める役割は果たすが，その特定の対象に行った行為そのものについて，行為の主体者である学習者の経験をもとに省察する「行為のなかの省察」をしないままで，

行為についての省察を繰り返しても，反省的実践家としての成長にはつながらない．

　経験型実習教育においては，学生の直接的経験における学生の行為を省察する際に，教師としては，「そのときあなたはどう感じたの？」「患者さんにどうなってほしいと思ったの？」などと直接的経験のただなかでの学生の行為につながるそのときの思いや考えについて発問していく．そのことによって直接的経験を浮き彫りにし，学生は教師とともに行為のなかの省察を進めていくことになる．

　学生はまだ行為のなかの省察をする力が弱いため，間違った判断による不適切な行為をしてしまうことが多い．実際に学生と一緒に省察するのは，行為の後ではあるが，発問の焦点を直接的経験に当てることによって，行為のなかでの学生の省察を一緒にたどり，どの段階での判断がずれていたのかを一緒に検討することになる．この省察によって，学生の「行為のなかの省察」の力がついていく．さらに，実際の条件と少し違った場合には，判断が異なることを質問や発問によって学生に考えさせることは，学びの広がりにつながる．これが「行為についての省察」である．

　デューイの学習理論を私に紹介してくれたのは，故・藤岡完治先生である．藤岡先生は，私が千葉大学時代に看護教育学を教えてくれた恩師であり，『学生とともに創る 臨床実習指導ワークブック』（初版1996年，第2版2001年）を共同執筆した．当時，私が看護における実習教育の方法論について語った内容を聞いて，デューイの理論で整理することを勧めてくれ，私に教育学への道を開いてくれた．私がショーンの『専門家の知恵』を読んだときには，藤岡先生はすでに亡くなった後だったが，前述したリフレクション・インアクションとリフレクション・オンアクションの違いについてなど，教育の方法論について，藤岡先生と討議したいことがまだまだたくさんある．一緒に研修会を開催したり，看護の実習教育の方法論について議論した時代を懐かしく思い出す．

参考文献
1) Schön DA 著，佐藤学，秋田喜代美訳：専門家の知恵　反省的実践家は行為しながら考える，ゆみる出版，2001．

IV　ケアリングと実習教育

〈臨床指導者の嘆き〉

　最近の新人は，メンタル面が弱く，打たれ弱い．少し注意すると，辞めたいと言う．パワーハラスメントと言われたくないので，腫れ物に触るように接している．叱らないで褒めて育てるようにと指導を受けるので，プリセプターとしては努力しているが，新人看護師は褒められたのでそれでよいと自己判断し，それ以上に努力しようという熱意や意欲が感じられない．早く一人前の看護師になって一緒に働いてほしいと切望しているが，プリセプターとしては，新人看護師にどう接したらよいか悩んでいる．

　上記は，以前私が，プリセプター教育についての講演を某病院の依頼で行ったときの事

前アンケートに記載された中堅看護師の自由記載内容の抜粋である．厚生労働省は，新人看護職員研修ガイドラインのなかで「新人看護職員研修は，所属部署の直接の指導者だけではなく，部署スタッフ全員で新人を見守り，幾重ものサポート体制を組織として構築することが望ましい」と明示している[1]．その昔は，病棟に1人はとても怖い看護師がいて，多くの新人や学生はそうした恐い看護師からの洗礼を一度ならず受けて育ったものである．しかし，上述したアンケートの自由記載にあるように，現在の中堅看護師は叱り方も褒め方もへたになり，どうしてよいかわからず悩んでいるのではないかと感じている．叱るという行為は，期待感をその裏にはらんでいることが多い．学習者としては専門家から叱ってもらうことは，貴重な学習の機会である．ただし，受け手側が精神的に脆弱で，叱り方がへたな指導者の場合には，叱るという行為が学習者の学習につながりにくいことも確かである．

　私は，実習教育においても新人教育においても，ケアリングの視点をもって教育する必要があると考えている．ケアリングの概念が看護において重要だということに異議を唱える人はいないと思うが，教育内容としての「ケアリング」だけでなく，教育方法としての「ケアリング」の視点が教育者にはとても重要だと考えている．

　看護における教育内容としての「ケアリング」に関しては，レイニンガー(Leininger)やワトソン(Watson)，ガウト(Gaut)，ベナー(Benner)，ローチ(Roach)などの看護論が有名であるし，ターミナルケアの場面におけるケアの看護理論を鋭く問い直したクーゼ(Kuhse)の「ケアリング」，「ケア」研究の第一人者であるメイヤロフ(Mayeroff)の「ケアの本質」，教育学の領域における「ケアリング」研究の第一人者であるノディングス(Noddings)の「ケアリング」，などが邦訳されており，学生は日本語でその内容を詳しく学ぶことができる．しかし，講義を受けたり本を読むだけでは，「ケアリング」の本質を学生が体得することはできないのではないか．ケアリングの本質は，実際の人との関わりでの「癒し」「癒される」関係を通して，体得するものであろう．看護教育においては，教師と学生の関係性のなかで，対話を通して，あるいはモデルとしての教師を見ることを通して，学ばれていくのではないだろうか．

　看護教育の場面では，「ケアする人」である教師と「ケアされる人」である学生との関係が基本であるが，実習教育においては「ケアされる人」としての患者が加わり，患者に対して学生は「ケアする人」になるという構造である．

　図 2-1 に看護教育におけるヒューマンケアリングの教育をモデルとして示した．

　このモデルでは，患者に対する看護が患者中心のケアリングで，学生に対する教育が学生中心の学習援助型である場合には，学生は教師の態度をロールモデルとして，患者にヒューマンケアリングができるようになることを示している．つまり，学生は「ケアされる人」としての経験をしながら，「ケアする人」である教師をモデルとして，「ケアする人」として成長していくのである．

　人と人との関わりの場面でいつも誰に対しても，変わらぬヒューマニスティックな関わりをしている教師を見ると，教師の語る「ケアリング」が言葉以上の説得力をもって，学生に経験される．臨地実習の場では，立場や役割は違っていても，病棟の看護師と教師と学

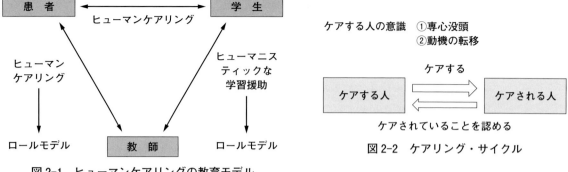

図 2-1　ヒューマンケアリングの教育モデル

図 2-2　ケアリング・サイクル

生は，患者によりよい看護(ケアリング)を提供したいという共通の目的意識をもっている．お互いがこの前提を信じられなくなると，両者の間にケアリング関係はまず成立しない．

　よい看護を目指しているという共通認識をもっていることが確認できると，教師と臨床側のスタッフの間にケアリング関係が形成されやすい．さらに，臨床側のスタッフと学生との間にもケアリング関係が形成されやすくなる．教師との間にも臨床側のスタッフとの間にもケアリング関係が形成されていると，学生はリラックスし，安心してのびのびと患者へのケアリングを考え，ケアを実践していくようになる．

　ノディングス[2]は，ケアする人の意識の特徴として，専心没頭と動機の転移をあげている．

　ケアする人はケアする人の意識の特徴をもってケアする．ケアされる人はケアを受け入れ，そのことを示す何らかの反応を示す．この関係がポジティブに循環している関係を，私は「ケアリングサイクル」が回っていると捉える(図 2-2)．

　ケアされる人は，ケアされることによって成長することで，次の段階ではケアする人として行動する．ケアするとは，ケアされる人が，ケアする人として成長していくところまでを意味している．ケアリングサイクルが回っていくと，ケアされる人がケアする人として成長し，今度はケアする人としてケアリングサイクルを回していくため，チェーンのようにケアの輪が広がっていくのである．

引用文献
1) 厚生労働省：新人看護師研修ガイドライン[改訂版，平成 26 年 2 月]，2014.
2) Noddings N 著，立山善康，林泰成，清水重樹，他訳：ケアリング　倫理と道徳の教育 女性の観点から，晃洋書房，1997.

参考文献
1) 筒井真優美：看護学におけるケアリングの現在　概説と展望，看護研究，44(2)：115-128, 2011.
2) 安酸史子：教育講演 看護教育におけるケアリングと平和，看護研究，45(6)：565-572, 2012.
3) 安酸史子：ケアリングをいかにして教育するか，看護研究，44(2)：172-180, 2011.

V 成人教育学——学生を大人と捉えて教育するには

　成人教育学とは成人の学習を援助する技術(art)と科学(science)のことである．アメリカの成人教育学者ノールズ(Knowles)は，この成人の特性を活かした教育の学問体系をアンドラゴジー(Andragogy)と名づけ，その体系化をはかった．成人教育学のモデルは，学習者の経験を貴重な学習資源とし，学習者中心で学習者自身の自己管理的学習を支援・促進することに焦点化されたモデルと言える．看護教育の対象は，青年期にある学生である．そのため，子どもの教育を援助する技術の学問としての教育学(ペダゴジー)ではなく，成人の学習を援助する技術の学問としての成人教育学のモデルで教育する必要があると考えられる．

　ペダゴジーでは，学習者は依存的で，教師が学習場面の中心であるのに対して，成人教育学では，自己主導性が増大してくる．アンドラゴジーの特徴は，①学習者の自己概念が依存的なものから自己主導的に変化している，②学習者の蓄積した経験が学習の貴重な資源となる，③学習へのレディネスは社会的役割あるいは社会的発達課題を遂行しようとするところから生じることが多い，④学習への方向づけは即時的である，⑤学習への動機づけは内面的である，この5点があげられる．

　つまり，成人を対象とした教育において，教える側が一方的に与えるスタイルだと，学習者は不満を感じやすい．また，学習者の経験と関連させると学習が進みやすく，現実の問題を解決する即時的な学習が効果的だと言われている．

　現実には子どもの部分を多くもっている学生に，大人として成熟した思考過程を踏めるようになってほしいから，大人として扱いたいと考えている．また，学生は大人として扱われてはじめて大人になっていくのではないだろうか．

参考文献
1) 堀薫夫：成人の特性を活かした教育学(アンドラゴジー)の構想，麻生誠編：生涯発達と生涯学習，74-82，放送大学教育振興会，1993．

VI 自己効力理論①——学生の自己効力感

　自己効力とは，何らかの課題を達成するために必要とされる技能が効果的であるという信念をもち，実際に自分がその技能を実施することができるという確信のことである．自分が行動しようと思っていることについての根拠のある自信や意欲の効能が自己効力である．米国の教育心理学者のバンデューラ(Bandura)は，人が行動変容に成功するための鍵として，行動の先行要因である結果予期(outcome expectancies)と効力予期(efficacy expectancies)の2つを示した．課題となっている行動がどのような結果をもたらすかという，その「結果に対する期待，予想」を，結果予期といい，その結果を生み出すために必要

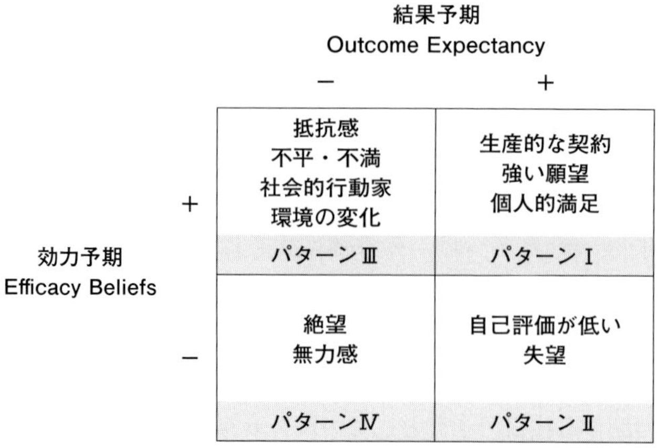

図2-3　結果予期と効力予期の関係
〔Bandura A：Self-efficacy：The exercise of control. Worth Publishers, 1997.　より〕

結果予期 Outcome Expectancy／効力予期 Efficacy Beliefs

- 効力予期＋／結果予期－（パターンⅢ）：抵抗感，不平・不満，社会的行動家，環境の変化
- 効力予期＋／結果予期＋（パターンⅠ）：生産的な契約，強い願望，個人的満足
- 効力予期－／結果予期－（パターンⅣ）：絶望，無力感
- 効力予期－／結果予期＋（パターンⅡ）：自己評価が低い，失望

表2-1　結果予期の3つの下位概念

	肯定的な結果予期	否定的な結果予期
身体	気持ちのよい感覚，身体的満足	不愉快な感覚，痛み，身体的苦痛
社会	利益，承認，社会的認知，金銭的補償，地位と権力の授与	不利益，否認，社会的排除，不同意の表明，特権の剥奪，処罰，不満足，自己価値低下，自己非難
自己評価	自己満足，自尊感情，自己価値	不満足，自己価値低下，自己非難

な行動を，自分はどの程度できるか，という予期，つまり結果を出すための手段についての「信念」を効力予期とした．「自己効力 self efficacy」とは自己の効力予期のことである．結果予期が高いことよりも，むしろ自己効力が高いほうが行動変容を予測するとし，人の行動変容を促進しようとする専門家は結果予期を高める働きかけよりも自己効力を高める働きかけがより有効であると主張した．学生の実習を遂行していく自己効力を高めることができれば，実習という授業に対する学習意欲も高まると考えられる．

　バンデューラの心理学のテーマは行動変容で，それに向けて自ら変わっていく駆動力になるのが「自己効力」，すなわち「自分には可能だ，という自信，信念，あるいは期待」であると提唱したのである．たとえば，喫煙者で，本当はタバコを止めるのは健康によいとわかっている（高い結果予期）にもかかわらず，タバコを止める自信がない（低い効力予期）ときには，禁煙に成功しないことが多い．逆に，タバコを止めることが健康によいことやタバコを吸い続けることの危険性をたとえよく知らなくても（低い結果予期），禁煙のプロセスのなかでたばこを吸いたくなるようなさまざまな状況に出会ったときに「たばこを吸わずにこの状況に対処していける」という自信（高い効力予期）を身につけられれば，禁煙（行動変容）は成功する可能性が高いと考えたのである（図2-3）．

　先行要因の1つである結果予期は，身体，社会，自己評価という3つの下位概念から構成され，それぞれに，プラスとマイナスの場合があり，これらが行動への志向や動機づけ

表 2-2　自己効力に影響する情報源と方略

	自己効力を高める情報	自己効力を下げる情報	方略
遂行行動の達成	・自分で行動し達成できたという成功体験の累積	・失敗体験の累積 ・学習性無力感	・行動形成(シェイピング法) ・ステップ・バイ・ステップ法
代理的経験 (モデリング)	・自分と同じ状況で、同じ目標をもっている人の、成功体験や問題解決法を学ぶ	・条件のそろっている人ができているのを見たり聞いたりする	・モデリングの対象を選ぶ ・方法論を教える
言語的説得	・専門性に優れ、魅力的な人から励まされたり褒められたりする ・きちんと評価される ・言葉や態度で支援され、信じられている、認められていると感じる ・課題となっている行動を推奨する文化(社会的雰囲気)がある ・自己暗示をかける	・やっていることを認められない ・一方的に叱責される ・無関心・無視される	・契約書(相互契約を確認する)を取り交わす ・患者自身がアクションプランを立てるのを援助する ・アドボカシー ・自己強化
生理的・情動的状態	・課題を遂行したときに、生理的・感情的に良好な反応が起こり、それを自覚する ・できないという思いこみから自由になる	・疲労、不安、痛み、緊張、空腹、マイナスの思いこみ	・気づきを高める ・思いこみを論破する ・リラクゼーション ・ポジティブ・シンキング ・リフレイミング

の高低を左右していると考えた(**表 2-1**)．この考え方は勧められた保健行動をとるかどうかは本人の利益と障壁の認知に影響されるという健康信念モデルの考え方と一致している．

　また，自己効力は，日常の生活のなかで自然発生的に生まれるのではなく，次の4つの情報源から生み出され，促進されるとした．

①**遂行行動の達成**：課題とする行動を最後までやり遂げることにより，「できた」という達成体験をもつこと

②**代理的経験**：他人の成功談やデモンストレーションを見聞きすることで，擬似的な達成経験をもつこと

③**言語的説得**：自分の行為，達成を自分でも，周囲の人からも言葉で賞賛され，確認されて，さらに達成感が高まっていくこと

④**生理的・情動的状態**：やり遂げたことによる感動や壮快感，発汗，高揚感などの自覚など

　これらの情報源(**表 2-2**)を巧みに組み合わせることによって，自己効力を高めていくことができ，その結果，行動が変容すると主張したのである．

　自己効力 self efficacy とはあくまでも個人の認知であるが，それを強調する意味でバンデューラは perceived self-efficacy あるいは sense of self-efficacy という表現をすることがあり，日本語でも個人の認知であることを強調するときには自己効力感と表現することが多いようである．

　看護学生が実習中に求められる課題行動としては，まずは実習に休まずに来ること，実

習記録を指示通りに記載し提出すること，当日の実習計画を教員や指導者と調整すること，調整した実習計画を実施すること，実施したことを教員や指導者に報告すること，カンファレンスに参加すること，実施した看護を振り返り評価することなどである．もちろん，実習中はできるだけ病室に出向き，受け持ち患者とコミュニケーションを図り必要な看護情報を得ること，実施する看護技術についてはよく調べてくることなども含まれる．

　学生は慣れない学習環境のなかで，多くの課題と向き合い，臨床の場で看護を学んでいく．学内の講義や演習と違い，個人ワークがほとんどであるため，不安を抱いて実習に入る学生がほとんどであり，自己効力感が低い学生も多い．自己効力感は一般性自己効力感と課題固有の自己効力感がある．一般性自己効力感が比較的高い学生であっても，実習に伴う課題固有の自己効力感は低いことが多い．そのため，学生が実習教育における学習課題を達成するためには，学生の自己効力感を高めることを意識した関わりが重要である．

参考文献
1) Bandura A 著，原野広太郎，福島脩美訳：人間行動の形成と自己制御，金子書房，1974.
2) Bandura A 著，原野広太郎，福島脩美訳：モデリングの心理学，金子書房，1975.
3) Bandura A 著，原野広太郎監訳：社会的学習理論　人間理解と教育の基礎，金子書房，1979.
4) 祐宗省三，原野広太郎，柏木恵子，他編：社会的学習理論の新展開，金子書房，1985.
5) Bandura A 著，本明寛，野口京子監訳：激動社会の中の自己効力，金子書房，1997.
6) Bandura A：Self-Efficacy；The Exercise of Control. Worth Publishers, 1997.
7) 藤田恵璽：学習評価と教育実践，金子書房，1995.
8) 安酸史子：糖尿病患者教育と自己効力，看護研究，30(6)：473-480, 1997.
9) 安酸史子：成人看護学　慢性期，建帛社，1999.

VII　学生の自立度に合わせた指導方法

「やってみせ，言って聞かせて，させてみて，ほめてやらねば人は動かじ．
　話し合い，耳を傾け，承認し，任せてやらねば，人は育たず．
　やっている姿を感謝で見守って，信頼せねば，人は実らず．」

　これは，有名な山本五十六（いそろく）の言葉である．教育者の役割は，最終的には学習者が自立して学習することができ，課題を自己解決できるところまで導くことである．山本五十六の言葉を解釈すると，人を育てる教育者の役割とは，第1には，丁寧な「手ほどき」をすること，第2には，自立に向かっている学習者を尊重し話を聴いて，「任せる」こと，第3には，成長した学習者を信頼し，「見守る」ことではなかろうか．学習者がまだ何もわからず自信がなく不安なときに，放任するのは無謀であるし，学習者が自立して行動したいときに，干渉しすぎると，学習者は信頼されていないと感じ，やる気を失うこともあるだろう．

　経験型実習教育では，教師は学生の経験に着目し，学生が自分の経験の意味づけができるように関わるわけであるが，学生にどのような経験をさせるかという点も実習教育では大きな課題である．このことは経験型実習教育の前段階での検討課題と言える．臨床の場は豊かな学習素材の宝庫だとはいえ，教師としては学生のレディネスに合った経験ができ

る場を提供していくことも大切である．

　指導型実習教育と経験型実習教育の焦点の違いを述べると，レディネスが低い状態の学生には，まずは指導型実習教育で丁寧に関わり，手ほどきをすることが適している場合がある．そして，その丁寧な指導の下で学生が実施したことを経験として，経験型実習教育につなげていくのである．学生が自分の経験を的確に言語化して伝えることは，最初からは期待できない．第二部第2，3章で紹介するカードメソッドやイメージ・マップは，学生の表現能力が不足している場合であっても，経験型実習教育を展開していくための有効なツールである．

　諏訪[1)]は，ハーシー（Hersey）とブランチャード（Blanchard）の開発した発達対応モデルを参考に，独自の4段階の階段モデルを提唱している．このモデルは，学習者の自立度を依存・半依存・半自立・自立の4段階に分け，それぞれに適した関わり方として，指示・助言〈アドバイス advice〉・支持〈コーチング coaching〉・非関与を示したものである．学習者が全く自己解決できない依存状態のときには，教育者は明確な「指示」を出す．このときには，明確なわかりやすい指示を出す必要がある．どうとでも受け取れる曖昧な表現ではなくわかりやすい例えを使って具体的に指示する．指示を出す場合には，聞こえないような小声や自信のない口調ではなく，適度な声の大きさと自信のある堂々とした口調で指示を与える必要がある．その場合，明確な指示ではあるができるだけ命令口調は避けたほうが，学生は指示を受け止めやすい．また，どうしてそうするのかという指示の理由も可能な限り伝えるようにする．先の見通しも伝える必要があるが，先の先までの指示を一度に与えてしまうと混乱するので注意する．学生が応答して行動した場合には，指示通りであるかそうでないかを言葉で明確に伝える．

　学習者が少しは自己解決できる半依存状態のときには，教育者は的確な「助言〈アドバイス〉」をする．このときには，学習者は少しは自己解決できるので，学習者がやろうとしていることを言葉や表情から読み取り，助言を必要としていないときには口出しせずに様子を見ることも大切である．学習者のやる気を確かめることなしに，指示を出してしまわないことが肝要である．

　学習者がおおよそ自己解決できる半自立状態のときには，「支持〈コーチング〉」をして導く．この段階では，本人に指示や助言を与えるのではなく，本人の自己決定を引き出して，その考え方を支持して自己解決を支える関わり方をする．本人の考えを引き出すためには，考えないと答えられない開いた質問で関わる必要があり，開いた質問のいくつかを，うまくつなげていかなくてはならない．支持のための基本的な態度としては，学習者の話に耳を傾ける熱意があり，先入観や偏見をもったり，審判的な反応を示さないでありのままに受容できるキャパシティがあること，落ち着いた態度で接すること，学習者と適度な距離を保ち，冷淡でもなく馴れ馴れしくもない態度を保つこと，心を閉ざしたり構えたりしないでリラックスした無防衛の対応をすること，があげられる．

　学習者が自己解決できる自立状態のときには，教育者は「非関与」で見守る．学習者を信頼して任せる勇気をもつことが求められる．

　このように学習者の自立度に応じた関わりをすることが，教育的関わりだというのであ

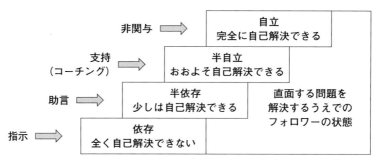

図 2-4　4 段階の階段モデル
〔諏訪茂樹：看護にいかすリーダーシップ―状況対応とコーチングの体験学習, 36, 医学書院, 2002. より〕

る（図 2-4）.

　諏訪のモデルは，学習者の自立度の状況をアセスメントし，自立度の状況に応じて，モデルを示す，説明する，指示する，助言する，励ます，褒める，聴く，支持する，認める，委任するなど，さまざまな教育手法を用いながら，教育的役割を果たそうとするが，どのような教育手法も学習者の状況に合致していなければ有効な教育的関わりとは言えない.

　看護においては，患者やその家族あるいは地域住民に対して教育的役割を担うだけでなく，新たな看護の担い手である看護学生や新人看護師に対しても教育的役割を担う．同じ対象であっても，学習内容によっては，学習者の学習に対する依存度が異なるため，学習者の学習内容に対する習熟度や学習レディネスを考慮して，教育的役割を発揮することが重要である.

引用文献
1）諏訪茂樹：看護にいかすリーダーシップ　状況対応とコーチングの体験学習, 医学書院, 2002.

VIII　自己効力理論②―教師の自己効力感

　バンデューラの提唱する自己効力理論[1]をもとに概念が定義づけられた教師の自己効力感を『教師効力』(teacher self-efficacy, teacher efficacy)といい,「教師が学生の学習に効果的な影響を及ぼす信念や自信」をいう[2,3].『教師効力』は，ギブソン(Gibson)ら[4]，ウルフォーク(Woolfolk)ら[5]の尺度開発を経て研究が進展し，わが国においても日本語版尺度が開発され教師効力の実証的研究が行われてきた[6,7]．そして，教師効力の高い教師は，学生の修得体験を作り出すが，教師効力の低い教師は，学生の認知的発達を衰えさせるような学習環境を生み出すと教師効力が学習成果に及ぼす影響が明らかにされている[8].

　看護教師の教師効力については，ニュージェント(Nugent)ら[9]によって米国の看護教師の教師効力(Self-Efficacy Toward Teaching Inventory：SETTI)の関する研究が報告されている．SETTI は，看護大学の教師を対象に開発された看護教育全般にわたる教師効力

表 2-3 実習教育に対する教師効力尺度

因子名および項目名
第1因子　カンファレンスを実施できる自信 　カンファレンスを学生同士が自由に意見を述べ合う議論の場とする 　学生の気づきの場とできるようにカンファレンスを実施する 　カンファレンスを学生と教師がともに学びあう場とする 　カンファレンスにおいてグループダイナミックスを活用する 　学生の関心に合ったテーマを決めカンファレンスを実施する
第2因子　看護実践能力を活用できる自信 　相手の置かれている状況を学生にわかりやすく説明できる 　学生の臨地における看護行為が間違っている場合，間違いを判断できる 　計画にないケアが必要になった状況のなかで学生を援助することができる 　学生指導の際に，言語的メッセージと非言語的メッセージを一致させて伝える
第3因子　学習者としての学生を尊重する自信 　個々の学生の違いを認め尊重する 　学生への信頼を示す 　学生の考えや能力に敬意を示す 　学生の気づきを待つことができる 　学生から話しかけられやすい雰囲気をつくる
第4因子　学びを深めるために技法を活用できる自信 　必要時学生と個別面接を行う 　実習記録を指導に活用する 　実習中の学生のエピソードを記録し評価に活用する 　学生から教師への実習評価を取り入れている
第5因子　実習教育の準備ができる自信 　実習中に学生が学習できそうな内容を予測する 　実習前に実習環境を把握する 　実習前に実習中のスケジュールをたてる 　実習の目的・目標に合った受け持ち対象者を選べるよう調整する
第6因子　学生の状況を判断できる自信 　学生の臨床実践能力を判断するための評価基準を自分のなかにもっている 　実習目的・目標をもとに実習評価を行う 　実習内容と記録物から実習成績を評価する
第7因子　学生の学びを促進できる自信 　学習意欲を高めるような質問をする 　学生が専門職としての態度や能力を学びたいと思うよう学生の意欲を刺激する 　臨地実習の場で学生が問題解決をはかれるような発問をする

を測定する尺度であり，下位概念は，「科目準備」「臨床教育スキル」「教師行動」「評価と試験」からなる．実習教育に対する教師効力に関する研究は日本の看護教育では未着手であった．そのため，日米のカリキュラムや文化的な背景の違いを考慮し，日本の実習教育の実情に即した尺度を考案する必要があった．そこで，自己効力理論を理論的背景の1つとして，日本における実習教育経験の中から安酸[10]が提唱している「経験型実習教育」で授業展開に必要な教師の能力としてあげられている8つの能力を参考に，実習教育に対する教師効力尺度(Self-Efficacy toward Nursing Practice Teaching Inventory：SENPTI)を作成した[11]．

表2-4 SENPTI 因子分析の結果

因子名・項目	因子負荷量						
第1因子 カンファレンスを実施できる自信							
10 カンファレンスを学生同士が自由に意見を述べ合う議論の場とする	0.829						
12 学生の気づきの場とできるようにカンファレンスを実施する	0.791						0.216
13 カンファレンスを学生と教師が共に学びあう場とする	0.710						
11 カンファレンスにおいてグループダイナミックスを活用する	0.679						
09 学生の関心に合ったテーマを決めカンファレンスを実施する	0.625						
第2因子 看護実践能力を活用できる自信							
25 相手の置かれている状況を学生にわかりやすく説明できる		0.789					
20 学生の臨地における看護行為が間違っている場合，間違いを判断できる		0.704					
24 計画にないケアが必要になった状況のなかで学生を援助することができる		0.574				0.210	
26 学生指導の際に，言語的メッセージと非言語的メッセージを一致させて伝える		0.533					
第3因子 学習者としての学生を尊重する自信							
41 個々の学生の違いを認め尊重する			0.900				
40 学生への信頼を示す			0.828				
42 学生の考えや能力に敬意を示す			0.817			−0.264	
39 学生の気づきを待つことができる			0.650			0.291	
17 学生から話しかけられやすい雰囲気をつくる			0.403				
第4因子 学びを深めるために技法を活用できる自信							
36 必要時学生と個別面接を行う				0.730			−0.209
35 実習記録を指導に活用する				0.642			
45 実習中の学生のエピソードを記録し評価に活用する				0.474		0.239	0.209
49 学生から教師への実習評価を取り入れている				0.438			
第5因子 実習教育の準備ができる自信							
02 実習中に学生が学習できそうな内容を予測する					0.748		
01 実習前に実習環境を把握する					0.576		
03 実習前に実習中のスケジュールをたてる					0.492		
06 実習の目的・目標に合った受け持ち対象者を選べるよう調整する					0.433		
第6因子 学生の状況を判断できる自信							
46 学生の臨床実践能力を判断するための評価基準を自分のなかにもっている	−0.203					0.920	
47 実習目的・目標をもとに実習評価を行う						0.636	
43 実習内容と記録物から実習成績を評価する					0.283	0.431	
第7因子 学生の学びを促進できる自信							
29 学習意欲を高めるような質問をする							0.856
28 学生が専門職としての態度や能力を学びたいと思うよう学生の意欲を刺激する							0.802
30 臨地実習の場で学生が問題解決をはかれるような発問をする	0.262						0.521
固有値	18.2	2.3	2.0	1.8	1.7	1.5	1.3
寄与率(%)	36.3	4.5	4.1	3.7	3.5	3.1	2.6
累積寄与率(%)	36.3	40.9	44.9	48.6	52.1	55.2	57.8

〔坪井桂子，安酸史子：看護系大学教師の実習教育に対する教師効力尺度の検討，日本看護科学会誌，21(2)：37-45, 2001. より改変〕

　看護教師の実習教育に対する教師効力は，表2-3.4に示すように，「カンファレンスを実施できる自信」「看護実践能力を活用できる自信」「学習者としての学生を尊重する自信」「学びを深めるために技法を活用できる自信」「実習教育の準備ができる自信」「学生の状況を判断できる自信」「学生の学びを促進できる自信」の7因子からなる．また，実習教育に対する教師効力尺度を改変し，実習指導者に対する教師効力に関する研究[12,13]が報告されている．

　実習教育に対する教師効力に関連する要因として，看護系大学の助手(現・助教)を対象とした研究[14]において，属性と「実習教育に対する教師効力」との関連について相関分析を行った．その結果，属性のなかでは「大学などにおける教育学履修歴」「助手に就く前の実習教育の研修受講歴」「助手に就く前の教師経験」「助手に就いてからの教師経験年数」との

間で有意な相関が認められた．重回帰分析の結果，これらの属性による「実習教育に対する教師効力」への寄与率は，15.3％であった．自己効力を高めると言われている情報源項目のうち，「遂行行動の達成」「言語的説得」「生理的・情動的状態」の3情報の項目による「実習教育に対する教師効力」への寄与率は，43.7％であり，属性による「実習教育に対する教師効力」への寄与率の15.3％より高いことが明らかになった．これらの結果から，教育学の履修や実習教育の研修受講などに加え，実際の経験に対する主観的な評価をポジティブに変化できるようなアプローチあるいは自分の指導を評価し認めていくことにより「実習教育に対する教師効力」を高める可能性が示唆された．

　また，この実習教育に対する教師効力を援用した臨地実習指導者を対象とした研究[13]では，教師効力に関連する要因として，「実習指導者講習会の受講」「指導経験年数」「臨床経験年数」「年齢」があげられた．この研究では，指導者の教師効力が高い者ほど看護職としてのアイデンティティや自己教育力が高いといった結果から，看護職としてのアイデンティティ確立が実現できるような看護体制の充実や指導者自身が自ら学んで成長できる職場環境を整える必要性があげられた．

　これらの研究結果から，看護教師や実習指導者が教師効力を高めるには，教育学や教育，指導の経験を通して自分の指導を認め評価できることが基盤となるだろう．そして，教師や指導者の成長できる環境を整えることも必要と考えられる．

引用文献

1) Bandura A：Self-efficacy：Toward a unifying theory of behavioral change, Psychological Review, 84(2)：191-215, 1977.
2) Ashton P：Teacher efficacy：A motivational paradigm for effective teacher education, Journal of Teacher Education, 35(5)：28-32, 1984.
3) Ashton P：Motivation and teachers' sense of efficacy, Research on Motivation in Education, 2：141-174, 1985.
4) Gibson S, Dembo MH：Teacher efficacy：A construct validation, Journal of Educational Psychology, 76(4)：569-582, 1984.
5) Woolfolk AE, Hoy WK：Prospective teachers sense of efficacy and beliefs about control, Journal of Educational Psychology, 82(1)：81-91, 1990.
6) 桜井茂男：教育学部生の教師効力感と学習理由，奈良教育大学教育研究所紀要, 28：91-101, 1992.
7) 前原武子：教師の効力感と教師モラール，教師ストレス，琉球大学教育学部紀要, 44：333-342, 1994.
8) Bandura A：Self-efficacy：The exercise of control, 240-243, Worth Publishers, 1997.
9) Nugent KE, Bradshaw MJ, Kito N：Teacher self-efficacy in new nurse educators, Journal of Professional Nursing, 15(4)：229-237, 1999.
10) 安酸史子：経験型実習教育の考え方，Quality Nursing 5(8)：568-576, 1999.
11) 坪井桂子，安酸史子：看護系大学教師の実習教育に対する教師効力尺度の検討，日本看護科学会誌, 21(2)：37-45, 2001.
12) 後藤溶子, 時本圭子, 小原美和, 他：看護師の実習指導に対する教師効力とその関連要因の分析，日本看護学会論文集(第33回 看護教育)，153-155, 2002.
13) 松澤由香里, 休波茂子：臨地実習指導者の教師効力に関連する要因の検討，日本看護学教育学会誌, 18(3), 35-44, 2009.
14) 坪井桂子，安酸史子：看護教師の実習教育に対する教師効力とその関連要因，日本看護学教育学会誌, 11(1)：1-10, 2001.

第二部
理論の展開

第1章　経験型実習教育の展開

第2章　円滑に取り入れるための工夫①
　　　　カードメソッドの活用

第3章　円滑に取り入れるための工夫②
　　　　イメージ・マップの活用

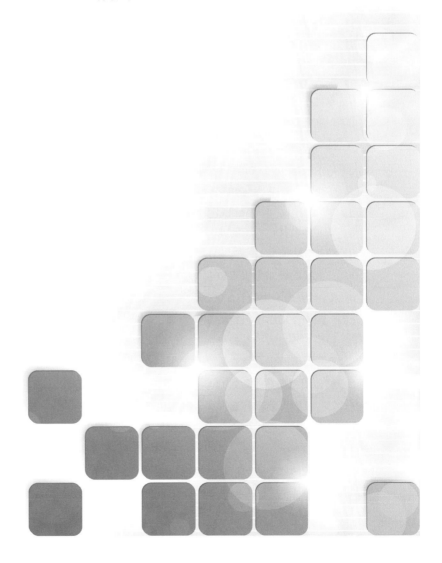

第1章

経験型実習教育の展開

I 経験型実習教育における授業過程モデル

1. 経験型実習教育のモデル

　　経験型実習教育においては，学習者を成人と捉え（成人教育学），教育内容はヒューマンケアリングを志向し，関わりの方法論としてはケアリングおよび自己効力理論を基礎にしている．経験型実習教育では，教師は学生が豊かな直接的経験ができるように学習環境を整え，反省的経験の過程が促進されるような学習の場を準備し，学生による探求が進むように援助する．この経験の捉え方はデューイの考え方をもとにしている．

　　私は実習教育の場では，教師がその場に存在するかしないかにかかわらず，学生は受け持ち患者との関わりを中心にしたさまざまな体験をし，自分なりに自分の体験に意味づけしていく学習活動をしていると考えている．しかし学生1人ではひとりよがりの解釈になったり，貴重な経験が意味づけされずに流れてしまったりする．そのため，直接的経験ができる学習環境の調整や反省的経験をともにできる教師の教授活動が必要となる．実習場面の教材化のモデルは，実習場面における学生の直接的経験を明らかにし，反省的経験をしていくプロセスをモデルにしたものである．

　　直接的経験をする機会を学生に自由に与え，その意味づけをする反省的経験までを含めて「経験型実習教育」である．

　　図1-1に示す実習場面の教材化のモデルは教師や臨地実習指導者が実践のガイドとして使用するためのものである．学生の判断能力と主体性を伸ばすためには，学生自身が気になったり，困ったりした出来事の意味を考え，その解決のための方法を探求していくことが必要である．教師は学生の話をよく聴くことにより，学生の経験の把握や明確化を行い，学習可能内容を考え，関わりの方向性を考えてアプローチし，学生はそうした教師の働きかけを受け止めながら経験の意味を探求していく．

　　このモデルでは，学生が自らの経験（直接的経験）を振り返り，表出することが必要であり，教師は学生の直接的経験を把握し，明確化するために，学生の行動や話を「よく見て，よく聴く」ことが求められる．学生が脅威を感じずに自分の経験を表出するためには，学

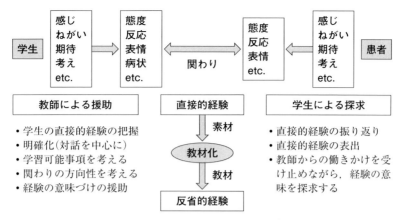

図1-1 実習場面の教材化のモデル

生の話に耳を傾け，聴こうとする教師の態度や雰囲気が重要である．人が何かを学ぶときに学習環境はとても重要である．学習環境には物理的環境と人的環境があるが，なかでも人的環境として，「教師の学習的雰囲気」(learning climate)があることが，学生の主体的行動を促進するためには必要である．

そのうえで，教材化のプロセスが進み，学生は自らの経験の意味を探求することができ，理解し説明できる経験(反省的経験)へと導かれていく．

臨床現場は，生身の患者と生身の学生が関わり合うわけであるから，さまざまなことが生起する．そういった意味で，臨床現場は看護学の知識や技術を習得するための学習素材の宝庫といえる．その素材のなかから，学習内容を学生が経験できるように選択し，教師—学生—素材の緊張関係をもった学習の場を作ることが教師による「教材化」である．看護学実習においては，学生は受け持ち患者やその家族あるいは看護師・スタッフとの関わりのなかで，さまざまな経験をする．教師は，そうした学生が自分で経験した事実あるいは現象のなかから，典型的で具体的なものを素材として切り取り，教材化して教授＝学習過程を展開していく．

2．経験型実習教育のプロセス

それでは，順を追って経験型実習教育における授業過程について説明する．

(1) オリエンテーションで実習の目的・目標を確認し，授業として成立するために相互に努力が必要である旨を説明し了解を得る(契約)

実習が授業として成立するためには，教師側の努力だけでなく，学生側の努力も必要である．オリエンテーションにおいて，その実習の目的・目標を学生に説明し，実習で学生に求めている課題を明確に学生に提示し，評価の方法についても説明する．また学生には個人的な自分の課題を話してもらい，その領域共通の課題だけでなく，個人課題に関しても達成できるように，教師としては努力する旨を伝える．個人課題としては，例えば，コミュニケーションが苦手で緊張するので，コミュニケーション能力を高めたい，主観的

データに振り回されてしまい，客観的データを統合して判断するのが苦手なので，アセスメント能力を伸ばしたい，不器用で手際が悪いといつも指摘されるので自信をもってできる看護技術を身につけたい，などさまざまである．また最初の時点で，学生の好む「指導のされ方」を伝えてもらうことも実習での教授＝学習過程がうまく進むことに役立つ．学生によっては，自分はスロースターターだけど，自分で頑張りたいので，できるだけ指示しないで見守ってほしい，自信がなくてつい尻込みしてしまう性格なので，先生には背中を押すような関わりをしてほしい，自分は一生懸命になると周りが見えなくなる傾向があるので，気がついたときにはきちんと指摘してほしい，自分は打たれ強いので，気がついたことはどんどん厳しく指導してほしい，などさまざまである．オリエンテーションの段階では，教師と学生が出会い，これから始まる実習という授業の中での関係を築く最初の場面であり，お互いに「構え」を作る機会でもある．

(2) 学生の現在困っていること，気になっていることをよく聴き，受け止める（傾聴，共感）

　経験型実習教育では，学生の直接的経験を尊重する．そのなかでも，学生が困ったり気になったりしていることは何かを知ることが重要である．学生は強圧的な指導者の前では，自由に話ができないものである．そのため，教師は学習的雰囲気を心がけ，学生の話をよく聴く．そして共感的に応答する必要がある．こうした態度は，エンパワメント教育の中心的な態度と考えられている．教師は学生の患者に対する言動が気になったら，すぐにだめ出しをして指導してしまいがちであるが，まずはじっくりと腰を据えて学生なりの言い分を聴くことに徹する．学生が自分勝手な理由で不適切な発言をしていても，まずは学生なりの理由をしっかり聞く覚悟が必要である．この段階で教師が学生の話や言い分を十分に聞かないで，決めつけた対応をすると，学生はその後，教師に対して心を開き困ったことを相談するという学習活動をしなくなる可能性がある．教師としての経験が未熟な段階だと，いろいろと教えたくなってしまい，学生のレディネスとは関係なく，一生懸命に教え込んでしまうという場面がよくある．学生にとっては，教えてもらって楽だったり助かったと思うこともあるだろうし，自分で考えたいのに先生がどんどん教えてくれるのがうるさいと感じることもあるだろう．いずれにしても，教師がこの段階で話しすぎることは，学生が自分の直接的経験を振り返って表出するという行為を中断してしまうことにつながる可能性が高い．学生指導の場面で，どの段階であっても教師が自分だけが話しているなと感じたら，「私はそう感じたけど，あなたはどう思うの？」と学生に語らせるオープンリードに切り替えていく勇気をもつことである．

(3) 自己表出の少ない学生の場合には，学生の困っていること，気になっていることを学生の反応や他学生および患者の反応から推測し，確認していく（推測，明確化，確認）

　学生が沈黙すると，教師は自分の考えたストーリーに沿って，すぐに指導をしてしまいがちであるが，沈黙のなかで学生がさまざまに思いを巡らしたり，自分なりにリフレクションして，逡巡しているときに，教師が新たな質問や指導をすると，学生は混乱したり，否定された気持ちになったりする可能性がある．少なくとも思考はストップさせられ

てしまう．表現能力の乏しい学生の場合には，適切な言葉で説明ができないもどかしさを感じている場合もある．そうしたときには，教師は推測力を働かせて，学生の直接的経験を明確にするための発問をしていく．このときに重要なのは，推測はあくまで推測なので，教師による決めつけをしないことである．自己表出の少ない学生と対話していくなかで，沈黙のなかでの学生の思いや思考に思いを巡らせて，焦らないで話を聴くことが大切である．そこで思いもかけない学生の思いや考えに触れる経験を一度でもすると，教師にとってはそれが成功体験となり，その次からは少しゆとりをもって学生に対応することができるようになる．

(4) 問題を確認するとともに，学生の「強み」を見つける

　教師は，学生が気になったり困ったりしている問題を明確にし，その解決を一緒にしたいと願っているが，そのときに学生の「強み」を見つけて，言葉できちんと伝えることは，学生との信頼関係の形成に重要な役割を果たす．学生は自分なりに頑張っているところをちゃんと見てくれている教師に対して，心を開きやすい．心を開いてくれることで，学生は否定的な感情などについても話してくれやすくなる．

(5) 学生が今の状況をどのように捉えているのか，どのような行動をしたら状態が改善すると思っているのかを聞く（自己効力理論で言う結果予期の把握）

　教師から見るととても気になるが，学生が何に困っているのかが見えない，あるいはやる気がないようにしか見えないときには，まずは学生が今の状況をどのように捉えているのかを確認する．これは自己効力理論で言うところの，「状況—結果予期」の確認である．少なくとも教師としては，学生が今のままだと評価できないと感じているが，学生自身はどう感じているのかの確認である．今の状況がよくないので改善したいと思っていても，何をしてよいかがわからないために適切な行動がとれていないこともある．それは自己効力理論で言えば，「行動—結果予期」の把握である．

　どのようなことをすればよいかまでわかっていても，それを実際に行動に移す自信がない場合もある．自己効力理論で言えば，効力予期が低い場合である．学生がどの段階にいるのかを把握したうえで，その状況にあった関わりをしていく必要がある．

(6) 学生が今の状況を続けるとどういう状況になるかの現実的な認識を高める

　今の状況のままで問題だと感じていない学生も時にいる．先輩から，実習は休まないで出席さえして適当にこなしてさえいれば，落とされることはないから大丈夫と言われていたので，大丈夫なんでしょう？　とまじめに聞いてきた学生もいる．その場合には，今の状態のままではよくないと教師が思っていることをきちんと伝える必要がある．学生に思い込みがある場合には，違う視点を示して学生の思い込みを論破することも時には必要になる．

(7) 学生が行動を変えることでよい結果をもたらすという期待を高める

　どのように行動を変えたらよい結果をもたらすかがわからない，つまり行動―結果予期がわからない学生に対しては，具体的にどのような行動をすることが状況改善につながるか―実際は患者への看護計画だったりするが―，を学生にわかるように教える必要がある．ここは，学生の結果予期を高めるアプローチである．学生が自分の「課題行動」に対する認知をちゃんともっているかを確認したあとに，正確な知識や技術を提供することで学生の課題行動に対する自覚を高めることである．

(8) 学生の自己効力を高める4つの情報源を駆使する

　学生の自己効力感が低い場合には，自己効力を上げるような関わりをしていく必要がある．具体的には理論編で述べたように，小さくてもよいので成功体験をもたせる．モデルを示す，言葉による励ましをする，リフレイミングをするなどである．学生の「やる気」を実際に「やれそうな気持ち」にまで高めるアプローチである．

II 「指導型実習教育」と「経験型実習教育」の違い

　指導型実習教育と経験型実習教育では，何が違うのかについて事例をもとに考えてみたい．

事例 1

　学生の鈴木さんは，75歳の白血病の山田さんを受け持っています．鈴木さんは，山田さんに毎日全身清拭の計画を立てては，微熱を理由に中止しています．食事介助も食欲がないと言われるとすぐに下げてしまい，何らかの工夫をしようというアイデアは浮かばないように見えます．今日も山田さんが体温37.2℃のため，清拭を中止したいと言ってきました．

　この事例で，教師は学生に何を学んでほしいと思うか．この学生の思いや考えをどのように推測するのか．そして患者さんの状況や思いをどのように推測し判断しているのかによって，学生への関わり方が決まってくる．

　学生に対して，「全身清拭でなくても，部分清拭でもいいし，方法をいろいろと考えてほしい」「微熱を理由にしている限り，山田さんに保清はできない」「この学生はやる気がないに違いない．熱があってラッキーとでも思ってるのかな」などと否定的に決めつけて捉えてしまうと，指導しなければという気持ちになりやすく，「指導型実習教育」になりやすい．

　一方，学生は毎日清拭の計画をしてきているけど，微熱を理由に中止と言ってきている．どんな気持ちでいるんだろう．白血病の患者さんに保清をする自信がないのかな．計画を中止することは教師からよい評価をもらえないかもしれないけど，風邪をひかせてし

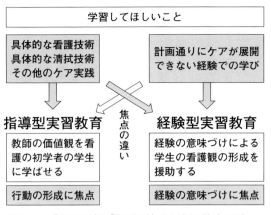

図 1-2 「指導型」と「経験型」での実習教育の違い

まってはいけないと思って慎重になっているのかな．もう少し学生の思いを聴いてみよう．と学生の経験を大切にして関わろうと思うと「経験型実習教育」につながりやすい．

　それでは，指導型実習教育と経験型実習教育では，何が違うのであろうか．違いを図 1-2 で考えてみたい．まずは何を教えたいかであるが，具体的な看護技術を教えたい場合には指導型実習教育になりやすい．ここでは教師の価値観を看護の初学者の学生に学ばせることが目的であり，行動の形成に焦点が置かれている．教師の価値観のなかでも考え方を学ばせる場合には理論編で述べた「原因まね」であるが，具体的な行為を学ばせたい場合には「結果まね」となる．「原因まね」のほうが教育的ではあるが，いずれにしても教師の価値観を看護の初学者に学ばせるという点で言えば指導型実習教育と言える．

　経験型実習教育の場合には，学生の経験の意味づけが目的であり，意味づけることを通して学生の看護観の形成を援助することを目指している．ここでは学生の経験の意味づけに焦点が当たっている．学生の経験としては，患者さんに風邪をひかせないで保清するにはどうしたらよいか困ったという場合の具体的な看護技術については，学生の気持ちや考えを確認しながら，教師が自分だったらこのように考えるというヒントや助言をし，一緒に具体的な看護技術について考えていくこともある（図 1-3）．その場合は，あくまでも学生の経験の意味づけに焦点を当てながら，結果として具体的な看護技術について学生が学んでいくことになるので，経験型実習教育と言える．同様に，学生の経験に焦点を当てているつもりであっても，そのような経験の場合には，当然こうすべきという行動の形成に焦点が当たっている指導になっている場合には指導型実習教育になる．

　学習可能内容は，学生と対話するなかで絞り込まれてくる．この事例の場合の学習可能内容を表 1-1 に示した．清拭技術に関していえば，配慮しなければならない点を多くもつ患者に対する清潔ケアをどのようにアセスメントして実施したらよいかということがあげられる．この事例では，老人で微熱があり，白血病で，体力が低下していて，易感染状態であり，点滴をしており，ポータブルトイレを使用していて，遠慮がちで，ケアを受けることに消極的な患者である．看護師や教師にとってみればたかが清拭と考えるかもしれないが，基礎看護学実習の学生であれば難易度の高い清拭技術ということになる．昨日まで

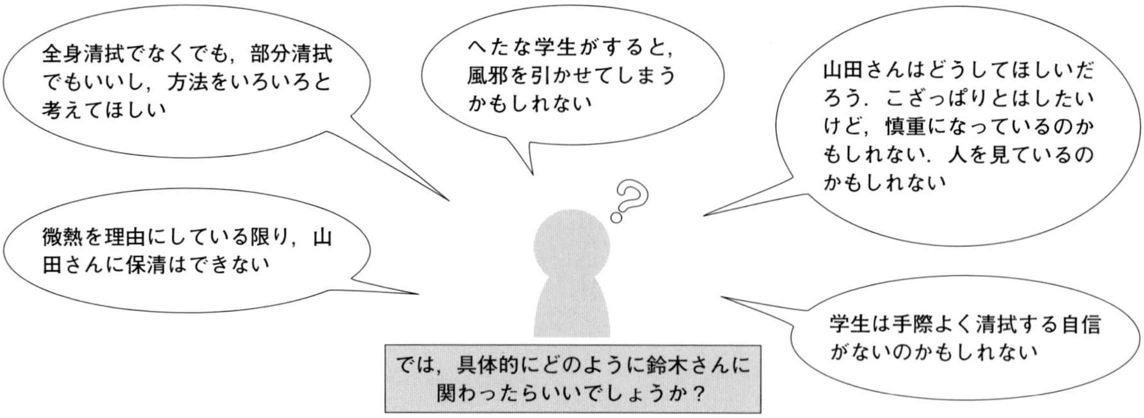

吹き出し（図1-3）:
- 全身清拭でなくでも，部分清拭でもいいし，方法をいろいろと考えてほしい
- へたな学生がすると，風邪を引かせてしまうかもしれない
- 山田さんはどうしてほしいだろう．こざっぱりとはしたいけど，慎重になっているのかもしれない．人を見ているのかもしれない
- 微熱を理由にしている限り，山田さんに保清はできない
- 学生は手際よく清拭する自信がないのかもしれない
- では，具体的にどのように鈴木さんに関わったらいいでしょうか？

図 1-3　〈事例 1〉での学生の思いや考え

表 1-1　〈事例 1〉での学習可能内容

学習可能内容
●配慮しなければならない点を多くもつ患者に対する清潔ケアをどのようにアセスメントして実施したらよいか 老人，微熱，白血病，体力低下，易感染，点滴，ポータブルトイレ使用，遠慮がち，ケアを受けることに消極的 ・病態の理解 ・患者心理の理解 ・易感染の患者への感染防止対策 ・清潔ケアのバリエーション ●思い通りに計画が遂行できないときに実習生として，どのように考え行動したらよいのか ・ケアを断られたときの対処の仕方 ・計画したケアが遂行できないときの対処の仕方

　看護師として働いていたような教師の場合には，自分ならこのように清拭するという考えが強いため，すぐに清拭を中止すると言う学生に対して，憤ったり，強く指導してしまいかねない．清拭技術を考えるにあたっては，「この患者の白血病の病態の理解」「この患者の心理の理解」「易感染の患者の感染防止対策」「清拭ケアのバリエーション」などが考えられる．また思い通りに計画が遂行できないときに実習生として，どのように考えて行動したらよいのか困ったという経験が確認できたとしたら，「ケアを断られたときの対処の仕方」「計画したケアが遂行できないときの対処の仕方」なども学習可能内容になるだろう．

　学習してほしいこととして，看護技術をあげた場合に，経験型実習教育として展開するには，まずは学生に患者さんにどうなってほしかったのか，どう考えて清拭を中止したいと考えたのか，などと学生の気持ちや考えを聞いていく．具体的なケアプランが学生から出てこない場合には，教師としてはどのように考えるかと話していくことになる．そのことが具体的なケアプランにつながっていく．教師のプランを聞いて，学生がどう思ったか，考えたかを聞き，学生の了解のもとにそのプランを実施してみる．教師からの助言を

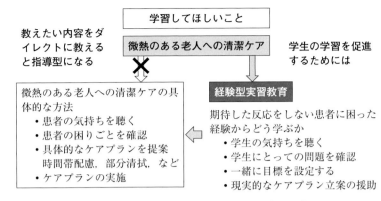

図1-4 〈事例1〉での経験型実習教育の目標

受けて作成したケアプランを実施するという経験をすることで，その経験の意味をさらに考えるというプロセスのなかで，学生は看護を学んでいく（図1-4）.

第2章
円滑に取り入れるための工夫①
カードメソッドの活用

I 経験型実習教育とカードメソッド

　カードメソッドはKJ法の機能的要素とされる参画型集団思考，問題解決法の原理を応用して，経験型学習をより効果的に展開するために実践的に開発されてきた．問題や目標を明確化する方法としてラベルやポストイットなどのカード類を教材として活用する教授法を総称してカードメソッドと定義づけている．

　実践科学としての看護教育は，実習教育での学びに重きを置いていることから，実践知として学びを深めていくことが期待されている．カリキュラム改訂などにより看護実習の時間数が短縮されたことから，より質の高い実習教育が求められてきた．一方「学生は実習においてかつて経験したことのない新しい，そしてさまざまな体験をする．その体験はその後の学生の生き方に影響するほどの自己のゆさぶられる体験でもある」[1,2]と言われるように，実習体験は看護学生にとって人間的な成長の場としての意味をもつことから経験型実習教育は今日の看護基礎教育において重要性を増してきた．

1. 問われてきた指導観・教師像

　従来の看護教育における指導観では，〈学生は未熟な者であり，必要とされる知識，技術，態度を修得するために行動目標を掲げ，その目標に向かって，教師は学生に知識を詰め込み，あるいは技能修得のために型を訓練し，そしてあるべき態度を身につけさせる〉ということを教育目標としてきた．その教育評価もそれぞれの達成行動のみに焦点が当てられてきたため，その結果として人間の「思い」と「技術」がバラバラになっているのではないかという指摘がなされている．学生は教師が提示した「あるべき論」についてその期待（評価）に応える術を身につけている．すなわち何をすれば教師が喜ぶのかを知っていて，十分な納得がいかなくてもその場をやり過ごす学生が多く見受けられるようになってきた．言うならば違和感をもちながらも身の振り方だけを学習し実習を終えている学生もいる．学生にとっては，教師の期待に応えようとすればするほど，学生自身の「わが身」に統合されることなく実習を終えるため，いつも「自己」と「知識・技術」が遊離した状態のまま

でいる．つまり学生はまるで離人感を抱きながらふわふわした自我状態でいるのではないかと筆者らは考えた．教師依存型の学習者とはおよそこのような自我状態なのであろう．これらのことから学習プロセスを重視しなければならないのではないか，学生の体験世界へもっと目を向けなければならないのではないかという議論が出されてきた．

　そして学生自身が学ぶ主体として，依存的・受動的学習から脱却し，その成長に自らが責任をもつ主体として，あらゆる場に自己投入し，参画していく力を育てるにはどうすればよいかという課題にチャレンジしていった．その過程で筆者らが目指してきたのは「学習者を支援する教師」「学生とともに成長する教師」という教育観・教師像であった．従来の教師主導型の実習教育に，大きな変革をもたらしたのが，経験型実習であり，成人型教育あるいはケアリングの考え方であった．その変革の流れのなかで筆者らが取り組んだのはカード（ラベル）を用いた学生参画型実習であった．この参画型実習において，学生は「身体（からだ）の内」から発する言葉によって動機づけられ，ほかの学生や教師との対話を通して自分に向き合い，自己の確からしさの手ごたえを感じつつ，さらに他者との共同作業によって経験のなかで新しい「知」を発見し，創造していくという「学び方」をも学んでいた．カードを用いた実習教育（カードメソッド）は学習者にとって経験という確かな手ごたえを通した学びが起こる場，自分（自我）が揺さぶられながらも次第にその身（身体）に統合され，成長していく場であり，そのような「学びの場」にわが身を投入する力（コミットメント能力）が身につくという一連のプロセスから成り立っている．

　カードメソッドによる経験型実習は，学習者にとってあいまいな体験のなかにある自分が他者との対話を通して，確かな「私」に出会い，自分を形成していくという学習方法である．このようなグループ学習の場で起こる現象は，あたかも自分の体験の繭のなかから紡ぎだされた経験の糸を他者の経験の糸と織り成しながらユニークな人間としての自分を創りあげていくようにも見える．すなわちカードを用いた交流やカードを用いた図考のプロセスを通して学生は，体験の意味を問いながら，経験に開かれていき主体的に学ぶ学習者へと成長していた．

　カードメソッドを導入した実習教育において，学生の学習行動に見られる特徴的な側面は以下の通りである．

2. 体験を語り，体験の意味を探究する行動

　これまでの実習におけるカンファレンスでは「学生たちは自分の思いをなかなか話したがらない，語るということはどうも苦手である」[2]ということをしばしば耳にする．しかしカードメソッドを用いたカンファレンスではカードに自分の名前を記述することを契機に，学生は自分の体験を語り始める．学生はなかなか言葉で言い表すことができない体験であっても，このようにして自分なりの言葉でまずはカードに表現（ことばに）してみる．そしてそこに内包された意味世界を人に伝えることで，自分の体験を他者にわかってもらえる．また他者の体験を理解できるようになる．その結果，この語りあうことの面白さが学生にカンファレンスの充実感をもたらしている．

　カードを用いた実習カンファレンスにおいて，カードをもとにして学生たちは体験を語

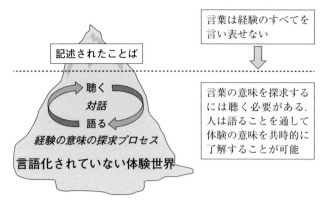

図 2-1　カードメソッドの基礎理論(1)〈氷山モデル〉

りあう．その語る言葉は学生たちのそれぞれ固有な言葉(私的言語)であるが，言葉は「事の端」とも言われているように，体験のすべてを言葉で言いつくすことは不可能であることは言うまでもない．カードに記述され，そして語られる言葉以上のことがその中には含まれているものである．そこで実習の体験として表現された言葉と，その背景に埋没した意味世界を探求していく方法としてカードメソッドは有効であることがわかっている．その語られる言葉の意味の探究について少し考察してみよう(図 2-1)．

　人は言葉を使って自らの体験を語り，他者へ伝えることもできると同時に，言葉に書き記すことによって，自らの体験をも対象化し，その意味を明確にすることができる．さらに　ある出来事や，現象をさまざまな側面から熟考し，1つの言葉で言い表すこともできる．これをわれわれは概念と呼んでいる．人々が体験することがらとは，自然や人，目に映る映像，色，音，動き，行動，皮膚で感じるもの，人との相互作用など，外的世界に向きあい意識することがらである．これらの体験を言葉で表現することによってそれが人に伝えられ，確認しあうことができれば，体験は経験となる．

3. 直接的経験から反省的経験へ

　体験の意味とはその人にとっての価値や，感情，態度などによってつくられるその人固有のことがらであり，きわめて個別的であることから，同じような出来事に遭遇しても個々人によってその体験の意味は異なると言える．体験の意味を探究するとは，例えば実習のカンファレンスの場で，学生は語りかけるその友人に耳を傾け，その語っている人に深く関心を向けることがある．一方，その語っている人自身にとっては語りを通して自分自身の体験を経験へと高めてゆくという対話のプロセスとして成り立っている．言い換えると，臨床の場での患者さんとの対人・対話関係の場においても，あるいは看護チームのカンファレンスの場においても同様なことが生じている．つまり「体験の意味を探求する」場とは，その人自身の体験世界が語られ，その人が大事にしている者(物)や，その人固有の価値が明らかになるということであり，その結果その人自身を真に理解するということ

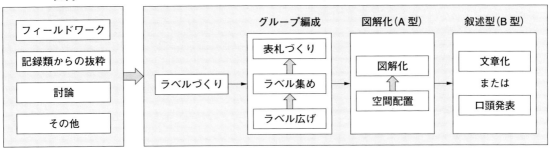

図2-2 カードメソッドの基礎理論(2)〈KJ法ラウンド〉

につながる．また，同時に語る人その人自身にとっては体験を語ること(ナラティヴ／narrative)によって新たな自分を発見することでもある．一方この学習者の体験プロセスはデューイの教育論で展開されている一次的経験(Primary experience)から反省的経験(Reflective experience)への学習過程と説明されている．

　カードメソッドを通して語られるその人の体験世界を理解するためには，自己の価値観から抜け出て，相手の事実を見つめることが必要となる．わかるとは，感じる(近づいていく)わかり方と，知的に(距離をとっていく)わかる方法があるが，カードメソッドにおけるわかり方は近づいていくわかり方で学生同士で共感的にわかりあうということから，自己を超越し新たな生成へと向かうことを可能にしている．このような意味の探究の場では次第に他者の経験に開かれ，同時に自らの経験にも開かれるプロセスを経て，次に自分や他者を対象化(言語化)し，客観的・知的に理解していこうとする動きが現れる．このような現象がカードメソッドにおいて見られることからから「経験の意味の探求法」とも呼ばれて，実習の事後指導(リフレクション)に有効な方法として用いるようになった．

　カードメソッドは，お互いの体験を振り返り，体験のなかに含まれている曖昧な「気づき」や「思い」をカードに記述し，そして，語り合うことを通して次第に看護活動の根拠や看護現象を明確にしていくという一連のプロセスをたどることができる．カードメソッドはこのようなことから臨床の看護師の経験のなかに蓄積され，身体化された知(暗黙知―その人のなかで経験則になっているもの)を表現(外在化)していくことが可能となり，看護の実践知を形あるものに構造化(可視化)していくことにも役立つことがわかっている．

II カードメソッドの方法(手順)

　カードメソッドの方法は，図2-2，表2-1に示すような，KJ法の方法的視点を基礎理論としている．

(1)カードづくり
　実習グループにおける課題や話し合いたいテーマについて自分の考えを，あるいは体験

表 2-1　カードメソッドの手順

Ⅰ．カードづくり：自分の体験・考えをカードに書く
Ⅱ．カード合わせ（図解づくり）：
　①類似した内容のカードをカラー用紙(小皿)に乗せて，いくつかの意味の塊(島)ができる．
　②カラー用紙に集まったカードが言わんとする意味を〈見出し＝看板〉として書き記す．
　③カード群(島)を模造紙に空間配置し関係線をつけて図解をつくる．
　④最後に図解全体が言わんとする意味を命題として表現する．
Ⅲ．図解を発表する：学びの共有と新たな知の発見の場となる．
Ⅳ．図解を文章化する：作り上げた図解を文章で表現する．

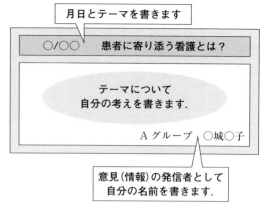

図 2-3　カードの書き方(例)

した出来事をカード(ポストイット)に記述する(図 2-3)．テーマや体験についてはいくつも考えが浮かんでくるが，1 枚のカードには 1 つの意味単位(アイデア)を記述する．2 つめのアイデアについては 2 枚目のカードを使用する．

(2) カード合わせ

　実習の振り返り(リフレクション)はカード合わせの手法で進めると短時間で展開できる．リーダーをあらかじめ決めておき，まずリーダーから自分のカードを読み上げてテーブル上のカラー用紙にそのカードを載せる．メンバーは自分のカードの中から同じ意味と思われるカードをメンバーにも聞こえるように読みあげて最初のカラー用紙に載せる．メンバーはそれを耳にして類似しているかどうかを吟味する．言葉は類似していても，意味は異なる場合もある．次に，リーダーは 2 枚目のカードを同じように読みあげて別のカラー用紙に載せる．順次同じようにカード合わせを進め，全員のカードがカラー用紙に乗ったところで，カラー用紙のカード内容が類似しているかを再度吟味する．

(3)「見出し」を作る

　カラー用紙には原則として 3～4 枚のカードを載せる．5 枚以上のカードが乗っている場合は，再度吟味して意味が近いのと少し距離があるカードは分離させる．すべてのカードの共通に言わんとしている意味を「見出し」として文章で表現する(カテゴリー名で表記しない．新聞の見出し同様に意味を表す)．

(4) 模造紙に空間配置をする(図解を作る)

　「見出し」がつけられたカラー用紙は 1 つの意味をもった「島(皿)」とも呼ばれる．次のステップはこの「島(カラー用紙)」を模造紙に配置する．その時のポイントは「見出し」が似ているものは近くに，似てないものは遠くに配置する．模造紙の上の「島」の配置はメンバー全員が納得するまで移動を繰り返す必要がある．

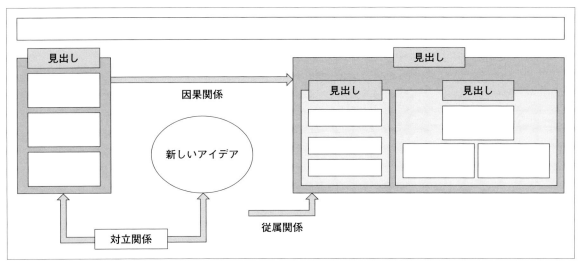

図 2-4　関係線をつけ構造化する

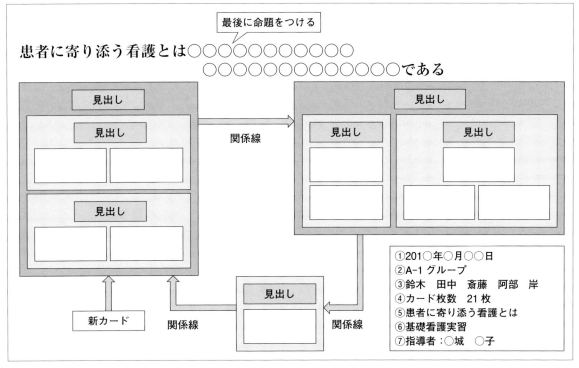

図 2-5　図解全体の意味を命題として表す

(5) 空間配置された島と島の関係を考察する

　次のステップとして「島」と「島」の関係を関係線で結び図解全体を考察する（図 2-4）．

(6) 図解全体の意味を表す命題を導く

　「島」と「島」の関係が線で結ばれると，構造化された意味空間が立ち現れてくる．次のス

テップとしてその図解全体の意味を表現する．これを「命題」とも呼ぶ．グループで最初に掲げたテーマ（課題）が問いだとすると，「命題」がその答えとなる（図 2-5）．

(7) メンバーの創造的作品（知的所有権）を示す記録

　カードメソッドによる図解は，この時，この場で出会ったメンバーによるオリジナルな知的創造物であることから，①日時，②実習グループ名，③メンバーの氏名，④カードの枚数，⑤図解のテーマ，⑥場所，⑦指導者の氏名などが記録される．

(8) でき上がった図解を発表（口頭発表・文章化）

　カードメソッドによる図解はグループでの発表が重要となる．他のグループメンバーにわかりやすいように発表することがポイントであるが，一方，その場の他のグループメンバーの役割は発表者への素朴な疑問や，よく理解できなかったことを質問することが協同学習の要となる．

III　カードメソッドの教育効果

　カードメソッドでは，学生の一つひとつの貴重な体験を紐解き，振り返り，その意味づけをしていくという観点から多くの技法が開発されてきた．その成果は，次のような教育効果として経験的に明らかとなっている．

(1) 言語化する能力を育てる

　「語り言葉」で行ってきた従来のカンファレンスと異なり，カードメソッドでは「書き言葉」を媒体として行うため，内的体験を記述することや，外的現象を捉え，それを言葉として表現していくことから自然に言語化能力が高められる．言語化する能力は同時に自己を対象化し客観的に見る力にもつながる．

(2) 体験を語る力を育てる

　実習におけるその場その場の体験を感想ラベルとして自由に記述し，それをもとに語ることから，口べたな学生でも自分のことを語ることができる力を身につけていく．カードメソッドでは自分の名前を記述するので，自分のカードからはのがれることができない．そのことにより自分（カード）に向きあうことになる．またその場に安心感が広がるとより多くを語り始める．

(3) 体験を傾聴する力を育てる

　カードを通して体験や気持ちを互いに伝えあうために，メンバーの語ることにも耳を傾けるようになる．カード（言葉）は体験のすべてを表現することは不可能である．そのために言葉の下層に隠されている体験の真相に興味や関心が注がれていき，やがてその関心は

他者へと向けられていく．このことから他者へ開かれていく体験へと広がっていく．

(4) 体験の意味を探究する力を育てる

カードを用いたカンファレンスではその日の患者さんに起こった出来事や，学生自身の体験している世界を探究していく．カードに表現されていない言葉の背景を読み取ろうとして問いを発し，相手の言葉に耳を傾け，言葉の意味を探究する行動が見られる．お互いに相手の経験の意味を探究していく能力が自然に高められ，このことから他者をより深く理解するようになっていく．

(5) 体験と体験をつなぎ統合する力を育てる

カード図解を作成していく過程において，学生はカードの場「意味空間」を次々とつなぎ合わせながら　混沌としたなかから，やがて鮮やかな構造をもつ図解へと仕上げていく．このようなプロセスを経て学生は思考能力を向上させ，さらに体験を統合する能力を育てていく．

(6) 直感的に推論する感性を育てる

臨床看護師は現場で何が起こっているのかを直感的に判断することがある．それは暗黙知がはたらくことによると説明されるが，学生たちはカードメソッドにおいて図解を作成するプロセスで，カードの意味の塊である「場」と「場」を直感的に関連づけたり，図解全体を構造化し，豊かに表現していく．このことから学生の直感力，推論する力が高められることが観察されている．

(7) 学習意欲が喚起され主体性を育てる

カードメソッドでは一つひとつのカードに対して1人の人格として関わるという考え方に基づいて行われるので，カンファレンスでは学生一人ひとりが尊重される．また繰り返し問うたり　問われたりすることから学生一人ひとりの学習意欲が喚起されてくる．そのことから主体性が涵養される．

(8) 対人関係能力が高まりグループにおける信頼感が育つ

カンファレンスではカードを用いて語り合うことから，自分の体験や相手の体験に関心が向けられていく．お互いに相手を理解したいという感情がわく．時として相手への違和感を覚えたりするが，しかし自分の枠を超えて，相手との接点となる手がかりを見つけたり，時には共通の体験に喜びを感じながらカードメソッドが進んでいくことから仲間との信頼関係を築くことができる．

(9) 組織的に「知」をプロデュースする協同学習能力が身につく

グループメンバーの共同作業による図解つくりは一人ひとりの知を飛躍的に発展させ新しい知（概念）を創出することから，カードメソッドは組織的な知の産出を可能にしている．

(10) 創造的に学びの場づくりができる

　カードメソッドは学習者が主体的に学びの場を創り出すという経験へと発展する．主体的な参加からさらに学習者自身が「場づくり」を運営することから企画力・参画力が育っていくことが観察される．

(11) 教師が学生から学び，学生とともに成長する

　多くの教師は学生の図解つくりを通して，新たな学びを感動とともに体験する．教師はこれまで知識を伝達する立場から，知識を産み出す「場」づくりにその役割を転換したとき，学生と同様に「学習者」としての存在に気づき，教師としての自己成長を実感する．

　看護教育に導入されたカードメソッドは青年期にある学習者が自己（セルフ）の確立へと向い，他者との出会いを通してほんとうの自分に出会うという経験に開かれ，成長していくための「教育技法」である．また教師にとっては学習者の学びから学ぶことが多くあり，学習者とともに育つという教育という営みの本来性に触れて自らも成長を遂げることで，新たな教師像・教育観が産み出されていく実践の場ともなっている．

引用文献
1) 夏目みつ子，大石弘子，佐藤道子，他：ラベル思考を用いた実習事後指導の検討　直接的経験を反省的経験に，日本看護学会論文集（第29回看護教育），82-84，日本看護協会出版会，1999.
2) 佐藤道子，夏目みつ子，石塚淳子：学生の記録の分析から見た実習指導のあり方—ラベルワークを取り入れた実習とその有効性．ナースエデュケイション，1(3)：9-15，2000.

参考文献
1) 川喜田二郎：創造と伝統　人間の深奥と民主主義の根源を探る，祥伝社，1993.
2) 林義樹：『ラベルワーク』のコンセプトと『ラベル図考』の普遍的な母型手続き，日本創造学会論文誌，5：1-21，2001.
3) 青山誘子，大石弘子，金城祥教，他：経験型学習とラベルワークによる精神科看護実習の展開　意味の探求過程の構造化の試み，看護展望，26(6)：92-97，2001.
4) 林義樹監，金城祥教編：看護の知を紡ぐラベルワーク技法，精神看護出版，2004.

第3章
円滑に取り入れるための工夫②
イメージ・マップの活用

I 経験型実習教育とイメージ・マップ

　学生は直接的経験を通して，新鮮な感性や素朴な思いから，反省的経験に進化させていく．教室で教えられたことを思い出したり考えたりすることに集中するのではなく，自分のもっている知識や技能を総動員して，自分のやりたい看護や自分の感じたことを表現することに集中していく．知りたい，やりたいことは調べたり，教員や臨地実習指導者に尋ねたり，臨床の看護実践を観察していくなど，主体的行動をするようになる．

　そのためには，教員や臨地実習指導者は，対話を通して，学生とともに経験の意味を探求することを求められる．教員や臨地実習指導者が学生の直接的経験を知ろうとするなかで，学生自らの直接的経験に気づき，言語化していく．

　教員や臨地実習指導者は，学生に教員や臨地実習指導者の提案とは異なる看護をする自由を保障し，何かを教え込むのではなく，「何に困っていて，どうしたいか」を知り，学生の意思決定を尊重し，気づきを主体的な学びが進むように助言したり，モデルになったり，学習環境を整えていくのである．

　経験型実習教育では，教師や臨地実習指導者は，学生とともに経験の意味を探求するために，学生の直接的経験を知ることが手がかりとなる．学生の直接的経験を知る手がかりとして，イメージ・マップを活用している．ここでいうイメージ・マップは，学生が頭の中に描いた受け持ち高齢者のイメージをマッピングしたものである．学生は，限られた情報を手がかりに，高齢者と出会い，五感を使って，高齢者像を描く．そのため，実習始まりの学生が捉えた高齢者像と，学生の捉え方が表現される．

　学生のイメージに着目したのは，学生が患者の生活全体像を関連図として，得られた情報を関連づける過程で，リアルな患者像からテキストの患者像に変化していくことに気づいたからである．学生は，自ら得た情報を信じられず，カルテの情報が絶対と思い込んでいる傾向があった．「根拠がなくてもよいので，素直にあなたが捉えた患者さんについて話してくれますか？」と問うと，生活全体像に描かれていない生き生きとした患者像が浮き上がってくる．学生が描く患者像を一緒にたどり，経験に意味づけしていくと，患者の

反応を捉えられるようになる．学生は自ら患者に向き合い，ぼちぼちと看護を展開していく．

実習指導する教員には，求められる看護過程の「指導」があり，根拠をどうしても追及してしまうことで，学生を見失っていったように思う．必然的に学生の体験に添える方法がないかと考えていった．

イメージ・マップは，学生自身が，自らの高齢者を把握する力に気づき，自ら長い間熟成されてきた高齢者の生活像を把握していき，高齢者が健康生活を送るうえでの生活課題を探求していくためであると同時に教員や臨地実習指導者が学生の直接的経験を必ず把握することになる仕掛けである．イメージ・マップは，学生の頭の中を可視化するものであり，経験型実習教育の道具の1つであるといえよう．

II 老年看護学実習でのイメージ・マップの活用方法

1. 出会いで描いた老年期にある人のイメージを可視化

実習初日，施設より与えられた情報（氏名，年齢，病名，介護度，感染症の有無）から，学生は，受け持ち高齢者を選択する．選択理由を述べ，この時点で，受け持ち高齢者のイメージを頭の中に描いてみる．

カルテを見ての情報収集をせずに，与えられた情報と頭に描いたイメージ，これまでの経験を手がかりに，自らの五感をフルに活用して，1～2時間程度で，受け持ち高齢者と関わる．初日のカンファレンス前30分程度で，高齢者と関わり，頭の中に描いた高齢者のイメージをマッピングする．学生の高齢者との出会いが表現され，学生の体験が描かれる．学生自ら高齢者を知っていくための出発点であり，表現方法は，自由で，学生に任され，エビデンスがなくても批判を受けないことを保証する．

①高齢者との出会いを想起する．
②出会った高齢者像を頭の中に描く．
③思い浮かんだ高齢者像の「部分」をランダムに書き出す．
　学生によっては，付箋や，直接記録用紙に記述するなど，個性豊かである．
④書き出された「部分」を使って，高齢者像を構成する．
　ジグソー・パズル（jigsaw puzzle）のように，ばらばらに切った断片を，もとの絵柄になるようにはめ込んでゆく[10]ことが参考になる．
　②で描いた高齢者像の部分を使って，「部分」と「部分」を結び，高齢者像を組み立てていく．
　しかし，表現方法は自由であることを保証しているので，学生によっては，高齢者の全体像を絵や文章で表現している場合がある．
　イメージ・マップの例を図3-1，図3-2，図3-3に示す．

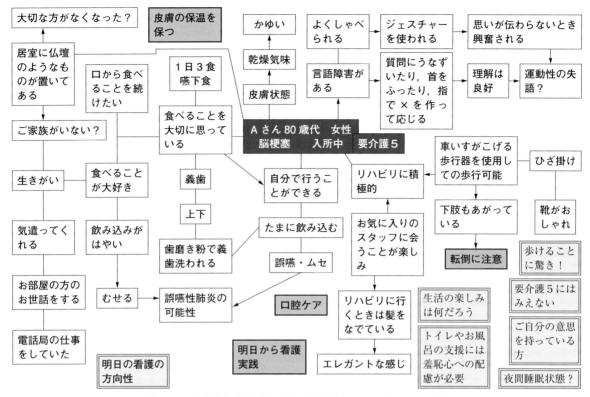

図 3-1　受け持ち高齢者に関する「私」のイメージ・マップ①

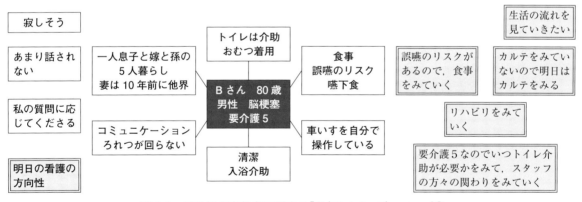

図 3-2　受け持ち高齢者に関する「私」のイメージ・マップ②

2. イメージ・マップの活用の仕方

　実習初日のカンファレンスで，イメージ・マップを使って，受け持ち高齢者を紹介し，翌日からの看護を方向づける．学生は，お互いの受け持ち高齢者について互いに質問しあい，情報を引き出し，捉えている高齢者像の明確化とさらに明確にするための不足している情報を考える．

　教員や臨地実習指導者は，学生自ら理解できる方向性を導くために，受け持ち高齢者の

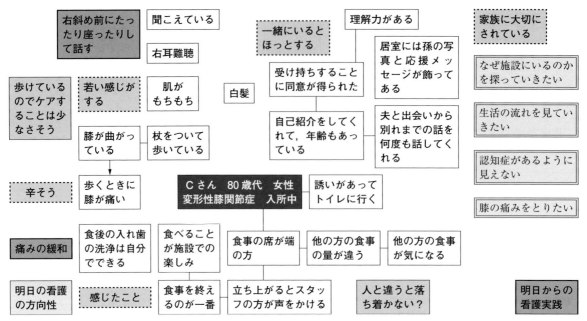

図3-3 受け持ち高齢者に関する「私」のイメージ・マップ③

最小限の情報を提供している．限られた時間でのイメージ・マップの作成のため，受け持ち高齢者紹介時には，イメージ・マップに描かれたこと以外も紹介されることがある．学生がカンファレンス記録に残し，記録から情報を拾い，イメージ・マップに加えている．

学生と教員と臨地実習指導者は，ともに学生の直接的経験を把握することになる．看護の方向性を導き，翌日からの看護の展開のヒントにしている．教員と臨地実習指導者は，翌日からの個々の学生に応じた指導の方向性を共有することにも活用している．

翌日から，学生は，イメージ・マップを手がかりに，受け持ち高齢者の生活リズムにそって時間を過ごし，看護に必要と思われる情報をカルテや臨地実習指導者から得て，観察という方法で，受け持ち高齢者に接近し，受け持ち高齢者の全体像（情報の統合とアセスメント関連図）を描いていく．

受け持ち高齢者の全体像（情報の統合とアセスメント関連図）も，学生の自由な表現で描くこと保証している．捉えた情報を確かめて，看護実践するために判断した根拠となる情報を，「毎日の記録」から抜き出して，受け持ち高齢者の全体像を構造化して，全体像を描写することが勧められる．

情報と情報を関連させながら全体像を作っていくため，付箋に一つひとつ情報を記述して，その付箋を用いて関連づけて構造化し，仮の全体像を作ることで，足りない情報をみつける．受け持ち高齢者の，特徴を捉えた描写をしているが，関連図に反映されていない場合があり，発問をして，言語化を促す場合もある．

III 老年看護学実習でのイメージ・マップの活用による成果

1．学生，教員と臨地実習指導者が学生の直接的経験を共有

　カルテの情報や事前の詳細な情報がないため，学生は，五感をフルに活用して，捉えてくる．臨地実習指導者は，学生が捉えてきたイメージは，日頃の高齢者像とほぼ一致していて，学生の高齢者を捉える力を発見し，評価している．臨地実習指導者とともに学生の感性の豊かさを実感している．

　傾向として，始めは，病気による症状や障害が影響していることに気づいていないし，見えていない場合がほとんどである．臨床で実習することの意味がここにある．教員と臨地実習指導者は，実習指導の方向性を決める手がかりとしている．学生が高齢者像を見失っているときは，イメージ・マップに戻り，出会ったときの高齢者像を振り返り，高齢者像を描き直す作業から，高齢者像を取り戻すことにつながっている．学生，教員と臨地実習指導者が出発点を一緒にして，ともに学びあい成長していく醍醐味と喜びを感じられるものである．

IV 今後の課題

　イメージ・マップが定着してきたが，高齢者像を描くという広い範囲であり，高齢者の生活像を捉えられるように，焦点化して，学生の直接的経験を描きやすくするなど，イメージ・マップを経験型実習教育の老年看護学実習版のツールとして洗練していくことが課題である．

引用文献
1) ジャパンナレッジ（日本大百科全書）：「ジグソー・パズル」の項，小学館．
　http://japanknowledge.com/

第三部

評　価

第1章　一般教育学における評価の考え方
第2章　主体的学びにつなげる評価方法
第3章　経験型実習教育における評価

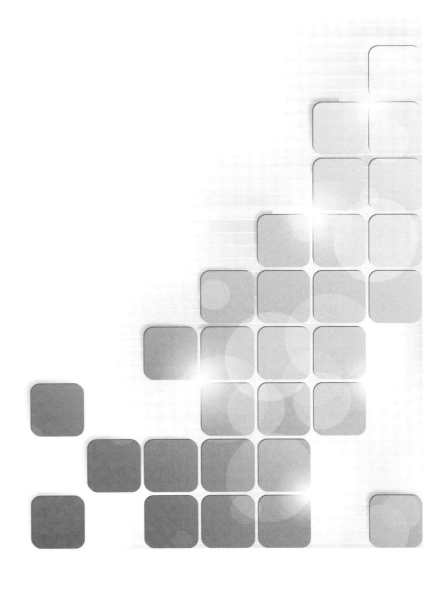

第1章

一般教育学における評価の考え方

I　評価について

　評価とは，優れている点や長所を判定する手段であると同時に，データや情報を提供する手段であり，さらには進歩の状況やその方向，達成状況，効果や効率性，達成度や有用性などについて判断する手がかり，きっかけを見つける手段である．したがって，評価は道具であると同時に手段であると言える．しかし，不幸にもそれを誤って使用すると，評価が手段ではなくなり，評価自体が目的化してしまい，評価が教育のすべての側面を動かす原動力となってしまうような事態に陥る[1]．

　評価活動は一般的には，教師が自分の指導の効果や生徒の学習の成果を評価し，指導に生かすことを通して授業内容を完全に理解させることを目指す．ブルーム(Bloem)の完全習得学習理論(マスタリー・ラーニング)が有名である．習熟学習とも呼ばれるこの理論では，「指導と評価」を一体的に考え，評価は指導のための手がかりを得る手段とされる．「診断的評価」・「形成的評価」・「総括的評価」の3つの評価を通して，ほぼすべての学習者に一定水準以上の学力を保証することを目的としている．

　また教師が子どもを評価する視点は教えたことがどれだけ理解され，行われているかという点に集中しすぎて，子どもがどのように考え，行動しているかを捉える視点および分析が十分でないことが指摘されている[2]．伝達した知識・技術の理解度よりも，学習したことが，学習者である学生の思考にどう影響し，行動につながっているかという学びの過程を評価する視点が重要である．

　経験型実習教育の最終目的は，学生が経験から学ぶ力を身につけ「反省的実践家」として成長していくことである．実習の領域ごとに目標を設定するが，それらの目標に導かれて学んだ経験のなかで，学生の思考がどのように深まり広がり，自分の行った看護をリフレクション(省察)し判断する力が身についてきたかを評価するのである．

表1-1 学習目標の類型

目標類型		達成目標	向上目標	体験目標
領域	認知的領域	・知識 ・理解　など	・論理的思考力 ・創造性　など	・発見　など
	情意的領域	・興味 ・関心　など	・態度 ・価値観　など	・ふれあい，感動　など
	精神運動的領域	・技能 ・技術　など	・練達　など	・技術的達成　など
目標達成性	達成性確認の基本視点	・目標として規定されている通りにできるようになったかどうか	・目標として規定されている方向への向上が見られるかどうか	・目標として規定されている体験が生じたかどうか
	目標達成性の性格	・特定の教育活動の直接的な成果	・多様な教育活動の複合的総合的な成果	・教育活動に内在する特定の経験
	到達性確認に適した時期	・授業中 ・単元末 ・学期末，学年末	・学期末，学年末	・授業中 ・単元末

〔梶田叡一：授業改革の論理．45, 46, 文化開発社, 1977. より〕

II　人を育てる評価

　評価は学生の学習の到達度を判定するだけでなく，評価によって学生が次の学習へと動機づけられ，学びの方向性を獲得し，次のステップに踏み出す糧となる．評価によって学生は成長していくのである．

　「評価が人を育てる」機能をもち，それはさらに，どのようにして最も望ましい成長と発達を学生に保証するかという教育の課題へとつながっていくのである．レッテルを貼られるだけの判定を受けることでは，次につながる成長の糧にはなりにくい．

　評価をもらうことによって，次に何を努力したらよいかがわかり，次の目標を設定して前に進んでいくことができると考えられるが，「評価」という言葉からは，マイナスのイメージしか想定できないという学生は多い．教師は評価によって人を育てるのだと自覚し，学生も評価をしてもらうことによって成長するんだと意識するという「評価」に対する意識改革が必要である．そのためには，まずは教師が，人を育てる評価をする決意をもつ必要があり，具体的な方法論について検討していかなければならない．

III　向上目標の設定

　梶田は学習目標の類型をその領域と到達性から**表1-1**のようにまとめている[3]．学生にいろいろな体験をさせ(体験目標)，そこからある方向性を引き出して(向上目標)，いくつかの特定の学習を完成させていく(到達目標)過程に3つの目標分類がある．これに対し

表 1-2　ブルームらによる学習評価の機能的分類

	事前的評価	形成的評価	総括的評価
機能	学習を始めるにあたり学年，個人，教材などに関する必要な情報を示し，有効な学習条件を準備する	学習が進展する状態を明らかにし，学習目標の達成に必要な情報を示し，学習を促進させる	学習の成果を一定の基準によって客観的に明らかにする
実施時期	学習活動に入る前の事前的段階	学習活動の進行中	学習活動の終了した時点，学習の成果を客観的に問うべき時点
評価の対象	学生・学級・教師の学習課題に対する準備性：認知的・情意的レベル，または精神運動的能力，学習環境要因	学習活動の進み方，学習のつまずき，指導の問題点，教材の適切性など，教えることによって明らかになってくる問題点	学習の成果，達成度，学習の成立・不成立，学習目標の達成率など，「やろうとしたこと」と「やれたこと」の対立
評価の基準	学年による「集団基準」，または学習目標群によって前提となる能力の「達成基準」	学習者と教師の間でつくられる「達成基準」，学習活動の当事者間で成立する「内部基準」による	学習の終了時における「集団基準」，学習が始まるときに設定した「目標基準」
評価の手段	事前情報収集のための学力テスト，診断テスト，観察・行動チェックリスト，過去の記録，個人ファイル	学習の過程を明らかにするための形成的テスト，授業中の小テスト，課題場面テスト	学習の成果を明らかにするための総括的テスト，達成度テスト，合否判定テスト，資格テスト，検定テスト
評価項目	学習のために事前に求められる能力を広く最低限に抑えるために基本的に必要とされる項目	学習活動のなかで生じてくる課題，学習者によってもたらされた問題	学習目標に対応した項目群，単元学習の終了時において達成されるべき項目群
評価の提示法	準備性についての個人能力プロフィール，集団基準による標準得点，技能・適性の下位得点プロフィール，再学習に関する診断・処方	各項目の正答率，正誤得点パターン（スケイログラム），得点樹形図，誤答分析による診断	総合得点，達成度得点，集団基準による標準得点，目標別下位得点プロフィール，判定

〔Bloom BS, Hutchings T 著，梶田叡一，他訳：教育評価法ハンドブック　教科学習の形成的評価と総括的評価，76，第一法規出版，1973. より〕

て，認知，情意，精神運動の3つの領域に達成すべき目標として，いろいろな能力，特性，活動などが考えられている．

梶田は学習目標を，達成目標，向上目標，体験目標に分類し，それぞれの目標ごとに認知的領域，情意的領域，精神運動的領域での目標を定めている．評価は，それぞれの目標の達成性で判定する．学んだ知識・技術をどのように向上させ，体験につなげていくかという目標が明確であり，演習や実習という授業の評価を考える際に有効である．

IV 学習評価の機能

ブルームら[4]は，学習評価の機能的分類を行い，事前的評価，形成的評価，総括的評価とし，それぞれについて評価の時期，対象，基準，手段，項目，提示法について概説した（表 1-2）．

図 1-1 は，学習過程における評価の機能を藤田がまとめたものである[5]．学習者は学習目標の達成に向けて学習を開始し，学習を進めて完了していく．最初に行う評価が診断的

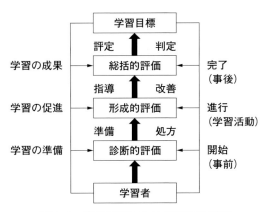

図 1-1　学習過程における評価の機能
〔藤田恵璽：藤田恵璽著作集：学習評価と教育実践, 77, 金子書房, 1995. より〕

評価であり，学習の準備のために行い，その結果に応じた処方を行う．学習の進行に伴って学習の促進のための指導を行うが，そのときに行うのが形成的評価であり，その結果によって学習の改善が図られる．最終的な学習成果を評定するのが総括的評価であり，学習目標がどの程度達成できたかを判定する．

V　Bottom-up の目標設定

　実習教育において，教師が教えたい内容を「やるべきこと」として学生に学ばせる上から下へ(Top-down)のやり方は，教える側から見れば効果的であり，教師主導型のやりやすい方式であった．しかし，学習者の側から見ると，「上から下へ」の指示が強まるほど，学習は強制的で受動的な苦しいものになってくる．学習は本来，学習者の興味，関心のあるところから始まるものである．学生は実習においてさまざまな直接的経験をし，疑問をもったり，興味をもったり，悩んだり，感動したりする．つまり，学習者の直接的経験から学習の目標を絞っていく「下から上へ(Bottom-up)」の方向は，学習者の主体的な学習への関わりを引き出していこうとするものなのである[6]．

　藤岡はロジャーズ(Rogers)による「学習の再定義」を要約して紹介するなかで，「学習は学習者によって評価される．学習者は，その学習が自分の要求につながるものであるかどうか，自分が知りたいことへ導いているかどうか，自分が経験している無知という暗部を照らし出しているかどうかを知っている．評価の基準は，明らかに学習者のなかに備わっている」と述べている．ここでは，学習者の主体的な学習への関わりが前提となっている．学習者が学習経験のなかから，自ら感じた困りごとや悩みの解決に向けて，主体的に bottom-up の目標設定をしていくことが重要であり，そうした学習過程を支える関わりが教師には求められている．

　私は実習教育において，その実習ごとに目的・目標を定めるが，同時に学生に対して

は，個別の課題を自身で目標を設定して取り組むようにと最初のオリエンテーション時に伝え，面接時に確認していた．それはここでいう bottom-up の目標設定であり，教師と学生が相互に目標を共有して，実習に取り組むことが効果的だと考えている．これまでの学生自身の目標の例としては，患者さんの前で固まらずに挨拶できることだったり，看護師への報告・連絡・相談をタイミングを外さずにできることなどというきわめて基本的な目標もあれば，看護過程の展開で主観的な情報に偏ったアセスメントをしがちなので，客観的な情報と合わせたアセスメントができるようになりたい，患者さんとキャッチボールのような会話ができるようになりたいなどさまざまである．

　実習開始時には実習領域ごとに設定している目的・目標を学生と共有するが，その時に同時に学生自身の bottom-up の目標を設定し，共有することは，実習という授業の展開においてきわめて重要だと考えている．

引用文献
1) Bevis EM, Watson J 著，安酸史子監訳：ケアリングカリキュラム　看護教育の新しいパラダイム，201，医学書院，1999．
2) 藤田恵璽：藤田恵璽著作集，60，金子書房，1995．
3) 梶田叡一：授業改革の論理，文化開発社，1977．
4) Bloom BS & Hutchings T 著，梶田叡一，他訳：教育評価法ハンドブック　教科学習の形成的評価と総括的評価，第一法規出版，1973．
5) 前掲 2)，77．
6) 前掲 2)，9．

第2章

主体的学びにつなげる評価方法

I 教育的批評モデル

　ベヴィス（Bevis）とワトソン（Watson）は，教師が学生を評価し，その結果がフィードバックされて，学習行動が変わり，教授方法が変化するという伝統的な評価モデル（図2-1）ではなく，教師と学生がともに教育成果に対して批評を行い，その批評のなかでの経験で学びあい，教授＝学習過程が変化する評価の方法を「形成的批評モデル」（図2-2）として提唱した．

　これまでの伝統的な評価は，教師が行うもので，学生は評価される対象であった．教師と学生の協力関係において，批評は評価であると同時に教授＝学習行動の一環でもある．「批評のなかで見出されるのは，洞察力や思いやり，倫理観，柔軟性，パターン認識の基礎的能力などの欠如である．しかしこのような要素こそが専門職として教育された看護師を特徴づけられるという信念を教師がもたない限り，普通の人から新米看護師として進歩を遂げるプロセスの支援はできない」とベヴィスらは述べている[1]．

　私は，このモデルは評価を通して教師と学生が相互に成長するモデルだと考えている．実習のなかで学習結果を学生と一緒に批評する過程のなかで，学生だけでなく，教師もさまざまな発見ができ，教師としての成長を実感できるからである．

　教育的批評モデルにおいては，教師は課題に対して学生とともに取り組むなかで，教師と学生の間に協働関係を作り上げる．そしてその協働関係をもちながら，教師と学生は課

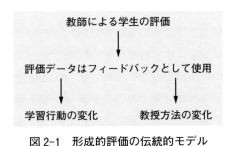

図2-1　形成的評価の伝統的モデル

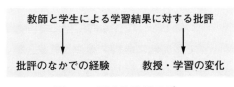

図2-2　形成的批評モデル

題に対して合理的に対処していく．学習評価においても教師と学生の共同作業になる．この場合，評価は学生の行動のみを取り上げて評価する従来のやり方ではなく，学生との信頼関係を重視し，看護ケアのなかでどのようなことを見て取れたのか，どのような経験をしたのかなどを，数多くの継続的な論議をしながら批評していくのである．

　ワトソンらは，彼らが提唱している解釈的・批評的な学習モデルに適合する豊かな材料として，ベナー(Benner)[2]からの記述を引用している．

　それは以下のようなものである．

- どのような行動をすべきかを指導する際，学生には現実の状況を考慮しない一定の約束事が教え込まれる．しかしそのルールは非常に柔軟性に欠け，制約が大きい．そのようなルールに従うと，実践行為がうまくいく確率が低くなる(傍点筆者)．なぜなら，そのようなルールでは実際の状況とそのルールとの関連性が明らかにできないからである．
- パラダイム経験(ベナーはケースと称している)は，外的環境や状況，条件，看護ケアなどを比較検討できる豊かな経験のつづら折りを形成する．この経験は看護師が行動やケアの内容を表現したり解釈したり，また理解するのに役立つ．
- 学生は限られた経験しかもっていない．したがって，新しい状況を多面的に解釈するのに必要なものが欠如している．しかし，このように限られた経験でもなんらかの意味をもちうる(傍点筆者)．
- 行動を理解し解釈するためには，まず全体の状況に目を向けなければならない．実践的知識は全体論的に観察しなければならない(傍点筆者)．
- 事象を解釈してアプローチする場合，そのアプローチはタイミング，意味，概念という点において唯一無二の状況に存在している．したがって，それらは詳細に記述しなければならない．
- 看護行為や看護状況に関する解釈には限界があり，通常すぐれた解釈は１つか２つしかない．それは，詳細な記述のなかにこそ，看護行為や看護状況のもつ意味が，客観的で状況に左右されない特性や行動として，失われることなく維持されるからである．
- 専門的判断には，認知能力や前後の状況，意味，特徴，結果に関する記述的・解釈的な記録の側面がある．
- 専門的判断は，実際の看護ケア状況の質的な特徴について比較判断したときの自然の結果である．
- 看護師は専門的判断により，自分の技能を洗練させ，自分が学び取った技能の質的特徴を実施することができる．

　こうしたベナーの指摘は，専門家教育を考える際にきわめて重要である．そのときの状況，条件によって看護師が行う専門的判断は異なる．唯一無二のその状況でのみ意味をもつことを，全体論的に捉えて解釈する力を学生はまだもっていない．限られた経験のなかで多面的に解釈することができない．しかし限られた経験であっても何らかの意味をもちうる点に着目して，専門家である教師と批評しあうことで，解釈力，判断力を身につけていくのである．

表2-1 学生を評価する際の仮定の比較

技術訓練モデルの仮定	専門職モデルの仮定
・学習の結果として価値があるのは，行動の変化として観察することができるものだけである． ・あらゆる事象は何らかの量として存在している．したがって，数えたり測定することができる． ・教師が選択した目標が重要である．したがって，それが評価されるべきものである． ・あらゆる学習者は同じか，あるいは似たような学習エピソードからほぼ同じ内容を学習する． ・よく学習できたか否かは，行動を基準と比較したりほかの学生の進度と比較することで判定できる． ・教師と学生の関係は主従関係であり，学生が目標をどの程度達成したかを教師が判定してランクをつける． ・科目の質と活力は，学生がその科目に求められていることをどのくらい満たしたかによって判定され，それはテストの得点や行動の目標の到達度，看護師免許試験の合格水準，単位取得に必要な得点に反映される．これらの得点は学生が原理内容を理解していることを示している．	・価値ある学習は個人的で，曖昧で，私的なものが多い．行動の変化として現れるのは，学習したことの一部に過ぎない． ・多くの事象は経験的には証明することができない． ・教師と学生の両方が選択した目標が重要である．したがって，目標がなくても学習は達成できる． ・あらゆる学習者は同じか，あるいは似たような学習エピソードから異なる内容を学習する． ・自主性を尊重する教育的学習はスケールで測ることはできない．ほとんどの学習は，何らかの客観的基準やほかの学生の進度と比較して判定することはできない． ・教師と学生の関係は平等であり，学習は専門家と初心者である学習者との信頼にみちた探求が必要である．批評は大いにするが，ランクづけはしない． ・科目の質と活力は，学生が以下のことを達成できるように援助できたか否かによって判定される．つまり，さまざまなパラダイムに基づく経験をしたり，パターンを発見したり，考えや体験の意味を見出したり，創造的な質問を探求したり，仮説を検証したり，ケアリング行為に関して理想とするようなモラルを保つにあたっての価値や倫理を形成したり，社会ニードに応えたり，自己を十分に実現させたり，専門職を発達させたりできたかということである．

〔Bevis EM, Watson J 著，安酸史子監訳：ケアリングカリキュラム—看護教育の新しいパラダイム，217，医学書院，1999. より〕

　経験型実習教育での授業過程は，まさに学生の直接的経験の意味を学生がリフレクション（省察）し，反省的経験として学んでいく過程である．そのなかで学生はリフレクション力と判断力を身につけていくのである．表2-1は，技術訓練モデルと専門職モデルの仮定を比較したものである．技術訓練モデルでは，行動の変化として観察することのできる数量的に測れるものを対象として判定する．教師と学生は主従関係にあり，評価の基準は教師が決める．学生はその科目に求められていることをどのくらい理解しているかで評価される．このモデルは看護技術教育において，多くの教育課程で一般的に使用されている．一方，ワトソンらが提唱している専門職モデルにおいては，自主性を尊重する教育的学習はスケールで測ることができないことを仮定にしている．そして批評はするが，ランクづけはしないとし，学生の経験を質的に判定することが推奨されている．

II ルーブリック評価

　ルーブリックとは，目標に準拠した評価のための「基準」作りの方法論であり，学生が何を学習するのかを示す評価基準と学生が学習到達しているレベルを示す具体的な評価基準をマトリックス形式で示す評価指標である．米国において先進的に開発され，数多くの高等教育機関が導入・活用している．ルーブリックでは，学生に求められるパフォーマンスのレベルを，下位の到達レベルから，より洗練された上位の到達レベルへと漸次的に明示

表 2-2 一般的なルーブリックの例

	S	A	B	C
評価項目(1)	評価基準	評価基準	評価基準	評価基準
評価項目(2)	評価基準	評価基準	評価規準	評価基準
…	…	…	…	…

S：Super(期待する思考活動以上に，何か+αがみられる)
A：十分満足できる(期待する思考活動が十分みられる)
B：概ね満足できる(期待する思考活動はみられるが，未到達な部分もある)
C：努力を要する(期待する思考活動がみられない)

〔黒上晴夫氏作成 http://www.justsystems.com/jp/school/academy/hint/rubric/ru01_01.html 2015.11.1.確認〕

することでパフォーマンスの描写を行い，評価基準を明瞭に示している．表 2-2 に一般的なルーブリック評価の例を示した．

　これまでの評価法は客観テストによるものが主流を占めていたが，知識・理解はそれで判断できたとしても，いわゆるパフォーマンス系(思考・判断，スキルなど)の評価は難しい．ルーブリック評価は，学習者のパフォーマンスの成功の度合いを示す尺度と，それぞれの尺度にみられるパフォーマンスの特徴を説明する記述語で構成される，評価基準の記述形式として定義される評価ツールのことであり，近年わが国においても取り入れられるようになってきた．被評価者と評価者の双方に評価規準と評価基準をあらかじめ提示し評価の観点を可視化することから，パフォーマンス評価に有効であり，評価者ごとのズレの発生を抑制し，被評価者へのフィードバックを促進するうえで有効である．

引用文献
1) Bevis EM, Watson J 著，安酸史子監訳：ケアリングカリキュラム　看護教育の新しいパラダイム，223-224，医学書院，1999．
2) Benner P 著，井部俊子，井村真澄，上泉和子訳：ベナー看護論　達人ナースの卓越性とパワー，医学書院，1992．

第3章

経験型実習教育における評価

　実習評価は，実習目標の達成度を判定するものであるが，基本的には担当の教師の主観的な判断にゆだねられることが多く，評価基準が曖昧であると批判されることが多かった．それぞれの教育施設ごと，あるいは領域ごとに評価基準を決めて，担当領域の教員間の合議制で最終評価を決定するのが一般的であった．私が助手として最初に勤務したところでは，評価項目と評価基準が決められており，学生に自己評価させた後に，評価面接を行い，学生の自己評価と教員の評価を突き合わせて話し合いのもとに，最終評価をしていた．当時はそういう言い方をしてなかったが，ルーブリック評価でパフォーマンス評価を施行していたことになる．態度評価をすることには，とても慎重で学生の自己評価の根拠を確認し，張りつき実習であっても，把握できていない状況に関しては，学生の自己評価の根拠に納得すれば，取り入れて，最終評価としていた．

　経験型実習教育においては，一番大きな目標は，経験から学ぶ力をつけることだと考えているが，領域ごとに目標とするパフォーマンス，コンピテンシーを明確にし，基礎看護学実習から各論実習，統合実習に至る実習全体のなかで，ルーブリックのマトリックスを作成して評価し，実習クールが進むにつれてコンピテンシーが向上していくことを確認し，最終的にディプローマ・ポリシーが達成できていることを確認していくことが必要だと考えている．同時に，教育的批評モデルを活用し，学生と教師が相互に学習結果を批評することで，考えの理解の程度，経験とのつながり，さらにその応用の程度を評価することが可能ではないかと考えている．

　ルーブリック評価は，経験型実習の教授＝学習過程で学生の学びが深まっていくプロセスを評価しやすいと考えるので，経験型実習教育の評価を可視化するツールとして有効だと考えている．表3-1に経験型実習教育のルーブリック評価の例を示した．評価基準は実習の目的・目標の達成度をみるものである．経験型実習教育を導入するにあたっては，知識・技術の習得度に焦点を当てた目的・目標から，どのようなコンピテンシーの達成を目指すかに目的・目標の焦点をシフトしていく必要があるのではないかと考えている．

　第五部に，基礎看護学実習，成人看護学実習（慢性期），老年看護学実習，母性看護学実習，在宅看護学実習，小児看護学実習，精神看護学実習における経験型実習教育の具体的な展開例を示し，評価についても記載しているが，統一した評価方法については提示して

表 3-1 経験型実習教育のルーブリック評価の例

	S：Super（期待する思考活動以上に，何か＋αがみられる）	A：十分満足できる（期待する思考活動が十分みられる）	B：概ね満足できる（期待する思考活動はみられるが，未到達な部分もある）	C：努力を要する（期待する思考活動がみられない）
自分の直接的経験を大切にできる	自分の直接的経験のなかでの疑問に思ったことを大切にし，明らかにすることをあきらめない	自分の直接的経験のなかで疑問に思ったことを調べたり確認することができる	自分の直接的経験のなかで疑問を感じることができる	自分の直接的経験を大切にできない
自分の直接的経験を振り返り気づく能力	教師からの発問や質問が十分にないときであっても，自分の直接的経験を振り返ることができる	教師からの発問や質問を活かして，自分の直接的経験を振り返ることができる	常に教師からの発問や質問が必要であるが，自分の直接的経験を振り返ることができる	自分の直接的経験を，振り返ることができない
表現能力	助言が十分にないときであっても，直接的経験を表現することができる	助言を活かして，自分の直接的経験を表現することができる	常に助言が必要であるが，自分の直接的経験を表現することができる	自分の経験を表現することができない
教師への信頼	困ったり気になった出来事を主体的に教師に相談し活用することができる	教師からの働きかけがなくても，困ったり気になった出来事を教師に相談できる	教師からの働きかけがあれば，困ったり気になった出来事を教師に相談できる	教師に心を開くことができない
人の意見を受け止め自分で考える力	人の意見を受け止めて，自分なりに考えたことを説明できる	人の意見を受け止めたうえで，自分なりに考えることができる	人の意見を受け止めることができる	人の意見を聞くことができない

はいない．経験型実習教育を導入するにあたっては，どのようなコンピテンシーの達成を目指すかをそれぞれの実習領域で検討し，評価方法について考えていただきたい．その際に，**表 3-1** が参考になると考えている．

第四部
研　修

第１章　必要とされる能力

第２章　経験型実習教育を行うための能力を伸ばす研修プログラム

第３章　教材化のためのワークショッププログラム

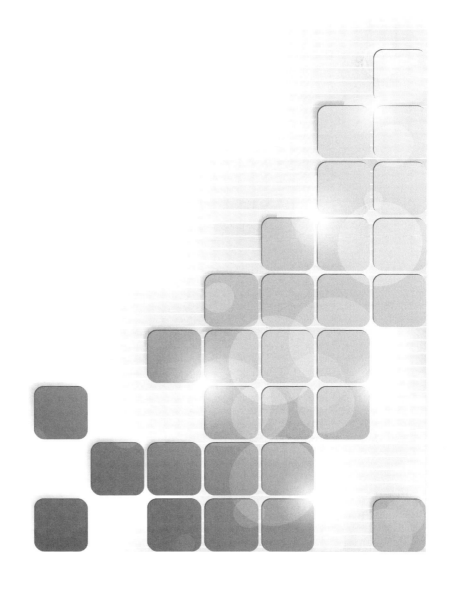

第1章

必要とされる能力

I 経験型実習教育に必要な教師の能力

「経験型実習教育における授業過程のモデル」における教師による援助を，以下の5点にまとめた．
①学生の直接的経験の把握
②明確化（対話を中心に）
③学習可能事項を考える
④関わりの方向性を考える
⑤経験の意味づけの援助

経験型実習教育は，学生の直接的経験を把握することから始まる．直接的経験を知る手段としては，原則的には学生の自覚した困難や心配事が発生したその状況を直接学生から聞くことである．自分が直接見て推測したり，受け持ち患者や看護師からの情報で推測することはあるが，その場合であっても，いったん判断を保留にして，直接学生と対話をすることによって明確化していくことが重要である．決めつけないで，学生に確認する余裕をもつことが教師の態度としては大切である．こうした教師の態度は，学生に安心感を与え，マイナスの評価につながる可能性のある情報に関しても相談してくるようになる．前述のように，私はこうした教師の態度を「学習的雰囲気」(learning climate)と考え，教師が備えるべき最重要な能力ではないかと考えている．その前提として，学生の潜在的な学習能力への信頼がある．学習者への信頼は，ヒューマニズムの学習理論の基盤的な考え方である．人間は本来学習する存在である．学習しない状態であるときには，何らかの阻害要因がある．学習者へ無条件の関心を寄せ，学習者の話を共感的に傾聴することが基本である，という考え方に基づく．

経験型実習教育は，そうした前提のうえで，授業展開していくことになるが，教材化のために必要な能力を図 1-1 に示した[1]．

最初に必要なのは，学生にとっての意味に焦点を当てて，学生の直接的経験を明確にす

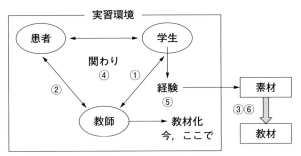

図 1-1 看護学実習における教材化のモデル
〔安酸史子:授業としての臨地実習 学生の経験を教材化する力をつけるために,看護管理,6(11):791,1996.より〕

る能力である．学生理解の能力ともいえる．この作業は，教師による発問で展開することが多いが，学生の経験の意味は学生にしかわからないということを，教師は理解しておく必要がある．学生の気持ちを，教師が決めつけることなくいかに聴けるか，学生と対話できるか，という能力である．ここでは教師が自分の準拠枠を知り，「そのとき，その場」のありのままの学生の直接的経験にどのくらい近づけるかがポイントである．具体的には，どうして学生はそのことが気になったのか，うれしかったのか，困ったのかといった学生自身の気持ちを，教師がよく聴くことにより，学生は自分の直接的経験をリフレクションし，そのときの状況を明確にすることができる．

第2に，患者理解の能力である．患者や家族の示す言動の意味を理解できる能力である．学生の受け持ち患者の病状，治療や検査の状況，予後の予測，患者の病みの軌跡の予測，生活者としての患者の生活状況に伴う心理の予測，などの能力である．この能力は教師の看護実践能力とイコールであるとともに人間理解の深さとも相関するであろう．この能力は専門領域で実習指導するほうが発揮できるが，専門領域とはいえない領域で実習指導する場合には，臨床指導者をはじめとする看護師との協力体制をとる必要がある．

第3に，教材化する際には，気持ちを理解できるだけでなく，言語化して示す能力も必要となる．そのためには，現象を看護学的に捉えて言語化できる看護学の知識が必要である．

第4に，状況把握能力である．経験型実習教育では，学生の直接的経験を素材にして教材化を図るので，そのときその場での教師の判断は非常に重要である．臨床の場ではあらゆる事象が，特定の状況のなかで存在しているので，個々の場合や場所が非常に重要となる．教科書に書いてあるから正解というわけにはいかないのが臨床である．全体のコンテクストのなかで状況を把握する能力が求められる．臨床における知は，臨床という場のコンテクストのなかに埋め込まれた知である．臨床知とか実践知というものは，いわゆる科学の知とは違い，コンテクストから抜き出して解釈できない，つまり脱文脈化できない知である．そのため臨床知を学生に学んでほしいと願うのであれば，教師には「そのとき，

その場」の状況を把握する能力が必要である．また，学生の提示する直接的経験のなかから何を素材として取り上げて，どのように教材化するかの判断も重要である．たとえ同じ素材であっても，教師の状況判断によって教材化は異なる．

　第5に，臨床教育判断能力である．学生の提示した素材のどれを学習素材として提示することがこの学生の学習援助になり，実習目的・目標の達成につながるのかという，「そのとき，その場」での教師による判断である．

　最後に，具体的な教育技法である．効果的な発問と質問の使い方，カンファレンスにおけるグループダイナミクスの活用法，実習記録の活用法，記録へのコメントの書き方，課題の提示の仕方などである．

　2つの前提となる能力と6つの教材化のための能力は，相互に関連して，教師の身についた能力となり，指導場面においては直観的な判断と教授行動として現れる．最も基本となる能力は，学生の直接的経験を「見える能力」と「聴ける能力」である．「見る」努力と「聴く」努力を積み上げていくことにより，高まっていく．何年教師をしていても，見なければ見えるようにならないし，聴かなければ聴けるようにならない．

　実習教育の経験を積むにつれ，学生のことがすぐにわかった気になりがちであるが，何年たっても意外な学生の反応や思いに出会うことがある．学生とよく対話して，見たり聞いたりすることを通してしか，学生の世界に近づくことはできない．また学生の世界に近づけなければ，経験型実習教育を展開していくことは困難である．

II　経験型実習教育で求められる学生の能力

　経験型実習教育は教師と学生の共同作業により展開していく授業であるために，学生が受け身で教えてもらうことを待っているだけでは授業が展開していかない．

　学生に第1に求められる能力は，自分の直接的経験を大切にできる力である．自分の感じた違和感や疑問にこだわる能力とも言える．自分のわからないという思いを大切にし，こだわっていくことは簡単なようで難しいことである．

　第2に求められる能力は，自分の直接的経験を振り返り気づく能力である．リフレクション能力と言い換えることもできる．学生が自分の直接的経験を振り返り，気づく力がないと経験型実習教育は成立しないからである．

　第3に求められる能力は，表現能力である．表現能力が豊かな学生の場合には，教師は学生の直接的経験の把握が楽であるが，表現能力が不足している場合には，状況の把握が困難となることがある．

　第4に求められる能力は，教師への信頼である．これは能力ではないかもしれないが，教師に対する信頼がなければ，学生は自分の経験を話すことをしない．特に失敗したと感じた経験は話してくれない．信頼関係というのは相互作用で形成されるものであるので，学生だけの責任ではないが，教師への信頼のない学生に経験型実習教育を展開していくことは難しい．

表 1-1 実習教育における教師の役割

①学生の経験の意味づけを援助する
　（reflection in practice と reflection on practice）
②患者へのケアリング力を身につける支援をする
　（モデリング，対話，実践，奨励）
③看護学の専門的知識・技術を身につける支援をする
　（訓練型学習→教育的学習）
④学生の看護することに対する自己効力感を高める
　（成功体験，言葉による励まし）など

　第5に求められる能力は，人の意見を受け止め自分で考える力である．教師の意見やアドバイスを鵜呑みにするのではなく，参考にしながら自分の考えを発展させ，自分の経験の意味づけをしていく力である．学習者としての自立性が求められる．この能力は最初からあるわけでなく，経験型実習教育を展開していくうちに高められる能力だと考えている．

III　看護教師と臨床指導者の役割分担と共同

　看護学生に対する教師の役割は，一言でいうと学生の経験の意味の深化と拡充ではないかと考えている．これを可能にするのが，デューイの言う反省的思考（reflective thinking）と呼ばれる探求であり，経験型実習教育につながる．

　実習教育における教師の役割は，**表 1-1**にあげる4点に集約される．

　経験型実習教育における教師の第1の役割は，学生の直接的経験の意味づけを援助することである．そして，学生の思考の整理に責任を持つのが看護教師である。そのため，学生の経験の意味づけの援助に関しては，実習後まで含めて看護教師が主に役割を担うが，実践を通して看護を学び，学生の自己効力感を高めていく役割に関しては臨床指導者や，直接指導にあたる受持ち看護師と共同でその役割を担うことが大切である。

引用文献
1) 安酸史子：授業としての臨地実習　学生の経験を教材化する力をつけるために，看護管理，6(11)：791，1996.

第2章
経験型実習教育を行うための能力を伸ばす研修プログラム

I　経験型実習教育における目標

　これまでの章で概説してきたとおり，経験型実習教育において目指すものは，学生に反省的思考を身につけさせることである．それは経験から学ぶ力と言い換えることができ，経験から理論と実践の統合を図っていくための力ともいえる．このような力を伸ばしていくためには，教師自身が反省的思考を身につけているだけでなく，学生の直接的経験を把握する力や現象を言葉にする力，学生の自己効力感を高める姿勢や方法を身につけていなければならない．
　本章では，教師に求められる力について概説しつつ，それらを伸ばすための研修プログラムを紹介する．次に，学生が経験型実習教育においてすべきことと，さらに経験型実習教育を受け入れるためのレディネスを整える研修について紹介する．

II　経験型実習教育において教師が実施すべきこと

　安酸[1]は，経験型実習教育において，教師が実施することとして，学生に直接的経験を与えられる学習環境を設定し，反省的経験の過程が促進されるような学習の場をデザインし，学生による探究が進むように援助していくことと述べている．言い換えるならば，「臨地実習の場を調整し，学生に多くの体験をさせ，その体験を学生とともに振り返り，体験の意味づけができるように学生を支援すること」であると言える．
　体験を学生とともに振り返り，体験の意味づけができるように学生を支援するという一連の流れが，直接的経験の教材化とその展開として，経験型実習教育における授業過程のモデル（表2-1）[1]のなかで示されている．
　この5つのステップを踏むことで，学生は直接的経験の振り返りとその表出を行い，経験の意味を探究し，直接的経験が反省的経験へと至るのである．

表 2-1　経験型実習教育における授業過程モデル

①学生の直接的経験の把握	"教材化" 直接的経験から学習可能事項を明確化
②明確化（対話を中心に）	
③学習可能事項を考える	
④関わりの方向性を考える	"展開" 直接的経験を反省的経験へ
⑤経験の意味づけの援助	

〔安酸史子：学生とともにつくる臨地実習教育―経験型実習教育の考え方と実際．看護教育 41(10)：814-825．より〕

表 2-2　教材化に必要な教師の8つの能力と主に対応する授業過程モデルのステップ

a. 学生の学習への信頼	①学生の直接的経験の把握 ②明確化
b. 学習的雰囲気を提供する力	
c. 学生理解	
d. 患者理解	②明確化 ③学習可能事項を考える
e. 言語化能力（知識）	
f. 状況把握能力	③学習可能事項を考える ④関わりの方向性を考える
g. 臨床教育判断能力	
h. 教育技法	⑤経験の意味づけの援助

III　経験型実習教育を実施するにあたって必要な教師の力

　経験型実習教育を実施するにあたって，いったいどのような力が教師には求められるのであろうか．安酸[1)]は，教材化に必要な教師の能力として8つをあげている．この8つの能力は個々に存在するものではなく，相互に関連して，教師の身についた能力となり，指導場面においては直感的な判断と教授行動として現れるとされている．しかし，あえて8つの能力がどのようなときに主に必要となるかをわかりやすくするために，その能力が最も寄与すると考えられる授業過程を**表 2-2**に示した．

　経験型実習教育はアンドラゴジー[2)]の立場にたち，デューイ[3,4)]の省察と反省的経験を中核とし，その展開方法にメイヤロフ[5)]とノディングス[6)]のケアリングとバンデューラ[7)]の自己効力理論を取り入れたものである．上記8つの能力を，理論を踏まえより詳細にしたものを**表 2-3**に示す．

　経験型実習教育を行うためには，これだけの能力が必要とされる．さらに，大前提として教師自身が反省的実践家でなければならない．

表2-3　経験型実習教育における授業過程のモデルを展開するために必要な教師の力

a.	学生の学習への信頼	・学生の学ぶ力に対する信頼
b.	学習的雰囲気を提供する力	・ケアリングの意識 ・教師自身がプロフェッショナルとしてのモデリング
c.	学生理解	・見える力 ⎫ ・聴ける力 ｜ ・話す力 ｝対話する力 ・質問する力 ｜ ・発問する力 ⎭
d.	患者理解	臨床の知識
e.	言語化能力（知識）	論理的思考
f.	状況把握能力	・メタ認知
g.	臨床教育判断能力	・学生のレディネスの見極め ・続ける・引き下がる勇気
h.	教育技法	・種々の教育ツールの活用 ・積極的ティーチング ・コーチング ・自己効力理論の活用

IV　教師の力を伸ばすワーク

ワーク1：見える力，聴ける力を養う―その①

目的　学生を見，学生の話を聴ける力は，経験型実習教育において最も重要とも言える力である．学生がどのような体験をし，何を感じて何を考えたのかを引き出し，学生の直接的経験を明確化していくために必須の能力である．ここで注意しなければならないのは，学生を見る力，聴く力は，『学生の視線の動きを観察し，聴くときは相槌を定期的に入れなさい』といった，コミュニケーション上のテクニックだけではないということである．もちろん，コミュニケーション技術も，見る力，聴く力を構成するものとして習得すべきであるが，見る力や聴く力の根底には，学生は自らの経験を通して自ら成長していくものであるという学生の学ぶ力に対する信頼と，学生の経験を知り学生とともに成長していきたいと願う積極的意思がなければならない．言い換えるならば，見る力，聴く力はケアリングにおける対話を構成するものであり，教師にケアリングの意識がなければ，学生は自らの体験や思いを，ありのままに表出することはできず，教師は見ることも聴くこともできなくなるということである．

　本ワークは，聴き手の態度が話し手にどう影響するかを知り，聴く姿勢を養い見える力と聴ける力を養う．

実施手順

1.	最近体験した嬉しかったことや悲しかったことのエピソードを2つ考える.	3分
2.	2人1組となり,話し手Aと聴き手Bを決める.	
3.	Aは,嬉しかったこと,悲しかったことのどちらでもよいので,Bに話す.	5分
4.	Bは,できる限り話を聴く態度をとらないで話を聞く(Ex.視線は合わせない,身体の向きを変える,足を組むなど).	
5.	Aの話が終わったときに,BはAの感情について,できる限り日常的な言葉に置き換えて「~だったのですね」と返す.	
6.	Aは,自分の気持ちをどの程度にわかってもらえたと思うか,Bの聴く態度をどう思うかを,理由も含めてBに報告する.	3分
7.	Aは次のエピソードをBに話す.	5分
8.	Bは,できる限り話を聴く姿勢をとって,話を聴く(Ex.話の途中に頷きと相槌を入れるようにする.相手の言うことを反復するなど).	
9.	Aの話が終わったときに,BはAの感情について,できる限り日常的な言葉に置き換えて「~だったのですね」と返す.	
10.	Aは,自分の気持ちをどの程度にわかってもらえたと思うか,Bの聴く態度をどう思うかを,理由も含めてBに報告する.	3分
11.	AとBを交代し,実施する.	
12.	2人とも終了したら,どのような態度をされると話をしにくくなり,話すほうはどう思うか,どのような態度だと話をしやすくなり,話すほうはどう思うのかを振り返りシートにまとめる.	10分

振り返りシート

(相手が聴かない態度)どのようにされると話をしにくいか

(相手が聴かない態度)話をしていてどのように感じるか

(相手が聴く態度)どのようにされると話をしやすいか

(相手が聴く態度)話をしていてどのように感じるか

ワーク1：見える力，聴ける力を養う－その②

目的 本ワークは，たやすく言葉を聞き取れない状況を作り出し，そのなかで相手の言葉を理解しようとすることで，言葉を聴こうとする姿勢を養う．

実施手順

1.	2人1組となり，話し手Aと聴き手Bを決める．	
2.	好きなものと嫌いなことについてそれぞれ5つずつ考える．	5分
3.	Aは声を出さすに好きなものと嫌いなものを口の動きだけでBに伝える．	10分
4.	Bはわかったものを作業カードに記載していく．	
5.	AとBを交代し，実施する．	

作業カード

好きなもの	嫌いなもの
・	・
・	・
・	・
・	・
・	・

ワーク2：見える力・発問する力を養う

目的 学生は経験型実習教育において自らの体験とともに考えや感じたことを表出していく．学生が自らの経験を表出する力は，学生と教師との関係だけでなく，学生の知識や性格といったものにも影響される．教師は学生の言語的なものだけでなく非言語的表出を十分に受け止め，学生の表出能力によらず，学生の経験を明確にしていかなければならない．本ワークは，シナリオにそってロールプレイをする教師と学生を観察し，その心情を推察することで，見る力を養う．また，どのように話をすればさらに学生の心情を引き出せるかを考えることによって発問する力を養う．

実施手順

1.	3人1組となり，学生A，教師B，観察者Cを決める．	
2.	A，Bはシナリオを読みロールプレイを行う．	15分
3.	Cは観察し，A，Bそれぞれの心の動きを推察し用紙に書き込む．	10分

4.	A,Bはどのような気持ちでロールプレイをしていたかを,Cの記入した用紙を見ながら差異がないか確認しながら話す.	10分
5.	A,B,Cの役割を入れ替える.	
6.	2〜5を全員がそれぞれの役割を終えるまで繰り返す.	
7.	それぞれの役割を終えた後に,学生の気持ちを引き出す関わりを3人で考える.	10分

シナリオ1:何度注意されても繰り返す学生

〈学生A用シナリオ〉

　あなたは,大学4年生の中田K男君です.大学へは高校の先生の勧めで来たこともあり,看護師になろうと強くは思っていません.ただ,何となく流されて3年生までできてしまいました.このまま資格を取れば,一生安泰だとは思っています.当然,成績はずっと下の方ですが,試験前にはみんなのノートを見せてもらったりしながら,ギリギリ乗りきれています.授業中は,携帯をいじったり漫画を読んだりしているため,基本的に先生の話を聞いていません.今まで問題なく乗りきれてきたので,これからも問題ないと思っています.3年生前期の政策論の授業でグループワークをすることになりました.教員との連絡係となったのですが,遊んだりしているとついつい連絡するのを忘れてしまいます.とりあえず,先生にスミマセンと頭を下げておけば問題ないだろうと思っています.自分でやると言ったこともできないことがあり,先生やグループメンバーからの信頼が失われてきています.グループメンバーには同じような感じの人がほかにもいて,自分だけ注意されるのはおかしいと思っています.

〈教師B用シナリオ〉

　中田君からのグループワークの進捗に関して報告があるはずであったが,全く連絡がありません.彼は授業にも遅刻が多く,授業中に当てても,ほとんどわかりませんと答える学生です.これまでに何度も注意しているが一向に改善される様子がなく同じことを繰り返しています.研究室に呼び出して,報告をしっかり行うように指導する場面です.

※「　」内は発言で,(　)内は心情や態度を表す.

教師「中田君,政策論のグループワークに関して,何も報告がないのですが,どうしたのですか?」(まずは学生の事情を聴いてみよう).

中田「あっ,すみません.忘れてました」(ごまかすように笑いながら言う).

教師「何か事情があったわけではないのですね?」

中田「いやぁ,レポートとかいろいろ忙しくて,直前までは覚えていたんですけどね….」

教師「中田君は,今までも同じことで注意されていますよね.先生の話を聞いてないことが多いのではないですか?」(ややうんざりした様子で).

中田「聞いてますってー,いろいろやることあって,たまたま忘れただけですよ.」

先生「授業中に当てても，ほとんどわからないって言っていますよね．」
中田「いや，聞いてるんですけど．先生の授業難しいんですよ．」
教師「でしたら，わからないところを質問に来てください．」
中田「いや，次の授業やバイトとかがあって，なかなか行けないんですよ．次わからないことがあったら行きますよ．」
教師「そうですか…．わかりました．これからちゃんと報告しに来てくださいね」（やや諦めた感じで）．
中田「すいません．ありがとうございました」（やっと終わった）．

シナリオ２：（他罰的な学生）

〈学生Ａ用シナリオ１〉

　あなたは，大学３年生，現役で入学してきた北○Ｔ子さんです．学校の成績はよく，クラスでもトップクラスです．高校時代は生徒会にも所属していました．現在は，成人看護学の実習中です．実習グループでもリーダーをしています．実習に入ってから，あなたは苦労しています．グループメンバーはカンファレンスであまり発言せず，あなたばかりが話をしています．リーダーシップは完璧なので，グループメンバーがわかってないのだと思います．先生も個人面談などをして，グループメンバーにカンファレンスのやり方を教えればよいのにと思います．

　そこであなたは，今後どうすべきか教員に相談することにしました．グループメンバーへの不満を聞いてもらい，先生にグループメンバーへ指導するようにお願いしようと考えています．

〈教師Ｂ用シナリオ〉

　授業の後，北○Ｔ子さんが相談したいことがあると学生控室にやってきました．北○Ｔ子さんは，非常に勉強はできますが，とてもプライドが高く，授業コメントなども批判が多くあります．今回の実習では誰もグループリーダーをやりたがらなかったため，Ｔ子さんが立候補してリーダーになりました．グループメンバーはおとなしい子が多く，Ｔ子さんの言葉の強さに，一歩距離をおいている様子です．Ｔ子さんがグループメンバーの態度に業を煮やし，教師から注意するように言ってきた場面です．

※「　」内は発言で，（　）内は心情や態度を表す．
北○「先生，グループメンバーのやる気がなくて疲れます．先生からも皆に言って下さい！」
教師「学生皆のやる気がないようには見えないですが，どうしたのですか？」
北○「日々のカンファレンスでみんな全然発言しないじゃないですか．リーダーの私ばっかり話して，皆のやる気が感じられません」（ほんといい加減にしてほしい）．
教師「皆一生懸命実習に取り組んでいますよ．ただ，カンファレンスでは話をしにくいのかもしれませんね．」

北○「カンファレンスも実習の一部なんだから,発言しなければ,ちゃんとやるべきじゃないんですか」(ややむっとした口調).

教師「もちろん,そうですね.グループの皆には話を聞いてみましたか?」

北○「ええ,何で発言しないのか聞いてみました.そしたら,緊張して言えないだとか,とっさに考えが浮かばないとか言うんです.事前にカンファレンスのテーマは決めているので,とっさに浮かばないとか言うのはおかしいですし,ちゃんと勉強してれば,言うことに困るなんてないはずです.」

教師「もしかしたら,自由に意見を言い難い雰囲気になっているのかもしれませんね?」

北○「それは私のリーダーシップが悪いってことですか!?」

〈学生A用シナリオ2〉

あなたは,成人実習が開始されて2週目の月曜日,患者さんと歩行訓練を行う計画を立てました.患者さんのところに行って,歩行訓練に行くように促すと,今日は行きたくないと言います.歩行訓練は,筋力の向上や関節可動域の拡大など重要なものです.教科書にも,リハビリテーションの重要性は書いてあります.患者さんには歩行訓練の意義について何度も説明したのですが,最後には「もううるさい.しばらく来ないでくれ」と拒絶されてしまいました.担当看護師がOKを出した看護計画なのに,実施できませんでした.あなたは,担当看護師はもっとしっかり状況を把握してからOKを出してほしいと思いました.

そこであなたは,今後どうすべきか教員に相談することにしました.この患者に対する具体的なプランを教えてもらいましょう.

〈教師B用シナリオ2〉

北○さんから患者への援助について教えてほしいと質問がありました.北○さんは,勉強はよくでき,プライドがとても高いです.そのため,自分は間違っていないと思い込む癖があります.患者への援助計画がうまく実施できなかったため,少し苛立っているようでした.その際,患者からしばらく来ないでくれと言われたらしく,担当看護師から報告がありました.そのときの状況も詳しく聞いてみようと思います.

※「 」内は発言で,( )内は心情や態度を表す.

北○「先生,私の担当患者さんなんですが,歩行訓練に行きたくないと言うんです.リハビリの重要性がわかってないのかもしれません.」

教師「もう少し,その時の状況を教えてもらってもいいですか?」

北○「はい,担当看護師に今日の行動計画についてOKをもらった後,患者さんに検温後,歩行訓練をしようと話しました.バイタルは正常だったんですが,眠いからと言って断られました.でも,歩行訓練をしないと動けなくなってしまうので,なぜ歩行訓練が必要かについて,昨日調べてきたことを話して,再度,歩行訓練を促したんですが,もう帰ってくれと言われました.」

教師「患者さんは,昨日の夜眠れてなかったんですか?」

北○「それは聞いてなかったですが,看護記録には眠れてなかったとは書いてませんでした.」

教師「じゃあ,もしかしたら眠れてなかったのかもしれませんね.」

北○「でも,それで昼間寝ていたらまた夜も眠れなくなるし,歩行訓練しなかったら動けなくなりますよ.」

教師「じゃあ,北○さんは,患者さんが嫌がっても無理やり起こして,歩行訓練をすべきだったと思うんですか?」

北○「医療なんですから,患者さんが嫌がってもやらないといけないことはありますよね.それに担当看護師さんも OK を出しました」(私は間違ってない).

教師「確かにやらないといけないことはありますが,もう少し患者さんの気持ちを考えてもよいと思いますよ」(何でそんなこともわからないの).

シナリオ 3:主体的に動けない学生

〈学生 A 用シナリオ〉

あなたは,大学1年生の西○A子さんです.偏差値の高い大学でしたが何とか補欠合格できました.正直勉強は得意ではなく,どっちかというと引っ込み思案です.1年生の最初のオリエンテーションで席の近かった人たちと仲良くなり,主に4人グループで遊んでいますが,グループの学生にちょっと馬鹿にされるようなことを言われても,何も言い返せません.何か言って間違えることが恥ずかしいと思います.大学では教養ゼミという授業があり,グループで課題をやらなければなりません.しかし,何かをやって迷惑になってもいけないので,グループメンバーの依頼で動いています.ゼミも終盤にさしかかり,皆忙しそうになってきました.グループのリーダーには,何かやることがないですかとは聞くのですが,何もないと言われます.グループリーダーは課題をたくさん抱え込んで,とても大変そうです.申し訳なく思うのですが,何をやればいいかわからないし,自分がやってもよい結果はでないと思います.結局,グループワークでは何もすることがないため,友達とおしゃべりしたりボーっとしたりして過ごしています.教養ゼミの進捗について,先生から質問されました.当然,教養ゼミの課題にはあまり関わっていないため,進捗はわからない状態です.

〈教師 B 用シナリオ〉

1年生の前期の授業で,教養ゼミという必修科目があります.この科目は,高校生から大学生になった学生に主体的に学習するということを学んでもらうための科目です.6人グループで,興味のあることを調べポスターとレポートを作成するというものです.西○A子さんは,引っ込み思案でいつも誰かの後をついてまわっている学生です.自分から考えて行動するということがなかなかできないようです.教養ゼミの授業でも,何もしてない様子が目につきます.教師は西○さんに,もう少しグループワークにコミットするように働きかけたいと思いました.教養ゼミの終了後,1人でいた西○さんに教師が声をか

けた場面です．

※「　」内は発言で，（　）内は心情や態度を表す．

教師「西○さん，授業お疲れ様でした．どうですか？　課題は進んでいますか？　今どれくらいの進捗なのか教えてもらっていいですか？」
西○「あ，先生，お疲れ様です．あ…，はい，皆忙しそうに頑張っています」（小さな声で）．
教師「どれくらいまで進んでいますか？」
西○「あ，いや，えーと…．ポスターとレポートを作っています…」（小さい声で）．
教師「西○さんは，今何をやっているんですか？」
西○「あ，私は，その，皆に言われたことを，手伝っています…．」
教師「手伝っているって…西○さんもメンバーの一員ですよ．主体的に作っていかないとダメですよ．」
西○「あ，はい…．が，頑張ります…．」
教師「たまにグループワークの様子を見ていますが，西○さんは何もしていないように見えますよ．」
西○「あ，はい…．すみません…」（小さな声で）．
教師「自分でできることはないか探してやってみてくださいね．」
西○「あ，はい…．わかりました…．」

振り返りシート

教師は何を思っているように見えたか

学生は何を思っているように見えたか

もっと学生の気持ちや思いを引き出すような関わりを考えよう（3人で）

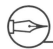 ワーク3：見える力，聴ける力，質問する力，対話する力を養う

目的 経験型実習教育では，見える力，聴ける力に加え，学生の経験を引き出すための質問する力，発問する力，対話する力も重要である．教師は，学生理解，状況理解を深めるために，開かれた質問やオープンリードを駆使し，学生の経験を引き出していかねばならない．このワークは，教師と学生のそれぞれの立場の差や思惑の違いを乗り越え，学生の心を理解し，対話する力を養う．

実施手順

1.	2人1組となり，教師A，学生Bを決める．	
2.	A，Bはそれぞれ教師用，学生用シナリオを読みロールプレイを行う．それぞれのシナリオはお互いに見せない．	15分
3.	ロールプレイ終了後AとBは，お互いの状況と心情について用紙に書き込む．	10分
4.	シナリオを交換し，BはAにどのような心情で話をしていたかを話す．また，Aの対応が心情に沿っていたかについて感じたことを話す．	5分
5.	A，Bの役割を入れ替え，2〜4を繰り返す．（新しいシナリオで）	
6.	どうすれば気持ちを汲みとった対応になるか話し合う．	10分

 シナリオ1：課題をやってこない学生

〈教師A用シナリオ〉

　あなたは，教師になって5年目で，そろそろ教師というものにも慣れ，講義の合間に冗談を挟んだりしながら，それなりに講義もできるようになったと自信をもち始めています．そして，あなたは，看護師という仕事は患者の生死に直結する仕事であり，学生はもっと真剣に勉強するべきだという思いを普段から抱いています．

　2年生の後期授業において，あなたは看護倫理に関するレポート課題を出すように学生に言いました．提出までの期間は2週間で，現在は実習，試験もないので，分量的には問題ないだろうと考えています．

　提出期限を過ぎたあと，レポートを確認してみると，1人の学生が提出していません．そのまま，2日待ってみましたが，それでも提出はなく，学生からの連絡もありませんでした．学生は長期病欠というわけではなく学校には来ています．また，レポート課題を出した日の授業では，出席カードは提出されています．しかし，その学生は普段からやる気が見られず，代返などもしているようです．

　あなたは，看護倫理はすごく重要な内容で，なんとかしっかり勉強してもらいたいと思っています．そこで，課題を出さない理由を聞こうと，学生を放課後呼び出しました．

　今から学生と対話して学生が課題を出さなかった理由と，普段からやる気がみられない理由について聴き出してください．

〈学生B用シナリオ〉

　あなたは20歳の山○K子さんです．医師になろうと医大を受験したのですが，合格することができませんでした．1年浪人したものの学力は伸びず，親の勧めもあり看護師の学校に入学しました．家は経済的に裕福とは言えず，1年浪人し経済的負担を両親にかけてしまったこともあり，生活費は自分でアルバイトをして稼いでいます．2年生になり専門科目が始まりましたが，今ひとつ看護師になろうというモチベーションが高まりません．しょせん，看護師は医師の手伝いをしているだけじゃないかと思う気持ちもあります．現在のところ辞めようとまでは考えていません．必要最低限のことだけして免許だけ取っておこうと考えています．

　今日，○川先生から呼び出されました．この先生は，看護のことを熱く語る先生で，うっとうしいと思っています．呼び出された理由は，看護倫理のレポートを出さなかったことでしょう．レポートを出さないといけないとは思いつつも，日々のアルバイトで疲れ果てていたこと，ギリギリにやろうと思っていたところ，アルバイト先で男の子に誘われて，息抜きを優先して遊びに行ってしまったためできなかったのです．毎日やりたくもない勉強とアルバイトで疲れ果てているので，その男の子と遊ぶのはストレス発散になります．また，シラバスには成績は試験で評価すると書いてあったので，レポートの位置づけが不明だとも思っています．お説教はたくさんなのでさっさと帰りたいです．

 シナリオ2：傷つきやすい学生

〈教師A用シナリオ〉

　あなたは，教師になって5年目で，そろそろ教師というものにも慣れ，講義の合間に冗談を挟んだりしながら，それなりに講義もできるようになったと自信をもち始めています．そして，あなたは，看護師という仕事は患者の生死に直結する仕事であり，学生はもっと真剣に勉強するべきだという想いを普段から抱いています．

　1年生の後期に授業をしていたとき，前の方の席で隣の席の学生と私語をしている学生がいました．少し私語が続き，周りの学生も迷惑そうにチラチラとそちらのほうを見ていましたので，あなたは注意することにしました．

　「○山さん，授業中に私語をすると，皆の迷惑になるので止めてくださいね．授業に関係することであれば，手をあげて発言してください．○山さん，何かありますか？」

　その学生は，何も言わずに黙りましたが，顔が紅潮し，そのまま授業終了後まで俯いていました．その後，あなたの授業では後ろの方に座り，あなたに対してもどこか避けるようになってしまいました．○山さんは非常に頑張り屋で，ほかの先生からの評判も前期の成績もよいようです．授業レポートもしっかり書かれていました．ただ少し思い込みが激しいような印象がありました．そこで，授業レポートを個別に返却する際に，少し話を聞いてみることにしました．

　今から学生と対話して，この学生がいったいどういった気持ちでいるのか，聴き出してみてください．

〈学生B用シナリオ〉

　あなたは18歳の○山Ｍ美さんです．看護師になろうと入学してきた1年生です．あなたは，お母さんが看護師であり，看護師という仕事に強い憧れをもち，素晴らしい看護師になろうと頑張っています．あなたは少し神経質なところがあり，何でも完璧にやりたいと思っています．しかし，完璧を目指してもなかなか思うように行かず，苦しくなることもしばしばあります．友達からは，もう少し適当でいいじゃん，などとも言われますが，看護師は命を預かる仕事であり，適当ってどういうことかといらだつこともあります．しかし，友達に強く言うこともできず，曖昧に頷いています．今日は，○川先生の授業です．まだ授業が始まったばかりで，あまりどのような先生かわかりませんが，看護に対する情熱は尊敬できると思っています．いつものように前の席に座り授業を聞いていました．後ろの方では少し私語をしている学生がいます．授業の途中で，隣の席の○田さんが，「この○川先生ってちょっと暑苦しいよね．何か○○に似てるよね．○○って知ってる？」と話しかけてきました．○田さんは，少し騒がしい子ですが陽気な性格で，あなたの一番仲のよい友達です．あなたは，『ちょっと静かにしないとダメよ．○○って知らないな』と，注意をしつつ話を合わせていました．そのときです．突然，○川先生があなたを名指しで注意してきました．後ろの席にも私語をしてる人がいるし，実際に話ししてたのは，○田さんなのに，どうして私ばっかり注意するのかとあなたは思いました．尊敬できると思っていた先生から名指しで吊るしあげられたことが悲しくて，もう○川先生の顔を見ることができませんでした．その後も，○川先生の顔を見ると，あなただけ目の敵にされているようで怖くなります．授業もなるべく離れて座るようになりました．でも，今から授業のレポートを返してもらいに先生の部屋に行かないといけません．きっと，私のレポートを見て笑っているんだと思ってしまいます．授業中べらべら喋っているからこの程度のレポートしか書けないとか思われているんだと思います．少し涙が出てきました．きっと先生の前に出れば何も話せなくなってしまうでしょう．ああ，取りに行くのが本当に嫌です．

　でも，もう先生の部屋の前です．ぎりぎりの勇気を振り絞って，部屋に入りました．

振り返りシート（教師用・共通）

学生はどのようなことを考えているように見えたか

どうすれば気持ちを汲みとった対応になるか考えよう（2人で）

振り返りシート(学生用)
教師はどのようなことを考えているように見えたか
教師の対応にどう感じたか

 ワーク4：臨床教育判断能力(学生のレディネスの見極め)，レディネスに応じた教育をする力を養う

目的 経験型実習教育は，学生の体験に焦点をあてリフレクション(reflection)を学生とともに行うことで，体験に意味づけをして反省的経験とするものである．学生の体験に対し発問を繰り返しながら，学生の経験に迫っていくプロセスを踏む．このとき学生の学習準備状況によっては，具体的に指示を出して学生の次のステップを明確にしなければならない場合もある．あるいは，考え方のヒントとして助言を与えることも時には必要である．本ワークでは，学生の状況は判断しつつ具体的に指示を出す方法と，助言を行う方法を演習し，レディネスに応じた教育をする力を養う．

必要物品：1人1枚の色紙(裏表で色が違うもの，2人1組で同じ色の色紙を使用)

オーダーワーク

1.	2人1組となり，リーダー役A，フォロワー役Bを決める．	
2.	AはBに目をつぶってもらったあとで，自分のもっている色紙を適当に4つに破り，かき混ぜる．	
3.	Aは紙切れをBに渡し，Bは目を瞑ったまま紙切れをつなぎ合わせて，もとの色紙を再現する．2分経過したところで作業を中断する．	2分
4.	AはBに言葉で指示する．	
5.	A，Bの役割を入れ替え，2〜4を実施する．	
6.	どちらも終わったら振り返りシートを記入し，記載内容を共有する．	10分

振り返りシート

指示されている時に気づいたこと・感じたこと

指示する時にこころがけること

アドバイスワーク（オーダーワークに引き続き行う）

1. 2人一組となり，リーダー役A，フォロワー役Bを決める．
2. AとBはオーダーワークで使用した4分割された色紙を重ねて破り8枚にする．
3. Bは作った紙切れをAに渡し，Aは自分の作った紙切れと合わせて16枚の紙片を混ぜ合わせる．
4. Aは混ぜ合わせた紙片をBに渡し，Bは紙片を繋ぎ合わせて，もとの2枚の色紙を復元する．作業は目を開けたまま行う．2分たったら終了する． 2分
5. AはBに言葉で助言する．Bは助言に従っても従わなくてもどちらでもよい．
6. A，Bの役割を入れ替え，3～5を実施する．
7. どちらも終わったら振り返りシートを記入し，記載内容を共有する． 10分

振り返りシート

助言されている時に感じたこと

助言する時にこころがけること

ワーク5：reflection-on-action を実施する力，状況把握能力，臨床教育判断能力を養う

目的 反省的実践家は reflection-in-action と reflection-on-action を行い，実践中，実践後に活動の生産性を高め熟達化を進めるべく省察を繰り返していく．本ワークでは体験に近い事例を選び，そのときの自分の体験を振り返ることで再利用可能な知を生み出す反省的実践家としての reflection-on-action を学ぶ．また，事例から教師と学生の思考と，教師が学生に及ぼす影響を考え状況把握能力を養う．さらに，その後の対応や実際にどうすればよかったかなどの改善策をグループで考察することで，臨床教育判断能力を養う．

実施手順

1.	次の4つの事例を読み，自分が体験したものに最も近い事例を選ぶ．	15分
2.	事例を選んだら，同じ事例を選んだ人たちとグループになる．（1グループ4人程度，同じ事例を選択する複数のグループがあってもよい）	5分
3.	個人用ワークシートに記入する．（自らの体験を思い出す）	20分
4.	グループワークを始める前に，事例の詳細な部分を皆で決める．	20分
5.	グループで話し合い，グループ用ワークシートに記入する．	40分
6.	その後のフォローと，指導の改善について，ロールプレイ用シナリオを作成し，ロールプレイする．	1グループ15分

事例1 学生の返答を待てずに答えを言ってしまった

- 統合実習2日目．
- 受け持ち患者の疾病についての事前学習は行っているものの，ほかの疾病と関連づけて理解できていないため教員が質問を行った．
- 学生からは全く返答がなく，2，3分沈黙が続いた．教員が再度質問を行うが返答がなかった．結局，教員がその答えを言ってしまった．
- その後学生は自己学習せずに，疑問点などは教員に尋ねるようになった．

事例2 教員の質問や発問で，学生が混乱してしまった

- 学生が，教員からみると優先順位の低いと思われる看護計画の実施内容について，質問をしてきた．
- 重要な部分の情報収集やアセスメントが適切にできていないように見えたため，看護計画を再度検討させたほうがよいのではと教員は考えた．
- そこで教員は，気づいてほしいと思うアセスメントに対しての質問や発問を繰り返した．
- その後学生は，その患者にとって必要な看護が見出せないまま実習を終了してしまった．

事例3 自己中心的な学生に怒ってしまった

- 学生が「私がせっかく立てた看護計画を受け持ちの患者さんは実施させてくれない．患者が悪い」と言って怒っている．

- そこで，教員は学生に対し「看護計画は患者さんのものである．患者さんのニーズに合ったものでなければ意味がない．再度考えてくるように」と指導を行った．
- すると学生は「私は患者さんにとって，これが必要だと思います．実施させてくれない患者さんが悪い」と言った．
- この学生の態度に対し，教員は思わず「あなたの方が悪い！」と強く言ってしまった．
- その後，学生は教員から距離を置くようになってしまった．

事例4 態度の強い学生に何も言えなかった

- 4人1グループで実習を行っていた．そのなかの1名に，以前より教員に対して非難と受け止められるような言動を繰り返す学生がいた．
- 実習2日目のカンファレンスで，その学生は全く意見を出さず，意見を促しても「別に…．特にないです」と興味なさげに言い，意見を全く出さなかった．
- その後も，学生は同様の態度が続き，グループ全体の発言も少なくなっていった．
- 教員は個別的な指導は行わず，「もっと各人意見を出さなければ，学びが深まらない．活発に発言するように」とグループ学生全員に対する指導を行った．
- 結局，実習終了まで，その学生からカンファレンスで意見が出ることはなかった．

振り返りシート

この教員は，なぜこのような指導をしたと思うか（意図，心情も含めて）

この指導は，学生にとってどのような悪い影響があると思うか

この指導は，学生にとってどのようなよい影響があると思うか

この後,どのような関わりをすればよいと思うか(フォロー)

この場面においては,どのような指導をすればよいと思うか(改善策)

V 経験型実習教育において学生がすべきこと

　経験型実習教育を実施するうえで,学生は単なる受け手ではなく,主体的な学習者として参加していく必要がある.学生は教師がその場に存在するかしないかにかかわらず,学生は受け持ち患者との関わりを中心としたさまざまな体験をし,自分なりに自分の体験に意味づけしていく学習活動を行っている.教師は学生の体験への意味づけがひとりよがりにならないよう,貴重な経験が流されてしまわないよう関わっていく.経験型実習教育においては,学生の経験こそが教材であり必要不可欠なものである.経験型実習教育において学生がすべきこととして,①直接的経験を振り返り,②直接経験の表出,③教師からの働きかけを受け止めながら経験の意味を探求すること,の3つがあり,学生は教師とともに自らの経験の意味を探ることが求められている[1].

VI 経験型実習教育を実施するにあたって必要な学生の力

　経験型実習教育において学生がすべきこととして,教師とともに自らの直接経験の意味を探求していくことが求められていると上述した.では,学生が主体的に経験型実習教育に参加していくためには,どのような準備と力が必要なのであろうか.表2-4に実施すべきこと,表2-5にそのために必要な学生の能力と準備を示す.
　学生が教師とともに経験型実習教育を進めていくためには,どのような経験であれ教師に表出することが求められる.教師が学生の経験に近づくためには,教師の対話する力が不可欠であるが,学生の表現する力もまた重要である.学生の表現する力が優れているほど,教師は学生の経験に近づくことが容易となる.自らの体験を表現するためには,患者

表2-4 探求を進めるために必要な学生の5つの能力と主に対応する授業過程モデルのステップ

a. 自分の経験・感じたことを大切にできる力	①直接的経験の振り返り
b. 自分の経験を振り返り気づく能力	
c. 表現能力	②直接的経験の表出
d. 教師への信頼	③教師からの働きかけを受け止めながら経験の意味を探求する
e. 人の意見を受け止め自分で考える力	

表2-5 経験型実習教育における授業過程のモデルを展開するために必要な学生の力と準備

	前提	主体的に学ぶ意欲
a.	自分の経験・感じたことを大切にできる力	・自己効力感 ・自尊感情
b.	自分の経験を振り返り気づく能力	・気づく力 ・感動する力
c.	表現能力	・医学知識 ・看護知識 ・言語化能力
d.	教師への信頼	
e.	人の意見を受け止め自分で考える力	・柔軟性・多様な価値を認める力

の疾病や看護について知っていることが望ましく，一切の知識がない状態では，患者の状況を客観的に述べることも困難となる．

　自分の経験・感じたことを大切にできる力については，その力が乏しければ，教師の顔色を見て自分の意見を教師の考えに沿うように歪めてしまうかもしれない．また，自分の経験を振り返り気づく能力が乏しい学生は，貴重な経験を見逃してしまうかもしれないし，嫌な経験は避けて流してしまうかもしれない．そもそも，教師への信頼がなければ，学生は自らの体験を教師に話そうと思わないだろう．そして，人の意見を受け止め自分で考える力が乏しければ，教師の言葉を受け入れず，自らの考えに固執し経験の意味づけがひとりよがりになる可能性がある．そのため，教師の言葉の意味を考えられるよう，多様な価値を認める力，柔軟性が必要となる．

VII 学生のレディネスを整えるワーク

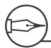
ワーク1：学生の主体性の向上と知識の必要性について実感させる

　目的 経験型実習教育は，教師からの一方的な働きかけではなく，学生自らが学んでいく姿勢が重要である．また，学生が体験について語る言葉をもっていなければ，教師は学生の経験に近づくことが困難となる．

　本ワークは，学生に医療現場における医師と看護師とのコミュニケーションをビデオに

て閲覧させ，その会話の意味をつかむためには知識が必要であることを悟らせ，自主的な学習を行っていくようにするものである．

必要物品：医療場面のDVD（専門職同士が会話しているもの，看護師の申し送り場面など）

実施手順

1.	学生に対し，医師と看護師とのコミュニケーション場面のDVDを視聴させる※． ※看護師の申し送りを記録したDVDでも可	10分
2.	学生は，DVDの中で意味のわからない言葉を聞き取ってメモしていく．	
3.	言葉の意味を調べてくることを次回までの課題とする．	
4.	(2回目授業)5, 6人の学生グループで，調べてきた言葉について話し合う．	20分
5.	教師が言葉の解説を行う．	
6	再度同じDVDの視聴をさせ，内容について確認する．	

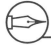

ワーク2：多様な価値観があることを知る

目的 経験型実習において，学生は教師からの働きかけを受け止め経験の意味を探求していくことが求められている．この時，教師からの働きかけを受け止めず，自らの考えに固執してしまっては，経験の中にあるたくさんの学びの機会を失ってしまうかもしれない．学生は，経験型実習教育を受けるための準備として，他者のさまざまな意見を受容できるようになっておく必要がある．

本ワークは，他者の価値観の多様性を体験することで，受容について具体的な理解を深め，他者の意見を受け入れられるようにするものである．

実施手順

1.	作業フォーマットの4つの項目について，パートナーに求めるものの順位を決め自分の順位欄に記入する．	
2.	3〜4人でグループを作る．	
3.	作業フォーマットにグループメンバーの名前と優先順位を記入する．	3分
4.	優先順位について，グループメンバーと話し合い，合意できたものだけを，「合意順位」の項目に記入する．（話し合いは多数決を取らない．じゃんけんやくじ引きではなく話し合いで合意に至るようにする．必ずしもすべて合意に至る必要はない．）	15分
5.	話し合い終了後，振り返りシートに記入する．	10分
6	記入後，価値観が違う人を受け入れるための方法について話し合う．	10分

第2章　経験型実習教育を行うための能力を伸ばす研修プログラム

作業フォーマット

項目	お金	優しさ	誠実さ(嘘をつかない)	自由(束縛しない)
自分の順位				
他者の氏名・順位				
合意順位				

振り返りシート

自分と他の人の優先順位が同じにならないのはなぜか

どうすれば価値観が違う人を受け入れることができると思うか

引用文献

1) 安酸史子：学生とともにつくる臨地実習教育　経験型実習教育の考え方と実際，看護教育，41(10)：814-825, 2000.
2) Knowles MS：The Adult Learner；A neglected species, 4th ed, Gulf Publishing, 1990.
3) Dewey J 著，植田清次訳：思考の方法，春秋社，1950.
4) Dewey J 著，市村尚久訳：経験と教育，27，講談社，2004.
5) Mayeroff M 著，田村真，向野宜之訳：ケアの本質　生きることの意味，ゆみる出版，1987.
6) Noddings N 著，佐藤学訳：学校におけるケアの挑戦　もう1つの教育を求めて，ゆみる出版，2007.
7) Bandura A：Self-efficacy；The exercise of control, Worth Publishers, 1997.

参考文献

1) 諏訪茂樹：看護にいかすリーダーシップ 第2版，医学書院，2012.

第3章 教材化のためのワークショッププログラム

　経験型実習教育では，学生が直接的経験を振り返り，反省的経験にしていくことで，自らの経験を意味づける力を育むことを支援する．経験型実習における教師の役割は，学生の話をよく聴くことにより学生の経験の把握や明確化を行い，学習可能事項を考え，関わりの方向性を考えてアプローチし，学生の経験の意味づけを援助することである．

　経験の意味づけを援助するためには，学生が直接的経験で捉えた素材から教材化を図る力が重要である．

　そこで，教師（大学教員）と臨地実習指導者が共同して経験型実習教育に取り組めるよう，経験型実習教育への理解を深め，学生の経験を教材化するプロセスを学ぶワークショッププログラムを開発した．

I 事例の教材化を学ぶワークショップ

(1) 対象者

　看護学実習を担当する教員

(2) 本ワークショップのねらい

- 実習に関わる教員が経験型実習教育への理解を深める．
- 自身が看護学生だったころを振り返り，現在の実習生を理解するための手がかりを得る．
- 『指導型実習教育』と『経験型実習教育』の相違点を学ぶ．
- ロールプレイをとおして指導のプロセス，有効性などを評価する方法を学ぶ．
- 現在の看護学生像を確認し，教員・指導者が看護学生に対し共通認識をもつ．
- 事例による教材化をとおし，実習場面の教材化プロセスを学ぶ．

(3) ワークショップの具体的な展開方法

表 3-1　教材化ワークショップの流れ

1．経験型実習教育について理解する
1) 経験型実習教育とは：経験型実習教育講義(経験型.com)動画視聴 　http:/経験型実習.net/ 2) 自分自身を振り返る 　個人ワーク①：自らの実習について思い出す 　個人ワーク②：自らの指導について振り返る
2．経験型実習教育の教材化を学ぶ
1) 指導型実習教育と経験型実習教育との違いを考える 　グループワーク①：『指導型実習教育』と『経験型実習教育』の相違点 2) 事例の教材化 　グループワーク②：教材化シートの記入 　ロールプレイ：教材化した内容のロールプレイ 　グループワーク③：教材化シートの振り返りと評価

1. 経験型実習教育について理解する(表 3-1)

(1) 経験型実習教育についての講義ビデオを視聴し，経験型実習教育の基本的な考え方を学ぶ．

(2) 自らの経験を振り返る個人ワーク①，②を実施する．個人ワーク①(図 3-1)では，学生時代の実習を振り返り，楽しかったことや辛かったこと，およびそれに関して指導者がどのように関わっていたかについて記載する．個人ワーク②(図 3-2)では，看護学実習で実習生にどのように関わっていたか，またどのような指導を行いたいかを具体的に記録する．

自分が学生時代の実習で楽しかったこと，辛かったこと
実習の楽しかったことや辛かったことに，当時の教員はどう関わっていたか

図 3-1　個人ワーク①：実習体験の振り返りシート

自分は今までの実習で学生にどう関わっていたか
どのように学生に関わりたいか

図 3-2　個人ワーク②：実習指導の振り返りシート

『指導型実習教育』の特徴	『経験型実習教育』の特徴
『指導型実習教育』と『経験型実習教育』の相違点	

図 3-3　グループワーク①：指導型実習教育と経験型実習教育の相違点シート

2. 経験型実習教育の実践力を高める

(1) 個人ワーク①と個人ワーク②の結果をグループで共有し，『指導型実習教育』と『経験型実習教育』の相違点をディスカッションし，グループワーク①：指導型実習教育と経験型実習教育の相違点シート(**図 3-3**)に記載する．グループの人数は，4〜6 人程度が望ましい．

場　面	実習生が経験していること
患者が経験していること	学習可能内容
関わりの方針・方法	

図 3-4　グループワーク②：教材化のフォーマット
〔藤岡完治，安酸史子，村島さい子，他：学生とともに創る臨床実習指導ワークブック 第2版，107，医学書院，2001．より〕

(2) 事例1 を用いてグループワーク②を実施する．このグループワークでは，グループワーク②：教材化のシート(図3-4)用いて教材化を実施する．

その後，作成した教材に沿ってロールプレイを実施する．実施後，事例の教材化のプロセスをグループ内で振り返り，学生の学習可能事項や学生への教育的配慮(表3-2)として取り組む内容，指導方法について教材化を行っているか確認し，グループワーク③(図3-5)を実施する．教材化の流れは図3-6の通りである．

事例1　起こった出来事

学生Aは変形性膝関節症の女性の患者Bさん(術後1週間目)を受け持つこととなった．

受け持ち2日目(術後9日目)に，患者が更衣をしている時に，「膝を曲げられないから，自分で靴下がじょうずにはけないのよ」と話された．学生は励まそうと思い，「きちんとはけていますよ」と声をかけたが，Bさんからは何の返答もなかった．

同日の他の場面でも，Bさんが学生Aに「リハビリの先生にもっと頑張るように言われたんだけど…．痛みがあるし，怖いのよ」と話されたため，「大丈夫ですよ．頑張ってますよ．」と声をかけたが，Bさんからの返答はなかった．

学生Aは，「Bさんはよく話をしてくださるけど，なかなか話が続かないのです．どうしたらよいのかわかりません」と悩んでいると担当教員に相談してきた．

表 3-2 経験型実習教育における教育的配慮

①実習オリエンテーションでは，実習の目的や目標を話し合い，教師や指導者を学習のリソースとして活用するよう伝える
②学生の心配事や希望を聞き理解する
③学生の学習上の強みを発見する
④実習で成果が上がるという予感がもてるようにする
⑤成功体験ができるように調整する
⑥教師や指導者がモデリングの対象となる
⑦学生のレディネスを把握したうえで，逐次レディネスの書換えを行う
⑧形成的な評価の視点をもつ

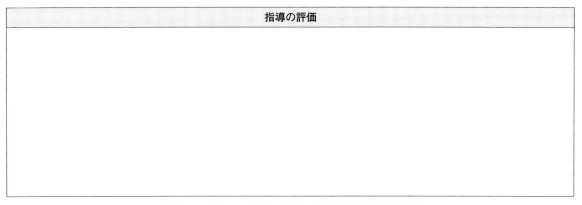

図 3-5　グループワーク③：教材化と指導の評価

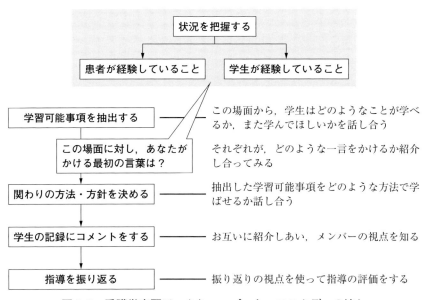

図 3-6　看護学実習ワークショップ—ケーススタディの流れ

II 教員と臨床実習指導者とがともに行う経験型実習教育ワークショップ

(1) 対象者

看護学実習を担当する教員および臨床実習指導者(グループに両者が含まれており,さらに教員は教材化ワークショップを修了している状態が望ましい)

(2) 本ワークショップのねらい
- 実習に関わる教員と臨床実習指導者が経験型実習教育への理解を深める
- 教員と臨床実習指導者の考え方の違いを知る
- 教員と臨床実習指導者の実習教育に対する価値観を共有する
- 気になる事例や困難事例に対する経験型実習教育の方法について学ぶ

(3) ワークショップの具体的な展開方法

事前準備:気になる事例や困難事例の収集.

ワークショップの事前に,教員や臨床実習指導者が振り返りたいと思った事例や指導困難と感じた実際の事例を収集し,個人情報に関して倫理的措置を行った後,グループ数の半分くらいの事例を提示する(4グループであれば2事例程度,内容は 事例2 , 事例3 を参照).

事例2 多重課題に対応できない学生

患者Aさんは40歳代の未婚女性で,脳腫瘍の精査加療のため手術目的で入院した.学生Bは入院時からAさんを受け持ち,入院翌日に手術施行,術後1日目より歩行開始となった.術前,術後とも意識レベルはクリアで学生とのコミュニケーションはよく取れていた.

術前から患者Aさんの「困っていること」として,視野狭窄,視力低下が出ており,『最近物がよく見えなくなってきた』『ちょっと視野が狭くなってきたような気がする』と学生Bに直接訴えていた.さらに術後は,『入院前は毎日髪を洗っていたのに何日も髪を洗えないから気持ち悪いのよ』と訴えていた.しかし,アセスメントでセルフケア不足を看護問題として捉えることができず,看護問題の抽出・看護計画の立案がなかなかできなかった.

学生Bは術後2日目の行動計画として,午前中にバイタルサイン測定,清拭,足浴を立案してきたが,朝の計画発表で指導者からシーツ交換を依頼された.さらに,シーツ交換の準備をしているときに廊下を歩行中のAさんに声をかけられ,『午前中に髪を洗ってもらえないかしら』と依頼された.学生Bはシーツの準備の途中で,『先生,今日の計画が達成できません.何をどうしていいかわかりません.こんなに午前中にできるわけありません.』と泣きそうに教員のもとにアドバイスを求めに来た.突然のケア計画変更にどうしていいかわからなくなったとのことであった.

事例3 一人で実施する学生

学生Cは,明るく元気で,患者への対応はじょうずにできる.受け持ち患者Dさんは

高血圧の既往があり，内服コントロールしていた．今回検診で肺癌が発見され手術目的で入院となった．

　受け持ち初日にバイタルサインの測定を学生Cと教員で実施し，教員から学生Cに『血圧はどうでしたか？　異常はありましたか？』と質問したところ，『特に異常はありませんでした』と答えた．実際は減圧速度が速く，拡張期血圧が正確に測定できていなかった．入院時のカルテにはBp 148/92 mmHgと記載されてあった．教員が『もう一度測ってみましょうか？』と促したが，『測定できたので大丈夫です』と答えた．

　学生Cの午後のバイタルサイン測定の時間がほかの学生のケアの時間と重なっていたため，教員は『高血圧があり術前であるため血圧測定が重要であること，教員の指導のもとでバイタルサイン測定を実施する必要があること』を説明し，計画の時間を変更するよう指導した．教員が病室を訪問すると，Cは1人で血圧測定を実施中であった．

　教員がなぜ1人で血圧測定をしていたのか尋ねたら，『だってDさんが今から測ってって言ったから…』と答えた．

1. 経験型実習教育について理解する

　経験型実習教育についての講義ビデオを視聴し，経験型実習教育の基本的な考え方を学ぶ．

ワークショッププログラムの流れ

事前準備：気になる事例や困難事例の収集
1. 経験型実習教育について理解する
1)経験型実習教育とは：経験型実習教育講義（経験型.com）動画視聴 　http:/経験型実習.net/
2. 経験型実習教育の実践力を高める
1)教員と臨床実習指導者の学生の見方の共有 　グループ作成と事例の選択 　個人ワーク①：学生の強みと学びを考える 　グループワーク①：個人ワーク①のグループ内発表 2)具体的対処の学習 　グループワーク②：経験型実習指導の関わりシートの記入 　ロールプレイ：関わりシートの内容をロールプレイ 　グループワーク③：経験型実習教育の関わり評価シートの記入

2. 経験型実習教育の実践力を高める

（1）教員と臨床実習指導者の価値観の共有

　それぞれ事例を読み，検討したい事例を選択し，グループになる．この際，グループ内には教員と臨床実習指導者の両者が含まれるように，グループ分けを行う．また，実習領域も近いものが集まるようにする．グループの人数は4〜6人程度が望ましい．

学生の直接的経験

そのときの状況の推測

学生の強み

学生の学習可能内容

図 3-7　個人ワーク：ワークシート

　グループが形成された後，選択した事例について個人ワーク①を実施し，グループ内で学生の見方について共有する（図 3-7）．
　(2)の経験型実習指導の関わりシート（図 3-8）を使用し，グループ全員で指導者の関わりの方向性について検討する．関わりの方向性をもとに，グループでシナリオを作成し，ロールプレイを実施する．ロールプレイの発表を見て，グループの発表ごとにディスカッション行う．その後，グループで経験型実習教育の関わり評価シート（図 3-9）の記入を行う．

3．ワークショッププログラムの有効性
　臨地実習の場に経験型実習教育を導入するためには，臨地実習指導者と指導教員とが経

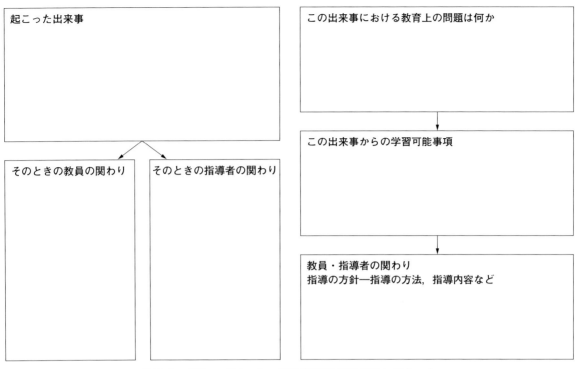

図3-8 グループワーク：経験型実習指導の関わりシート

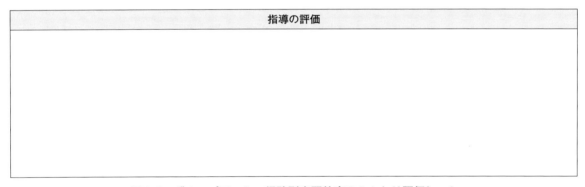

図3-9 グループワーク：経験型実習教育のかかわり評価シート

験型実習教育の理論と方法をともに学び，交流を図るワークショップの場をもつことが重要である．

筆者らがワークショッププログラムを実施した結果，以下の5点の有効性が確認できた．
①経験型実習教育の理論と指導方法を学習することにより，実習場面での学生の経験の意味づけを支援することができる．
②自分が学生だったときの悩みや喜びなど自分自身の経験を振り返ることで，実習生への理解が深まり，学生像を捉えることができる．
③事例によるワークを繰り返し行うことで，教材化の流れが理解でき，実習場面で教材化を実施することができる．

④グループディスカッション，ロールプレイを実施することで，相互の看護観に触れる経験ができ，実習指導に生かすことができる．

⑤教員と臨床実習指導者がともにワークショップを行うことで，それぞれの価値観を共有でき，実習における指導方法や内容の不一致を減らすことができる．

III 経験型実習教育教材DVDを使用した展開方法

　経験型実習教育を効果的に実施するためには，臨地実習で展開するだけでなく学内の授業で実習に向けた準備を行う必要がある．

　「経験型実習教育教材DVD」を使用した展開方法について概説する．事例ビデオ教材は，成人看護学実習で遭遇する事例を設定し，教員や指導者には具体的な場面での関わり方（教材化）を考える教材として，学生には臨地実習の事前学習教材として活用できるよう企画した．本DVDはリアリティを追求し，メタ認知能力や発問力の育成，追体験によるリフレクションの疑似体験ができるよう工夫した．

1. 事例DVDの構成
①成人期の事例紹介（病名：悪性リンパ腫，治療：化学療法）
②Scene 1：看護学生と患者の関わりの場面（検査からの帰室途中に起こった出来事）
　→振り返りのための発問（学生用，**表3-3**）
③Scene 2：看護教員と看護学生と患者との関わりの場面（一方的な指導編）
　→振り返りのための発問（教員用・学生用，**表3-4**）
④Scene 3：看護教員と看護学生と患者との関わりの場面（双方向的で教育的な指導編）
　→振り返りのための発問（教員用・学生用，**表3-5**）

2. 本DVDの活用目的
①学生：患者理解・自己理解および教員・指導者に対する理解を深める．
②教員・指導者：学生理解・患者理解を深めるとともに，自身の教育を振り返り自己理解を深め，自身のよりよい教育スタイルの確立に役立てる．

3. 活用方法
①事例の内容を書き留める．あるいは事例紹介と発問をコピーして配布し，患者が現在どのような状態かを把握する．
②患者：田中さん
　学生：佐藤さん ｝それぞれの立場で発問について考え，ディスカッションする．
　教員：鈴木先生
③現在の患者の状態を踏まえながら，「Scene 1：看護学生と患者の関わりの場面」を見て，**表3-3**の発問について考え，ディスカッションする．

表 3-3　Scene 1：看護学生と患者の関わりの場面の発問

→あなたが看護学生の佐藤さんだったら，
1. この場面で自分はどのような経験や思いをしていると思いますか？
2. この場面で患者の田中さんはどのような経験や思いをしていると思いますか？
3. この場面から気づいたことや学んだことはありますか？

表 3-4　Scene 2：看護教員と看護学生と患者との関わりの場面（一方的な指導編）

→あなたが看護教員の鈴木先生だったら，
1. この場面で教員の自分はどのような経験や思いをしていると思いますか？
2. この場面で学生の佐藤さんはどのような経験や思いをしていると思いますか？
3. この場面で患者の田中さんはどのような経験や思いをしていると思いますか？
4. この場面から気づいたことや学んだことはありますか？
→あなたが看護学生の佐藤さんだったら，
1. この場面で学生の自分はどのような経験や思いをしていると思いますか？
2. この場面で患者の田中さんはどのような経験や思いをしていると思いますか？
3. この場面で鈴木先生はどのような経験や思いをしていると思いますか？
4. この場面から気づいたことや学んだことはありますか？

表 3-5　Scene 3：看護教員と看護学生と患者との関わりの場面（双方向的で教育的な指導編）

→あなたが看護教員の鈴木先生だったら，
1. この場面で教員の自分はどのような経験や思いをしていると思いますか？
2. この場面で学生の佐藤さんはどのような経験や思いをしていると思いますか？
3. この場面で患者の田中さんはどのような経験や思いをしていると思いますか？
4. この場面から気づいたことや学んだことはありますか？
→あなたが看護学生の佐藤さんだったら，
1. この場面で学生の自分はどのような経験や思いをしていると思いますか？
2. この場面で患者の田中さんはどのような経験や思いをしていると思いますか？
3. この場面で鈴木先生はどのような経験や思いをしていると思いますか？
4. この場面から気づいたことや学んだことはありますか？

④現在の患者の状態を踏まえながら，「Scene 2：看護教員と看護学生と患者の関わりの場面」を見て，表 3-4 の発問について考え，ディスカッションする．

⑤現在の患者の状態を踏まえながら，「Scene 3：看護教員と看護学生と患者の関わりの場面」を見て，表 3-5 の発問について考え，ディスカッションする．さらに，Scene 2 と比較，検討する．

⑥患者-看護学生関係，看護学生-看護教員・指導者関係，患者-看護学生-看護教員・指導者関係のロールプレイング用演習事例としても活用可能である．

4. DVD 教材をとおして学習可能な内容

(1) 看護学生にとって学習可能な内容

①現在の患者の状態を正しくアセスメントし，必要な看護について考えることができる．
- 化学療法および副作用についての学習
- 化学療法を受ける患者の理解
- 血液検査データを解釈する力
- 血液データから読み取った患者の状態と事故発生リスクとを結びつけて考える力
- 予期しないことが起こったときにでも，臨機応変に今の患者に必要な看護を考える力
- このような状況におかれたときの患者の心理状態
- このような状況におかれたときの患者の役割や社会的関係の変化

②患者の安全を守ることについて考えることができる．
- 物品などの事前の安全チェックの重要性
- 事故発生を未然に防ぐために，患者の状況に合わせ常に意識下においておくべき留意点について考えておくことの必要性

③学生自身が自分と患者との関わり方について振り返るきっかけとなる．
④患者が看護師から指導を受けている場面について，患者がどのように感じているのかを知り，さらにこの場面が患者指導のきっかけになることを学ぶ機会になる．
⑤成人期の患者の多くは疾患を抱えて社会生活を営んでいるという，「成人期の特徴」を踏まえたうえで，病とうまく付き合うための「自己管理」が重要であることを理解し，自己管理スキル獲得のための支援・看護が重要であることを学ぶ機会となる．
⑥学生自身が自己の考え方や行動の傾向について考えるきっかけとなる．
⑦学生自身の経験一つひとつに，より深い「意味がある」ということがわかり，振り返り考える習慣をつけるきっかけとなる．

(2) 看護教員・指導者にとっての学習可能内容

①看護学生の経験していることや思いについて，さまざまな視点から深く考える機会となる．
②患者が学生との関わりのなか，あるいは教員や指導者である自分との関わりのなかで，経験していることや思いについて，さまざまな視点から深く考える機会となる．
③教員・指導者である自分の教育・指導方法を振り返るきっかけとなる．
④学生に対し，場面の振り返りを促し，気づきを与えるような発問の仕方や関わり方が身につく．
⑤学生自身が自分で気づくためのヒントやロールモデルの提示方法が身につく．
⑥学生，患者の理解を深めたうえで，学生にとっての学習可能内容や関わりの方向性を考えることができる．
⑦実習でのさまざまな場面を「教材化」し，学生の「経験に意味づけ」する支援・指導をする力が身につく．
⑧より教育的で意図的な関わり（アプローチ）の方法を実践していくきっかけとなる．

表 3-6 学生向け経験型実習ワークショップの流れ

1. 直接的経験の振り返り
1)自らの直接的経験を振り返る 個人ワーク①：課題学習シートの記入
2. 困難な経験や想いを共有する
グループワーク①：課題解決のためのポスター作成 ロールプレイ：作成したポスターの事例をロールプレイする ピアレビュー：学生相互評価 グループワーク②：ポスターの修正

Ⅳ 学生を対象とした経験型実習ワークショッププログラム

　学生は実習のなかで，さまざまな体験をしている．その体験は，振り返りを行うことで，いずれも貴重な学びにつながっていく．本ワークショップでは，学生が実習のなかで失敗したことや，課題に感じたことを振り返り，経験から学ぶということを体験することを目指す．そのなかで，実習での失敗や困難さは自分だけではなく，誰もが経験するものであることを知り，勇気をもって次の実習に挑めるようになる．

(1)対象者
　　看護学生

(2)本ワークショップのねらい
　・学生が自らの実習経験を振り返る．
　・「直接的経験」を掘り下げ，「反省的経験」にする方法を体験する．
　・実習における困難さや失敗は自分だけに起こることではないことを知る．
　・自分に自信を持ち，自己効力感を高め，自ら問題解決していくための考え方を知る．

(3)ワークショップの具体的な展開方法(表 3-6)
　　経験型実習での実践力を高める
①直接的経験の振り返り
　学生が遭遇する実習中の困難事例や課題から各自が解決したい困難事例を振り返り，個人ワーク①を実施する．個人ワークでは，その課題の問題点に対して，どのように対応するか，何が学べるかをシートに記載する(図 3-10)．
②困難な経験や思いを共有する
　各自が個人ワークの内容を発表し，同じような事例のメンバーでグループを作る．グループ人数は4〜6名が望ましい．その後，グループで1つの課題を決め，ポスターを作成していく．ファシリテーター役の教員は，グループディスカッション時に直接的経験を反省的経験にできるよう導く．その後，ポスター(図 3-11)に記載の内容を発表しながら，

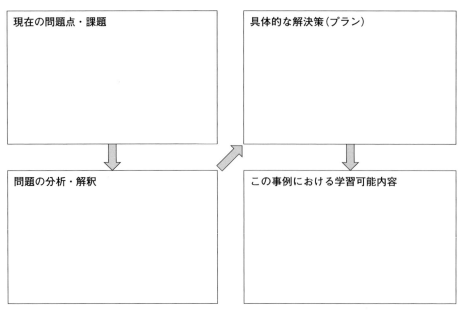

図3-10　個人ワーク①：課題学習のシート

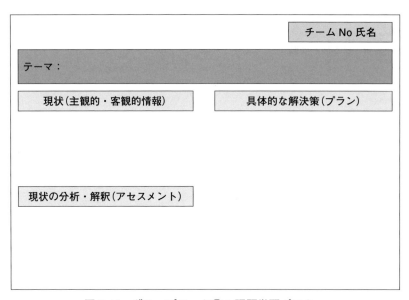

図3-11　グループワーク①：課題学習ポスター

　具体的な解決案をロールプレイする．グループ発表を見て，『よかった内容』『改善するともっとよくなる内容』を付箋紙に記入し（**図3-12**），他のグループのポスターに貼りつけ，ピアレビューをする．
　ピアレビューの内容をもとに，ポスターの内容を修正し完成させる．教員は完成したポスターを画像などにし，全グループのポスターを学生に配布するとよい．

〈記入例〉

（ピンク色の付箋）

① ←グループ名

声が大きくて発表がわかりやすかった．
○○する方法は，ぜひ自分も実践しようと思う．

（青色の付箋）

① ←グループ名

…の場合は，実践が難しいかもしれないので，××したほうがより効果的だと思う．

図 3-12　付箋紙への記入例

参考文献
1) 藤岡完治，安酸史子，村島さい子，他：学生とともに創る　臨床指導ワークブック 第2版，医学書院，2001．
2) 安酸史子：学生とともにつくる臨地実習教育 経験型実習教育の考え方と実際，看護教育，41(10)：814-825，2000．
3) 安酸史子，中野榮子：経験型実習教育の研修プログラム 事例ビデオ教材（成人看護学編），2013．
4) 安酸史子：経験型実習教育の研修プログラムの有効性に関する研究，平成21年度～平成24年度 科学研究費補助金 基盤研究(B) 研究成果報告書，2013．
5) 安酸史子：経験型実習教育の研修プログラム開発研究，平成19年度～平成20年度科学研究費補助金 基盤研究(C) 研究成果報告書，2009．
6) 鈴木敏恵：総合的な学習／プロジェクト学習 ポートフォリオ解説書，教育同人社，2010．
7) 鈴木敏恵：総合的な学習／プロジェクト学習 ポートフォリオシート集，教育同人社，2010．

第五部
事　例

第1章　各領域別の実習展開

第2章　エピソード別の事例展開

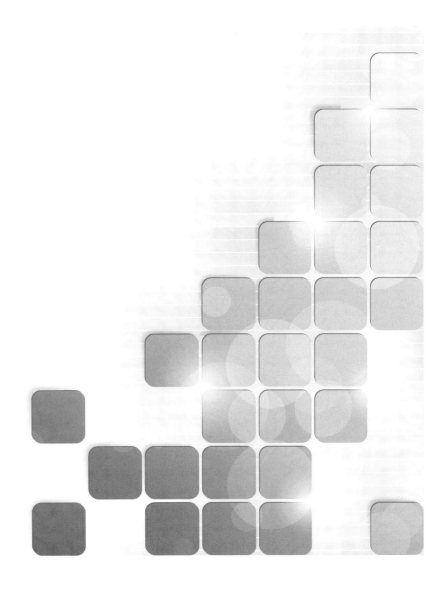

第1章

各領域別の実習展開

I 基礎看護学実習

1. 領域の背景・概要

　基礎看護学実習は，学生にとって初めての実習科目であり，各看護学実習の導入として位置づけられ，各看護学に発展・展開・応用できるような看護実践能力の基盤づくりをする実習である．したがって，基礎看護学実習においては，受け持ち患者との相互作用（コミュニケーション，あるいは援助的人間関係の形成）を通して患者を全人的に理解したうえで，受け持ち患者がより健康的で満足できる日常生活を送ることができるように，看護過程のプロセスを踏みながら，患者に対して安全・安楽な看護技術を提供できる能力が求められる．そして，この繰り返しが看護であることを，体験を通して学生に理解してほしいと考えている．

　基礎看護学実習では，学生にとって何もかもが初めてで，新たな経験の連続であり，経験型実習教育はできない，あるいは不適切であるとの意見がある．しかし，初めて受け持ち患者に接する学生は，学内で学んだ看護技術を実施することに意識が集中しがちで，患者の状態や思いには目が向かない場合が多い．自分が講義・演習で学んだ看護技術を実際に患者にした経験がないから，学生は「してみたい」「しなければならない」という思いでケアを計画するためにひとりよがりの実習になることがある．また，基礎看護学実習での受け持ち患者は，できるだけ人間関係を結ぶのが容易で，患者の反応が得やすいことを考慮して選定しているが，それでも学生は患者になかなか目が向かず，記録物からの情報で患者を捉えようとする傾向がある．しかし，それでは看護技術ではないし，看護をすることにはならないということに気づいてほしい．臨地実習は，学生にとって実際に患者中心の看護を経験する場である．基礎看護学実習は，各看護学実習の導入となるからこそ，学生には講義・演習で学んだ看護学の知識や技術をいったん忘れて，受け持ち患者との関わりを中心にしたさまざまな直接的経験をし，自分なりに自分の体験に意味づけをする反省的経験を繰り返し，患者を中心に置き，どうすることが看護になるかを自ら気づいていくことを大切にしたい．学生自身が気になったり，困ったりした経験の意味を考え，その経験

における自分のあり様を見つめ直すことで，今後同じような状況に直面したときに，よりよく対処することを探求していく経験型実習教育は，学生の主体的に学んでいく力を伸ばすことができるし，学生の自己効力も高めることができる．また，初めて受け持ち患者をもち，実習をする学生の緊張や不安は大きい．自分の体験したことを教員や実習指導者に聞いてもらえた，一緒に考えてもらえたという体験は，学生自身が大切にされた体験となる．そして，その体験は，基礎看護学実習に続く各看護学実習科目に対する，学生の緊張や不安を和らげ，学習意欲も喚起できる．

　基礎看護学実習は3単位であるが，段階的に学習効果をもたらすことを意図し，基礎看護学実習ⅠとⅡの2回に分けて実施している．基礎看護学実習Ⅰは，学生が受け持ち患者の看護上の問題を1つでも見出し，日常生活の支援を中心とした援助を実践し，評価することができるように2年次前期に1単位を実施する．基礎看護学実習Ⅱは，個別的で計画的な看護を実践し，看護過程のプロセスを理解することを主な学習課題として2年次後期に2単位を実施する．ここでは，基礎看護学実習Ⅰ（1単位）について説明する．

2. 実習のねらい・目的・目標

ねらい
受け持ち患者が，より健康的で満足できる日常生活を送ることができるように，患者の生活上のニーズを判断し，安全・安楽な看護技術を提供するための考え方と援助の実際について学習する．初めての実習であることから，受け持ち患者との関わりを通して，患者を全人的に理解することと，援助的人間関係の形成に重点を置く．

目的
医療・看護が提供される場の環境と，そこで入院生活を送る患者を理解し，生活上の基本的ニーズの充足に向けた，日常生活行動の援助を実践しながら，看護専門職者としての基本的態度を学ぶ．

目標	学習目標および課題
1）医療・看護が提供される場の環境の特徴を明確にする．	①受け持ち患者が生活している環境について，あなたが気がかりになったことを説明してください． ②受け持ち患者と患者を取り巻く人々との関係で，あなたが気がかりになったことを説明してください． ③受け持ち患者にとって，健康的で生活しやすい環境とはどんな環境だと思いますか． ④環境が阻害された人はどのようなニーズをもつか，考えてみましょう．

(つづく)

目標	学習目標および課題
2)生活者として医療・看護の対象者を捉える.	①あなたは受け持ち患者に,どのような関心をもっていますか. ②受け持ち患者は,今までどのような生活をしてきた人ですか. ③受け持ち患者の入院後の生活は,入院前の生活に比べ,どのように変化したか考えてみましょう. ④入院生活とそれによる変化について,受け持ち患者はどのように思っていますか. ⑤受け持ち患者と,その家族の気持ちを考えてみましょう.
3)生活上の基本的ニーズの充足に向けて,日常生活行動の援助を安全・安楽に実施する.	①受け持ち患者の生活上の基本的ニーズについて,把握内容を記録し整理しましょう. ②受け持ち患者の生活上の基本的ニーズが,充足しているか否か,判断根拠を示して説明してください. ③生活上の基本的ニーズの充足に向けて,援助が必要なことがありますか.それはどのようなことですか. ④どのような看護技術を用いて援助すると,受け持ち患者の基本的ニーズの充足ができると思いますか.具体的に述べてください. ⑤受け持ち患者に,その看護技術を安全に実施するには,どんなことに留意するとよいと思いますか.具体的に述べてください. ⑥その看護技術を受け持ち患者が,安楽であるように実施するには,どんなことに留意するとよいと思いますか.具体的に述べてください. ⑦あなたが行った援助が,受け持ち患者の基本的ニーズを,充足させることができたかどうかを,どのようなことで判断しますか.
4)受け持ち患者の日常生活の援助をすることを通して,看護専門職者としての基本的な態度を学ぶ.	①受け持ち患者から,看護師としての信頼を得るために,どのように行動をしますか.具体的に考えてみましょう. ②受け持ち患者との,援助的人間関係を築くために,どのようにコミュニケーションをとりますか.具体的に考えてみましょう.

3. 事例のながれ―教材化を中心に

(1) 受け持ち患者の状況
　受け持ち患者（Aさん）はパーキンソン病の76歳の女性である．すくみ足，両手の静止時振戦がある．歩行は前かがみで歩行器を使っている．表情の変化が乏しく，動作は緩慢である．声は小声でやや聞き取りにくい．ドパミン製剤の量調整目的で入院している．病室は4人部屋である．

(2) 学生の状況
　基礎看護学実習Ⅰ(1週間)2日目．緊張しながらも受け持ち患者のベッドサイドによく行き，患者と話をしている．

(3) 直接的経験の場面
　実習2日目午前中に，教員は，看護師から「学生に排泄介助をするか聞いたらできないとのことだったので，全部私がしました」と言われた．詳しく聞くと，学生は患者がトイレに着いても，患者の後ろに立ちじっとしていたため，看護師が歩行器から便座までの移動介助をし，病衣や下着を下すのを介助した．患者の排泄が終わっても，介助のためにトイレに入ったのは看護師だけで，学生は外で立ったままであったと看護師は説明した．

(4) 学生の直接的経験の明確化
　教員は，学生がなぜ受け持ち患者の排泄の介助をしなかったのか明らかにするために，学生が1人でいるときに声をかけた．
教員：「Aさんのトイレ歩行に付き添ったそうですね．Aさんはトイレまで歩行器で行き，後はご自分でできるの？」(直接的経験明確化のための発問)
学生：「いいえ．看護師さんが手伝っていらっしゃいました」(直接的経験の表出)．
教員：「あなたは手伝わなかったの？」(直接的経験明確化のための発問)
学生：「はい．Aさんの気持ちを考えるとトイレの外にいたほうがいいと思ったので，外で待っていました」(直接的経験の表出)．
教員：「Aさんの気持ちって？　対象者の気持ちを考えるというのはとても大事なことよね．あなたは，Aさんの気持ちをどう考えたの？」(直接的経験の明確化のための発問)
学生：「トイレの中にまで学生が入って来たらAさんは嫌だろうと思いました．私だったら恥ずかしいから．だけど看護師さんに"あなたは看護学生でしょ．何もしなくていいの？"って注意されました」(直接的経験の表出)．
教員：「あなたはAさんが恥ずかしい思いをされるのではないかと気になったわけね」(気持ちの受け止め，共感)．
　　　「Aさんが，あなたに排泄の介助を受けることを，嫌だと思ってらっしゃると，あなたは感じたの？」(直接的経験の明確化のための発問)
学生：「はい．……いや，わかりません．」
教員：「Aさんがトイレに行きたいと言われたときに，どうしてあげたいと思ったの？」(直

接的経験の明確化のための発問)

学生:「……」

　教員は学生の直接的経験のさらなる明確化のために,学生が,そのとき何を感じ,何を考えていたのか自分で整理できるように,今日の出来事を詳しく実習記録に書いてみるように促した.学生は翌日,実習記録に以下の内容を記載してきた.

■学生の記録内容(学生の直接的経験)
- Aさんのベッドサイドにいたときに,Aさんが小声で「トイレに行くから連れて行ってください」と言った.私1人で歩行介助するのは危ないと考え,看護師を呼びに行った.
- 看護師がAさんに「では立ち上がって,この歩行器につかまって」と声をかけ,患者が動き出したので,私はAさんに声をかけるタイミングを失ってしまった.廊下を歩きながら,看護師が声をかける前にAさんに声をかければよかったと後悔した.
- 患者と一緒に歩きながら,初めてAさんの排泄に付き添うので,"どうしたらいいのだろう"と考えたがわからず,頭が真っ白になってしまった.
- 看護師に「学生さんお手伝いしますか」と言われたが,私は戸惑ってしまい「初めてなのでできません」と答えた.
- 看護師が急いでAさんを便座の前に立たせ,Aさんに手すりをもってもらい,そして病衣のズボンと下着を一緒に膝まで降ろし,Aさんを便座に座らせた.私は,"自分にもできたかも…"と思った.
- 私が介助すると,昨日会ったばっかりだから,Aさんは恥ずかしいと思うかもしれない.「トイレに行きたい」と言ったときもやっと聞き取れるぐらいの小さな声だったから.
- Aさんが排泄している間,看護師さんも外で待っていた.そのとき「あなたは看護学生でしょ.何もしなくていいの?」と注意された.私は,急に悲しくなって泣きそうになった.
- 病室に戻った後,Aさんに「ごめんなさいね.さっき看護師さんに怒られちゃったわね.トイレぐらい自分1人でできるといいんだけど…情けないわね…」と申し訳なさそうに言われた.

　教員は,学生の記録を読み,学生とのコミュニケーションを通して,学生が自分で直接的経験の意味づけを行い,自ら問題解決の糸口を見つけられるようにと考えて関わることにした.

(5)反省的経験のプロセス

教員:「書いていて自分で何か気づいたことがありましたか?」(直接的経験の振り返りのための発問)

学生:「Aさんは転倒の危険があるのに,Aさんと歩いている間,自分が声をかけられなかった後悔と排泄介助をどうするかで頭のなかは一杯で,Aさんの歩き方とか,

まわりの環境とか安全には全く目が向いていませんでした」(直接的経験の振り返り).

教員:「Aさんよりも，自分の気持ちに眼が向いていたってことかしら?」(直接的経験の意味づけ，確認・共有)

学生:「それから，Aさんが小声で『トイレに行きたい』と言ったのをAさんの羞恥心のためと思ったけど，もともとAさんは病気のために声が小さい人だったってことを思い出しました．だから羞恥心があるから，私が介助するのはよくないと思ったのは，早とちりだったかもと…」(直接的経験の振り返り，表出)

教員:「Aさんの気持ちをどう理解したらよかったと思う?」(患者の気持ちの推測のための発問)

学生:「やっぱり排泄の介助を受けるのは，だれでも嫌だと思います．Aさんも早く1人でできるようになりたいと思っているけど，今は1人でできないから仕方ないと思っていらっしゃると思います」(患者の気持ちの推測の言語化).

教員:「Aさんのその思いを大切にして，これからあなたは，Aさんにどうしてあげたい?」(問題解決に向けた発問)

学生:「恥ずかしい・嫌だと思うことは，早くすませてもらいたいから，手早くします」(学生の意見の表出).

教員:「時間が早ければ，Aさんは満足するかしら?」(学生の思考を広げるための発問)

学生:「時間だけじゃなく，優しく丁寧にします．雑にすると私がしたくないのに無理して介助しているのではないかと気を遣わせてしまうかもしれないから…」(学生の意見の表出，患者の気持ちの推測の言語化).

教員:「看護技術そのものも，1つの非言語的コミュニケーションになるってことですよね．手早く，優しく，丁寧に排泄の介助ができそうですか?」(知識との関連づけ，問題解決に向けた発問)

学生:「…昨日の看護師さんが，なぜあんなふうに援助したのか，夕べ考えたら，Aさんは動作がゆっくりで，両手が振るえるし，前かがみの姿勢でバランスが保てないからだと思いました．もっとAさんをよく見て，何に不自由を感じていらっしゃるのか，気づけるようになりたいです」(看護師の行動の根拠の推測の言語化).

教員:「そうね．Aさんに専門的な関心を向けることは大切よね」(知識との関連づけ).

学生:「看護師さんに介助を促されたときに，『できません』ではなく，初めてなのでどうしていいかわからないことを素直に言えばよかったと後悔しています．そしてAさんに『一緒にさせてもらっていいですか』と聞いてみればよかったと思います」(直接的経験の振り返り，問題解決に向けた意見表出).

教員:「それで今日の計画に，排泄の介助が入っているわけですね?」(学生の問題解決の確認)

学生:「はい，今日は看護師さんについてもらって，私が介助します．手順も考えてきました．でも昨日，Aさんは何もできなかった私に『ごめんなさいね』と謝られました．何の役にも立たない私の方がAさんに謝らなくてはならないのに．Aさんに

『トイレぐらい自分1人でできるといいんだけど……』とかえって情けなさを感じさせてしまいました．Aさんが受け持ちになったときに，指導者に『表情が乏しい』と聞いて，"私が受け持つことで笑顔にできたらいいな"と思ったのに，反対の思いをさせてしまったことが申し訳ないです」と涙ぐむ(学生の気がかりの表出)．

教員：「申し訳なかったと思っているわけね．その気持ちをどうしたい？ Aさんに伝えたいなら付き添いますよ」(学生の気持ちの確認，学生を支援する用意があることの表出)．

学生：「お願いします．バイタルサイン測定のときに『昨日はすみませんでした』と言います」と安心した表情を見せた(教員に支援を依頼)．

(6) 学生が導き出した問題解決方法の実際

　ここでの教員の関わりは，学生自身が考えた方法を実践するのを見守り，勇気づけ，そして努力を認めることである．

　教員はバイタルサイン測定のときに学生とともに，Aさんを訪ねた．学生は「今から体温測定などをしますが，その前に，昨日はトイレで何もお手伝いできなくってすみませんでした」とAさんに言い，頭を下げた．そして「今日からは，私にさせてもらえますか？」と学生が聞くと，Aさんは「ええ．よろしくお願いしますね」と答えられた．結局，教員は付き添うのみで，学生が1人でAさんに対応できた．

　午後，学生は教員に以下のように報告をしてきた．

学生：「午前中に1回，看護師さんと排泄介助をしました．」

教員：「具体的な介助の仕方を，考えて書いていたけど，考えたようにできましたか？」

学生：「トイレの中で向きを変えるのが難しかったです．早くしないとAさんが漏らしてしまうかもと思って，焦ってしまって．でもですね，下着を下すときにAさんが尿とりパットを使っていることがわかったんです．昨日は気づかなかったんですけど．今日午後から入浴介助を看護師さんとするので，そのときかぶれたりしていないか，いつ交換しているのか聞いてみようと思います．それに今日は，排便もあったので，便の観察もできました．どんな便が出ているか聞けないでいたけど，実際に見ることができよかったです」と明るい表情で報告した．

教員：「援助をして，新たな発見があったわけね．援助が観察や患者のニーズの把握の機会にもなってよかったですね．」
　　　「Aさんは何かおっしゃっていましたか？」

学生：「部屋に帰った後，"年寄りの下の世話とか嫌よね．でも優しくしてくれてありがとう"って言ってくださいました．看護師さんみたいにうまくできなかったのに，ありがとうって言って下さって嬉しかったです．明日は，もっとどうすれば素早くできるか，患者さんが安心できるか工夫してみようと思います．それに"午後のお風呂もお願いね"と言われました．」

教員：「Aさんから頼りにされるようになったわけね．」

学生：「はい．入浴介助の手順は勉強してきたのですが，計画通りにできるか，今，浴室

を見てきたところです」と言った．

そして学生は実習最終日に，この実習での学びとして，排泄介助を通しての学びを，「患者が恥ずかしいと思うといけないので，トイレの中に入らなかったと私は思っていたけれど，本当は自分が排泄の援助をするのが恥ずかしく嫌だなという思いがあり，抵抗があったからだと思います．でも今のAさんは1人では排泄はできません．Aさんは排泄の援助を受けることを情けなく思っていました．また私が排泄の援助を嫌だと思っていると気にしていました．だから私は，Aさんがトイレに行きたいとおっしゃったら，素早くそして丁寧に援助しようと思いました．排泄することは人間にとって大切なことです．Aさんが遠慮なく尿意や便意を表現できるようにするには，Aさんに気持ちよくなってほしいという私の願いを，援助するときの技術で伝えることが大切だと学びました．排泄の援助だけでなく，これからいろいろな技術が確実にできるように，もっと勉強しなければいけないとわかりました」とほかの学生の前で述べた．

以上のようなプロセスで，学生の直接的経験は明確になり，うまくいかなかったことに対する意味づけ（反省的経験）ができ，自分自身で問題解決方法を考え，実践した．そしてさらに，この経験が次の学習の動機づけにもなっている．

この事例における直接的経験と反省的経験は，次のようにまとめることができる．

直接的経験

受け持ち患者が排泄するのに付き添ったが，患者が恥ずかしいと思うからとの理由づけで，排泄行動の介助をしなかったために，看護師から注意を受け，どうすればよかったのかわからなくなった経験

患者と一緒に歩きながら，初めて排泄に付き添うので，"どうしたらいいのだろう"と考えたがわからず，頭が真っ白になってしまった．看護師に促されたときに戸惑ってしまい，「初めてなのでできません」と答えた．看護師が急いで介助をするのを見て，"自分にもできたかも……"と思ったが，昨日会ったばっかりだから，患者は恥ずかしいと思うかもしれないからしないほうがよいと考えた．看護師にも注意され，患者にも「ごめんなさいね」と申し訳なさそうに言われ，どうすればよかったのか，次からどう援助すればよいかわからない．

反省的経験

自分自身のなかに，排泄の援助をするのが恥ずかしく嫌だなという思いがあり，抵抗があったために，排泄行動の介助をしなかった経験

（つづく）

> 　トイレまで患者と一緒に歩きながら，注意は患者に向かず，自分自身に向いていた．看護師に介助を促されたときに，初めてなので一緒にしてほしいと言えなかった．介助の必要性は，患者の症状との関連で理解できた．看護師に注意されたことで，患者にかえって情けない思いをさせてしまったので，患者に申し訳ない気持ちである．患者が遠慮なく尿意や便意を表現できるように，患者に気持ちよくなってほしいという自分の願いを，援助するときの技術で伝えられるようになりたい．

　教員が，学生のこの経験から，学生に学習してほしいと思ったこと（学習可能事項）は，以下の6点である．
①援助を受ける患者の気持ちを，患者の立場になって考えてみる．
②患者が自分でできない生活行動を援助することが，『看護』であることに気づく．
③援助を受ける患者の心理的負担を軽減するために，自分にできることを考えてみる．
④患者のニードは，患者との具体的な関わりのなかで見えてくることに気づく．
⑤援助の実践は，患者を観察したり，理解する機会につながることに気づく．
⑥排泄の介助を通して，患者にほかにどんな援助が必要か気づく．

4．評価

　基礎看護学実習Ⅰでは，実習が開始されると，看護教員は一人ひとりの学生に対して以下の視点で，日々の学生の努力や成長を評価している．
①実習目標を達成できる経験が，受け持ち患者を通してできているか．
②実習記録は毎日書けているか．
　直接的経験がわかりやすく書いてあるか．
③計画的に援助できているか．
　患者の必要な援助技術を選択しているか．
　患者に適した方法を選択しているか．
④援助技術を適切に実践できているか．
⑤患者に関心をもち，意欲的に学習しているか．
　患者の訴えに注意が向いているか．
　知らないことは学習しているか．
⑥人間関係はうまくいっているか．
　患者との援助的人間関係を形成できているか．
　他者を尊敬し大事にしているか．
⑦報告，連絡，相談が適切にできているか．
⑧健康状態はよく，明るく行動できているか．

II 成人看護学実習（慢性期）

1. 領域の背景・概要（なぜこの領域に経験型実習教育を導入したか）

　　成人期にある対象は，個々の価値観や考え方，ライフスタイルが確立され，社会的には生産的で活動性があり，家庭においては，親として次の代を育て家庭を管理していくという重要な役割と責任をもつ，人生のなかで躍動感に満ちた充実した時期と言える．この時期に慢性疾患をもつことは，さまざまな役割と療養生活との両立を強いられ，大きな葛藤のなかで，治癒することが困難な慢性の経過をたどる病気と生涯にわたりともに生きていくことを意味する．これは対象にとって非常に大きな衝撃として捉えられる．このような対象と学生が対峙するとき，学生のまだ短い人生経験では，気づかない，把握しきれない，想定に及ばない患者背景，患者心理などが多く存在する．また，成人期の対象は，精神的にも自己制御可能で，思慮深く，人間関係にも適応力があるため，自己の内面をさらけ出すことに抵抗があったり，支援を求めることへのためらいや遠慮がある場合も多い．しかし，このように葛藤やストレスの多い時期ほど看護的な関わりは必要である．学生は，対象との関係性を築くことに時間を要したり，難しい場合も多々あるが，ひとたび学生と対象の間に信頼関係が構築されれば，学生による看護支援が対象の大きな支えとなるケースを実際に多く見てきた．ゆえに，対象との関わりのなかで生じる看護経験をうわべや自分だけの解釈で終わらせるのではなく，学生の直接的経験を教員や指導者のもつさまざまな視点に助けられながら，学生自身が丁寧に振り返り，その経験に意味づけをしていくことが，成人期の対象とより深い関係性を築かせ，それが適切な看護の提供につながり，成人慢性期看護実習をするうえで欠かせない重要な要素となる．

2. 実習のねらい・目的・目標

ねらい
慢性疾患をもつ成人期にある患者に対し，個別性を捉えた看護過程の展開（看護問題／看護診断の導きから計画，実践，評価までの一連の過程）を体験学習し，一連の展開過程のなかにある患者との関わり場面や看護ケアの提供場面などにおける学生自身の経験に重きを置き，その経験に意味づけを行うことにより対象理解や看護実践の意味，看護観を深めることをねらいとしている．
目的
成人期の特徴を踏まえ，慢性疾患とともに生きる患者および家族を全人的に捉え，対象のもつ健康課題に応じた看護を実践するための知識・技術・態度を養う．

（つづく）

目標	学習目標および課題
1) 患者およびその家族との援助的関係を成立発展させることができる.	①慢性疾患をもつ患者・家族を尊重し，援助的人間関係を成立・発展させるためのコミュニケーションが図れる. ②患者に関心を深めながら相互理解を深め信頼関係を構築できる.
2) 慢性疾患の病態，検査，治療過程について理解し，適切な看護支援について考えることができる.	①患者の全身状態，病態生理，検査や治療について述べることができる. ②疾患および検査・治療に伴う身体的，心理的苦痛について述べることができる.
3) 患者および家族のセルフケア・セルフマネジメントへの支援について考えることができる.	①患者・家族に求められる療養行動とセルフケア・セルフマネジメント能力を把握し述べることができる. ②患者の退院後の生活を予測し，必要なセルフケア・セルフマネジメントの確立に向けた支援を考え，実施することができる.
4) 成人期の特徴を踏まえ，慢性疾患をもつ対象を全人的に理解し，個別性を配慮した看護過程が展開できる.	〈アセスメント〉 ①慢性疾患をもつ対象を身体的・精神的・社会的側面から捉えることができる. ②優先度を考えて情報収集できる. ③得られた情報について根拠をもって分析できる. ④療養生活を継続するための，現在の生活習慣と今後必要な生活行動と環境について分析できる. 〈看護診断〉 ①患者の全体像・看護上の問題/看護診断を明らかにすることができる. ②問題の関連因子あるいは危険因子を特定できる 〈計画〉 ①看護上の問題/看護診断の優先順位を決定できる. ②妥当で評価可能な期待される結果を設定できる. ③患者の個別性(特に残存機能・強み)を生かした計画が立案できる.

(つづく)

目標	学習目標および課題
	〈実施〉 ①患者・家族の意思を尊重して支援できる. ②患者・家族と協同して健康問題の解決に取り組むことができる. ③患者の反応を確認しながら安全・安楽な援助ができる. ④患者の変化に応じてその日の計画を変更し，実践できる. ⑤実践の結果をSOAPで記述できる. 〈評価〉 ①介入の成果を評価できる. ②評価した結果を看護過程の修正に生かすことができる.
5) 看護専門職としての適切な姿勢・態度を養うことができる.	①責任ある看護が実践できるよう十分な学習準備を行う. ②責任をもって報告・連絡・相談ができる. ③看護学生としての身だしなみ・言葉遣いが適切である. ④看護に対して誠実で積極的な態度で臨むことができる. ⑤患者のプライバシー・人権を尊重し，患者情報の管理に責任をもつことができる.
6) チーム医療における看護専門職の役割と他職種との連携を学ぶ.	①医療チームの一員としてのチームアプローチの重要性と，そのなかでの看護専門職の役割を理解できる. ②患者の健康問題や治療，社会資源活用などのために必要な他職種との連携について考えることができる.
7) 自己を振り返り，今後の学習の方向性を明確にできる.	①看護場面を振り返り，学生自身あるいは指導者の支援により経験に意味づけをすることができる. ②実習目標に沿って評価し，学習上の課題が見出せる. ③カンファレンスに積極的に参加し，グループメンバー間で協調し成長できる. ④実習を通して自己洞察でき，自己の価値観・看護観・死生観を発展させることができる.

3. 事例のながれ—教材化を中心に

事例

Aさん，58歳，男性．悪性リンパ腫で化学療法のため入院中．妻と次男(大学生)との3人暮らし，長男は独立して県外に住んでいる．仕事は治療のため休職中である．

本日，化学療法(R-ESHAP療法)のday10(10日目)であり，化学療法の副作用である骨髄抑制期に入っている．

血液データは，WBC：1,160/μL，好中球：250/μL，RBC：263万/μL，Hgb：7.8

万/dL，PLT：2.1万/μL と非常に低い値である．体温：36.8℃，脈拍：78回/分，血圧：128/72 mmHg，CRP：1.2 mg/dL．

　Aさんは，骨髄抑制期における感染予防や出血予防について，以前からナースの指導を受けているが，手洗い・うがいの徹底や部屋の外に出るときのマスク着用など，あまり重要と捉えておらず，積極的に守る様子がみられない．学生はどうすれば，Aさんが感染予防行動や出血予防行動をとってくれるだろうかと，頭を悩ませていた．

　その日，学生がAさんの車いすを押し院内の検査に行った．検査が終了し，帰室途中，車いすの点滴棒に固定してある輸液ポンプの固定が少し緩みかけぐらついていることにAさんが気づき，学生に伝え，学生は固定を直し何事もなく帰室した．

　病室に戻った際，教員が「検査，無事に終わったんですね．お疲れ様でした」とAさんと学生に声をかけると，Aさんは，「先生，さっき，帰りに学生さんに，これ（ポンプ）がぐらついていて，それを直してもらって，落ちずにすんだんですよ．そばにいてくれると安心だわ」と教員に話した．「まあ，そうだったの？」と言いながら学生の方を見ると，学生は「あ，はい…」と小声で返答し，下を向いた．教員は，頭の中で「Aさんの現在の出血傾向や感染リスクのことが，きちんとわかって行動しているのかどうか，あとで確認しないといけないな」と考えていた．そして，その後も学生の表情がいつもより硬く，落ち着かない様子だなとも感じていた．

展開 上記場面における学生の直接的経験の「教材化」へのプロセス

教員の関わり	学生の反応	教員が考えたこと・意図
		Aさんの骨髄抑制期でデータの低い状態を理解したうえでの行動であるかどうか確認したいが，硬い表情が続いているのはなぜか，気になることや困っていることがあるのかもしれない． →まずは，学生の気持ちを聴くことから始めようと考える．

（つづく）

教員の関わり	学生の反応	教員が考えたこと・意図
「なんだか浮かない表情をしているように思えるけど，何か気になっていることでもあるの？」	「さっき，Aさんが言ってたこと（輸液ポンプがグラグラしていて固定し直したこと），インシデントになるんですか？　もし，患者さんが気づかなくてポンプがズレ落ちていたら，Aさんの手の上に落ちていたかもしれない…．私は全然気づいていなくて，もしAさんが気づいてくれてなかったらと思うと，何だか怖くなって……．」	インシデントとして扱われないか心配で硬く浮かない表情をしていたんだなということを理解． インシデントレポートまで必要な事例ではないけれど，きちんと振り返っておく事例であることを再認識する． 今回のケースは，患者さんの安全を守る・リスクマネジメントの視点はもちろんのこと，ほかにもさまざまな学習可能内容（＊後述）があることに気づく． しかし，まずは，学生が素直に自分が気づけなかった点を反省し，安全を守ることの重要性を痛感している様子であるため，その気持ちに寄り添い，さらにこの事例から「患者の安全・安楽の確保」という学びを深めてもらいたいと考えた． ＊「患者の安全・安楽の確保」を考える教材として
「事故が未然に防げて大事に至らなくてよかったわね．Aさんもあなたがいてくれて安心って言ってくださってたし．」 「今回のことで，今後，どんなことに気をつけようと思う？　患者さんの安全を守るために，どんなことが自分にできると思う？」	「次からは，輸液ポンプがきちんと固定されているか，移送する前に必ず確認するように事前点検をしっかりして，移動している途中でもぐらぐらしてないか気にかけるようにできると思います．」	事前の点検や使用時の留意点について自身で気づき，対策を考えることができていることがわかる．これがポンプ固定に留まらず，使用するすべての機器や器具，移送用具などの事前点検の必要性や使用中の異変に対する気づきの重要性として，より広く活かせるよう一言加えておこうと考える． 次に，このケースとAさんの血液データとを関連づけて考えられているかどうか，次の学習可能内容に広げていこうと考えた． ＊A氏の今の「血液データの意味」を考える教材として （→「病態理解」や「化学療法の看護」を考える教材へと発展可能）

(つづく)

教員の関わり	学生の反応	教員が考えたこと・意図
「そうね，未然に事故を防ぐために点検や確認は大事なことですね．忙しいときとか，特に忘れがちだけど，そんなときこそ怠ると大変なことにつながってしまうから，今回の経験を生かして，どんな器具や道具，物品を使うときでも事前点検と使用中の確認を常に気をつけていきましょう．」 「ところで，もし，輸液ポンプがずれ落ちてAさんの手の上とかに当たっていたら，どうなっていたと思う？ Aさんは，今どんな状態？」	「Aさんは，今，骨髄抑制期で，血小板の値がすごく少ない状態です．もし体の上にポンプが落ちてきていたら，内出血して，なかなか血が止まらないと思います．採血跡も，大きな内出血になってすごく腫れているので…．血圧を測るときもマンシェットで圧迫しすぎないように気をつけているくらいですから．」	Aさんの治療経過や血液データを理解したうえで，今回のケースを考えられていること，故に，もし事故が起きていたらと想定したとき，その重大性に気づき恐ろしくなったという学生心理が理解できた．そして，さらに観察ポイントや血圧測定時などケアのときにもその点を配慮できているということがわかった．この点はきちんと評価し，看護計画に反映することで看護が自分にも他者（教員やナース）にも見えてくることを伝えようと考える． 次に，学生は，Aさんが感染予防や出血予防行動を守れないことで悩んでいたので，Aさん自身は，今回のことをどう捉えているのか，落ちなくてよかったとただ思っているレベルなのか，それとも，データが悪いから気をつけないと，というレベルまで考えが及んでいるのか？ このケースをきっかけに患者が患者指導内容をどのように捉え，どこまで理解しているのかを把握し，患者の個別性を考慮したより効果的な患者指導にまで発展させて考えることはできないだろうかと考える． ＊患者の個別性を活かした患者指導について考える教材として
「Aさんの場合，私たちの手に何かが落ちてくるのとは，訳が違うよね．でも，ケアをするときに，あなたがいろいろ気をつけて工夫しながら頑張っていることがよくわかったわ．そういうことがAさんへの個別的な看護だから，看護計画にも具体的に出てくると自分の看護がもっとよく見えてくるよ．」 「ところで，Aさん自身は，今回のことで，周囲にある出血のリスク要因に，今まで以上に敏感になれそうかしら？これからも気をつけようって感じ？」	「Aさんは，たぶんポンプが落ちなくてよかったって思っているけど，看護師さんから受けた出血予防の患者指導の内容とか周りにあるリスクのことまで考えてないような気がします．あの後，特に周りに気を使う様子もなく，いつもと変わらない感じなので．」	以前から学生が悩んでいた「どうしたら，Aさんが指導内容を守る気持ちになってくれるだろうか」ということと，今回のケースを結びつけて考えることまでは学生にとって難しそうだなと感じる． 毎日そばにいて，Aさんにも信頼されている学生だからできる患者指導を考えるときに，活かせるようなアドバイスが必要だと考える．

(つづく)

教員の関わり	学生の反応	教員が考えたこと・意図
「前から，どうやったらAさんが指導内容を守る気持ちになってくれるだろうか悩んでいたでしょう．これを機に，Aさんが，今回のことをどう捉えているのかを聞いたり，出血予防行動と関連づけたりしながら，出血予防行動の理解の程度や行動に移す動機づけになりそうなことを探してみてはどうかな？」	「なるほど．さっきあったことについて聞くなら，具体的に聞きやすいし，Aさんも実際に体験したことだから自分の考えを言いやすいかもしれません．いつも，どうやって聞いていいかわからなくて…．指導内容の理解の程度を聞こうとすると，なんだかテストの一問一答みたいになってしまって……，Aさんも書いてあることを棒読みしてる感じだったので……」	今回の経験を，より患者に合った患者指導に活かすヒントにできるということはつかむことができたようだと感じる． 患者指導を行う場合，まず患者の理解の程度を把握することが重要であると学生に教えているけれど，実際に，患者の理解の程度の確認・把握の方法につまずき，先に進むことができず悩んでいたことを把握した． →今後，患者とのコミュニケーションの方法（特に理解度やレディネスの把握）を考える教材としての活用も検討していく必要性を感じる．

　上記の事例において，学生の学習レディネスやニーズに沿った形で「教材化」しうる「学習可能内容」について，以下にまとめる．

①今の患者の状態を正しくアセスメントし，必要な看護について考える．
　・化学療法および副作用についての学習．
　・化学療法を受ける患者の理解．
　・病態の理解・血液データの解釈．
　・血液データから読み取った患者の状態と事故発生リスクとを結びつけて考える．
　・予期しないことが起こったときにでも，臨機応変に，今の患者に必要な看護を考える．

②患者の安全を守ることについて考える．
　・物品などの事前の安全チェックの重要性．
　・事故発生を未然に防ぐために，患者の状況に合わせ，常に意識下においておくべき留意点．
　・機器や物品などの使用中の異変に気づくための知識・観察のポイント．

③学生自身が自分と患者との関わり（信頼関係など）について振り返るきっかけ．

④患者がナースなどから指導を受けている「化学療法の副作用に対しての自己管理」について，どのように感じているのかを知る機会となったり，このような場面が患者指導のきっかけになるということを学ぶ．

⑤成人期の患者の多くは，疾患を抱え治療を継続しながら，仕事をし，家庭での役割を果たすなど，多くの課題を抱えているという「成人期の特徴」を踏まえたうえで，疾患の悪化予防に加え，さまざまな役割を担いながら病いとうまく付き合うために「自己管理」が重要であることを理解し，自己管理スキル獲得への支援・看護がとても大切になってくることを学ぶ．

⑥学生自身が自己の考え方や行動の傾向について考えるきっかけ．

⑦学生自身の経験一つひとつに，より深い「意味がある」ということがわかり，振り返り考える習慣をつけるきっかけ．

4. 評価

(1) 成人慢性期看護学実習の目的・目標について

基本的に，**2. 実習目的・目標**のなかであげた「学習目標および課題」の項目にそった内容が評価項目となり4段階評価で評点をつけている．

その際，受け持ち患者の疾患や状態などによって，達成しやすい，あるいは達成が難しい項目があるため，各項目において，その点は十分加味し，看護の思考過程の学びも重視して評価するようにしている．

また，近年，高齢化や入院在院日数短縮などの理由により，成人期にある患者を受け持たせていただけないケースも増えてきているため，カンファレンスなどで成人期の患者事例を取り上げ，成人期にある患者の特徴に関してディスカッションを通して学ぶ機会を設けることで評価につなげている．

(2) 看護の振り返りレポート

実習終了後，実習のなかで印象に残っていること，興味・関心をもったこと，考えさせられたことなど自由テーマのレポート課題を出している．レポート構成としては，「はじめに」（テーマを取り上げた動機やレポートを書く視点，切り口など），「看護の実際」（実際に実習で体験・観察したことの記述），「考察」，「参考文献」とし，看護を振り返り，意味づけを行う作業を論理的に展開できることも評価の1つとしている．

III 老年看護学実習

1. 領域の背景・概要

経験型実習教育は，看護を学ぶ授業で，経験から学んでいくという学力を重視する臨地実習の方法であり，臨地における複雑な現象のなかで，経験を学習者が自ら意味づけしていくという学習形態をとり，「科学の知」の修得ではなく「臨床の知」の修得に焦点を当てていて[1]，学習者が臨床の場で関係性を基盤とした思考過程を支援するものである．

老年看護学実習に経験型実習教育を取り入れたのは，超高齢社会への移行期である今，老年看護は高齢者の疾患や問題に焦点を当てるだけでなく，そこに存在する高齢者の人権を保障した「価値の転換」が必要であり，老年看護実践者の看護の価値の転換が求められ，今の老年看護実践者と老年看護を学ぶ看護学生には，高齢者と関わる生活経験知に相違があるからである．特にコミュニケーションについてである．

教員や実習指導者が，看護学生との対話，実践の場の共有から，リアルな体験を意味づけすることは看護学生個々が実践知を獲得する始まりである．そして，その過程は，教員や実習指導者にとって，自らの看護の価値を振り返る機会となっている．

筆者は，老年看護学実習で，経験型実習教育を意識して実習指導に関わり，15年になる．直接実習指導教員から直接実習指導教員のスーパーバイザーへの移行時期である．スーパーバイザーの態度が，直接実習指導教員自身のあり様に影響を及ぼしていることを痛感

している．スーパーバイザーは，直接実習指導教員のサポート，実習環境づくりの役割を担うことが求められる．

2. 実習のねらい・目的・目標

　老年看護学実習は3単位で，老年看護学実習Ⅰ（1単位）と老年看護学実習Ⅱ（2単位）に分け，老年看護学実習Ⅰで身につけた力を使いながら，老年看護学実習Ⅱを行う2段階の実習を展開している．

　老年看護学実習Ⅰは，高齢者が生活している場にたどりつき，その場に身をおいて，地域で生活している高齢者との対話や関わりを通して，対話や関わりを工夫し，老年期にある人の特徴（家族も含む）の理解を深めるとともに，高齢者が地域で生活することを支える専門職のオリエンテーションと関わりの観察から，高齢者の健康生活をサポートするシステムについて考える能力を身につけることを目的としている．老人クラブで活動する高齢者，病院や施設で生活する認知症高齢者，介護保険制度など地域で支援を受けて生活する高齢者のそれぞれの生活の場に赴く．

　ここでは，老年看護学実習Ⅱについて触れる．

　老年看護学実習Ⅱでは，介護老人保健施設や病院のどちらかの施設で療養生活を送る虚弱高齢者を受け持ち，老年看護学実習Ⅰで身につけた力を活用しながら，看護過程を展開している．実習のねらい・目的・目標を，以下に示した．学生や教師，臨地実習指導者との共通理解のために，行動目標で表現している．さらに学生自身が問いをもって看護を探究できるよう，学習目標に変換していくことが課題である．

老年看護学実習Ⅱのねらい・目的・目標

ねらい
老年期にある人は，人生の最終段階を生きている人であり，統合と絶望の折り合いをつけようとして，日々の生活のなかで，生病老死に関わる苦難に直面しながら，現象の意味を探求し次世代へとつないでいく，統合に向かって生きている人であり，生涯発達する存在である．看護専門職者として，老年期にある人がいかなる状態にあっても，自分で選択し，自己決定できるように，そして，その人らしいありのままの自分を受け入れ，生きることの意味を見出すことができるよう支援するための考え方や関わりの実際を学習する． 　看護過程の展開を通して，全人的な対象理解を基盤とした状況のなかでの健康生活を志向したアセスメントと学生自身の自己理解に重点を置いている．関係性のなかで，学生が看護することの喜びを見出すことを期待している．
目的
老年期にある人の特徴を理解し深め，健康生活を支援する基礎的な能力を養う．

（つづく）

目標	学習目標および課題
1) 加齢変化や健康問題をもちつつ生きる老年期にある人を理解し，記述できる．	①老年期にある人やその家族の現在の姿だけでなく，生きてきた歴史や残された未来，価値観，家族・人間関係，生活環境に目を向けて捉えることができる． ②老年期にある人が健康問題にどのように対処して生活しているか述べることができる． ③老年期にある人の加齢変化や健康問題の多様性を，身体的・心理的・社会的側面を統合的に捉え説明できる．
2) ケアリング関係を基盤に，老年期にある人やともに生きる家族の健康生活を支援し，評価できる．	①老年期にある人およびともに生きる家族が健康生活を送るうえでの課題を説明できる． ②老年期にある人とともに生きる家族の自己決定を支え，在宅までを視野に入れた継続的・予防的看護支援の視点で，計画立案ができる． ③老年期にある人と，ともに生きる家族に必要な支援ができる． ④実施した支援の評価ができる．
3) 老年期にある人やともに生きる家族に対する，自分の傾向・態度を分析できる．	①老年期にある人やともに生きる家族に接した際の自分自身の感情や態度に気づき，記述できる． ②老年期にある人とともに生きる家族とのコミュニケーションでの自己の課題を明確にできる．
4) 看護職とほかの職種との協働を学び，看護の役割について理解し，記述できる．	①老年期にある人やともに生きる家族を取り巻く関係職種の活動を説明できる． ②看護と介護の協働について説明できる．
5) 老年期にある人やともに生きる家族を支援するサポート・システムを知り，さらに健康生活を目指した，実現可能な支援について記述できる．	①地域のなかでの施設の特徴が理解できる． ②関連した法制度を説明できる． ③老年期にある人およびともに生きる家族が利用しているサポート・システムを説明できる． ④健康生活を目指したサポート・システムを考え，説明できる．
6) 専門職者としての看護倫理を踏まえた老年看護を実践できる．	①実習のなかで自己の看護実践に対する考えを明らかにし，看護観を形成することができる． ②老年看護領域における対象者の権利の擁護について述べることができる． ③老年期にある人の権利の擁護を踏まえた看護支援ができる．

表1-1 実習スケジュール

	曜日	実習内容	
		AM	PM
第1週	月	オリエンテーションシートをもとにした施設オリエンテーション. 高齢者氏名・年齢・病名・要介護度の情報から，受け持ち高齢者選定. 受け持ち高齢者紹介を受け，同意を得たうえでの実習開始.	カルテは見ずに受け持ち高齢者と関わり，イメージ・マップを作成. カンファレンスで，イメージ・マップをもとに，高齢者を紹介し，今思う看護の方向性のイメージ化と明日からの課題の明確化.
	火	学習目標と実習スケジュールを発表し，実習指導者から助言を得ての看護実践.	カンファレンス
	水	〈学内日〉 目的：施設の特徴や受け持ち高齢者の情報の整理，今後の看護の方向性を見出す. 原則として，学生は拘束されず，記録を整理したり，教員から助言を受けたり，図書館を利用して調べたりする．また，グループでのレクリエーション企画や看護技術のトレーニングも行う．	
	木	学習目標と実習スケジュールを発表し，実習指導者から助言を得ての看護実践． 施設の特徴にあわせて，受け持ち高齢者の看護の展開に必要である「デイケアやグループホームでの1日実習」「サービス担当者会議に参加」「レクリエーション企画・実施」「臨床講義・看護技術演習」を行う．	カンファレンス
	金		中間カンファレンス 学びのまとめと看護の方向性の確認
第2週	月		カンファレンス
	火		
	水		
	木		最終カンファレンス 学びのまとめ
	金	〈学内日〉（老年看護学実習のまとめ） 目的：学生・教員が老年看護学実習を振り返り，学びを互いに共有しあう場とする． 【実習の振り返りとまとめ方】 　1．実習施設の機能・特徴から学んだことをまとめる． 　2．最終日までに，受け持ち高齢者の看護から，体験したことや印象に残る場面を振り返り，学びを記述し，各々の学生がもちよる． 　3．グループでまとめる． 　4．残された問題や疑問，課題があり，ほかのグループの学生に助言を得たい学生の記述から1例選び，提案する（＝検討課題）． 　5．発表スライドを作成する． 【検討課題の進行】 　午後から，検討課題について参加メンバーで検討しあう． 　1．事例に対しての質疑応答 　2．検討担当グループの意見発表 　3．発表されたことに対する質疑応答 　4．事例提供グループの学び・感想	

(1) 実習環境を整える

　学生が，経験したことを意味づけられるように実習環境を整える．臨地実習指導者と連携・協働による実習教育を展開するために，実習指導方針を言語化し，冊子にしている．

　内容は，指導目的，実習指導についての教員および実習指導者の基本的姿勢と役割分担，実習に対する考え方，実習指導方法，実習スケジュールである．実習スケジュールは，実習要項にも示し，学生と教員，実習指導者で共有する．**表1-1**に示す．

学生は，うまくいかなかった看護の体験があると，振り返ることに困難感を抱く．教員や実習指導者は，学生が実習開始時から実習まとめの学内日を経ての個人面接までに成長した自分に気づけるように，実習の成果物である実習記録を並べて学びの過程を示し，学生と共有できたエピソードの語りから，成長を言語化し，学生自ら今後の課題を導き出すことを支える．表1-1に示す最終日は，検討課題を検討する過程は，検討課題提供者である学生と参加メンバーである学生，教員がケアリング関係を基盤にして展開する．

(2) 実習記録の工夫
① 実習目標と相対している

　実習記録は，学生の経験が表現され，自己評価するための道具となるように，実習目標と相対している．各実習目標に記録用紙は相対している．実習目標1は，イメージ・マップと受け持ち利用者の全体像(情報の統合とアセスメント関連図)，実習目標2は，毎日の記録，目標設定と看護計画・実施・評価のまとめ，実習目標3は，実習開始時ミニレポート，実習終了時ミニレポート，実習目標4・5は，受け持ち利用者の健康生活サポートシステム(保健・医療・福祉の連携)と今後の課題，実習目標6は，毎日の記録と実習終了時ミニレポートに表現できるようにしている．

　そして，オリエンテーションシートは，実習目標1〜6までを達成するために「場」を知り，「場」を活用した看護ができるように，情報を整理する記録用紙である．

② 老年期にある人との出会いを知るための「イメージ・マップ」

　イメージ・マップは，実習初日にカルテを見ずに，与えられた情報(氏名，年齢，病名，介護度，感染症の有無)とこれまでの経験を手がかりに，自らの五感をフルに活用して，1〜2時間程度で受け持ち高齢者と関わり，頭の中に描いたイメージをマッピングするものである(71頁)．学生の素の状態が表現される．表現方法は，自由であり，自らの五感で得られた受け持ち高齢者像のため，エビデンスがなくても批判を受けないものであることを保証する．学生と臨地実習指導者と実習指導教員は，ともに学生の直接的経験を把握し，仮の看護の方向性を導き，翌日からの看護の展開のヒントにする．臨地実習指導者と実習指導教員は，翌日からの指導の方向性を共有する．翌日から，イメージ・マップを手がかりに，受け持ち高齢者の生活リズムにそって時間をともに過ごし，看護に必要と思われる情報をカルテや臨地実習指導者から得て，観察という方法で，受け持ち高齢者に接近し，受け持ち高齢者の全体像(情報の統合とアセスメント関連図)を描いていく．

③ 学生の実習での学びを表現するための「毎日の記録」

　実習は授業であることからずれないように，毎日の記録は，看護の目標ではなく，学習の目標とした．学生が直接的経験を表現できるように，ナラティヴで記述するように伝えている．判断した根拠の1つである感情や自らの傾向，場の状況を表現することを保証する．論理性だけでは，学生の経験の意味づけから「臨床の知」は修得できないからである．反省的経験にするために，学生自ら文献を用いた評価ができるように関わる．

④学生の学びのまとめとしての「目標設定と看護計画・実施・評価のまとめ」

　2週間という短い期間での実習で，学習者である学生に，対象者の目標設定と看護計画立案が，1週目にできるとは言い切れない．目標設定と看護計画立案の期限を決めることで，学生だけでなく，実習指導教員にも焦りが生まれる．学生は，看護計画を立案することにとらわれ，その結果，対象者不在の標準看護計画になってしまう．

　学生のレディネスによって，学びの過程は違うので，看護過程の展開を重視したうえで，「毎日の記録」に看護過程を表現している．「目標設定と看護計画・実施・評価のまとめ」の用紙は，「毎日の記録」をまとめるのに使用している．使用時期は，実習指導教員の判断にゆだねている．

⑤学生の対象理解の軌跡を表現するための「受け持ち高齢者の全体像(情報の統合とアセスメント関連図)」

　学生の自由な表現で描くこと保証している．データベースとなる情報を収集し整理するための記録用紙を用いることで，情報を埋めることに集中しすぎると，情報と情報をつなぐことができずに受け持ち高齢者の全体像を見失う．捉えた情報を確かめて，看護実践するために判断した根拠となる情報を，「毎日の記録」から抜き出して，全体像を描写することを勧めている．情報と情報を関連させながら全体像を作っていくため，付箋に一つひとつ情報を記述して，その付箋を用いて，関連づけて，構造化し，仮の全体像を作ることで，足りない情報を見つける．受け持ち高齢者の，特徴を捉えた描写をしているが，関連図に反映されていない場合があり，発問をして，言語化を促す場合もある．

　今後，時間の概念が含まれる全体像など構造図が描けるよう関わっていきたい．高齢者の状況は，時間的経過が影響しているからである．

(3)カンファレンスの活用

　カンファレンスは，事例提供者自らが共感してもらったと感じ，体験を言語化し，グループの共有化を助けるような事例検討が期待される．事例提供者の攻撃にならないように学生や教員や実習指導者はサポートしあう．教員は情報を引き出し，気づけるような発問により，実践と理論の統合を図り，実習指導者は実践知を提供し，学生はこれまでの体験知を伝え，答えを見出せるようにする．

　初日のカンファレンスは，イメージ・マップから，受け持ち高齢者の紹介をし，互いの受け持ち高齢者について互いに質問しあうことで，情報を引出し，翌日からの看護の方向性を考えていく．教員や実習指導者は，学生自ら理解できる方向性を導くために，受け持ち高齢者の情報を必要時提供する．

　中間カンファレンスは，学びと実習目標の達成について発表し，他学生や教員や実習指導者からの助言を得てまとめ，次週の実践につなげる機会とする．

　最終カンファレンスは，学びと取り組んだ看護実践と評価をまとめて発表する．他学生や教員や実習指導者のコメントは，翌日の学内日でのまとめ発表のヒントとする．

　老年看護学実習のまとめは，学生・教員が老年看護学実習を振り返り，学びを互いに共

有しあう場である．1つのグループあたり5名の学生で構成されていて，2つのグループで，まとめを行う．前半は，実習の学びをグループ発表し，後半は，互いのグループの事例検討課題を検討し，老年看護学実習の学びを共有し深める．後半は，事例検討として進める．事例に対しての質疑応答，質疑応答から得られた情報を加えて，事例検討担当グループが意見を述べ，その意見をもとに全体で話し合う．最後に事例提供したグループの学びと感想でまとめる．

3. 事例のながれ—教材化を中心に

(1) 受け持ち高齢者Bさんの紹介

　　C県在住，大正生まれの91歳の女性．

　5人姉妹の長女．20歳で20歳年上の夫と結婚し，美容業を経営していた．30年前に夫が他界して10年後に美容室を閉めたが，ご近所の方々の要望があると着物の着付けや髪を結ったりしていた．子どもがいないため，妹(5女)を頼りにしていて，1月に1回は，D県在住の妹宅に遊びに行っていた．また，ご近所の1人暮らしの高齢の方々とのつき合いがあり，タクシーに乗り合って，買い物に行くなど，支えあって生活をしていた．91歳で，妹(5女)の孫がC県の大学に入学することになり，同居することになった．家事を担当していたが，壁かけ時計の電池を入れ替えるために，時計に手を伸ばした時に，身体のバランスを崩し，右手で支え，頭は打たなかった．半日痛みを我慢して，家事をしていたが，妹の孫に気づかれ，受診をすすめられ，近医の病院を受診し，右橈骨遠位骨折の診断で緊急手術となった．術後経過は良好であった．学生Aは，術後1日目から受け持つことになった．術後3日目，排便がなく，下剤を内服して，術後4日目，早朝，ベッドサイドに設置しているポータブルトイレでの排便に間に合わず，便失禁がみられた．

(2) 学生の直接的経験の場面

　学生Aは，実習4日目(術後4日目)，高齢者Bさんの一般状態観察のため訪室する．

Bさん：ベッド上で目を閉じて臥床中である．

学生：「おはようございます，○○です．今日の調子は如何ですか．」

Bさん：眼を開けて，「大丈夫」といいながら頷き，眼を閉じる．

学生：「検温をしますね」と体温計を渡す．

Bさん：体温計を受け取り，体温計を脇にはさむ．眼を閉じる．

学生：「脈を測りますね」と言って，高齢者の右手首を触る．

Bさん：顔をゆがめると目を閉じて，首を縦に振る．

学生：「血圧測りますね」と言って，左上腕にマンシェットを巻いて，圧をかける．

Bさん：顔をゆがめて，眼を閉じたままである．

学生：「熱もなく，脈と血圧は大丈夫でした」と言って部屋を出る．スタッフステーションに入らずにうろうろとしている．

(3)学生の直接的経験の明確化および反省的経験のプロセス
　スタッフステーションの前で，学生Aに声をかけた場面である．
教員：「Bさんのバイタル測定はうまくできた？」(直接的経験表出への発問)
学生：うつむいて何も言わない．
教員：「どうかしたの．ちゃんと練習をしていたし，これまでもうまくできていたので，大丈夫だと思っているけど．」
学生：「Bさん，昨日と違いきつそうな感じがして，ほとんど眼を閉じたままで，表情もよくなく，声をかけにくく，腹部の聴診ができませんでした．担当看護師さんに報告ができません」(直接的経験の振り返り，表出)．
教員：「困ったね．よければ，その時のことを話すことができる？」(気持の受け止め)
学生：「いつもと違っていたので，ドキドキして，緊張してしまって，とにかく，早く終わらなくてはと思うと，声をかけることだけで精一杯で，体温と脈は測れたけど，血圧測定に時間がかかってしまったんです．Bさんが顔をしかめているのを見ると，きつい思いをさせたくないので，腹部の聴診は行いませんでした」(直接的経験の振り返り，表出)．
教員：「Bさんのことを気遣っていたのね」(気持ちの受け止め)．
学生：「術後4日目なのに一番きつそうなんです．それで，声をかけづらくて．さらに，血圧測定でも時間がかかったので．お腹をみせてください，音を聞きますとますます言えませんでした．信頼関係を崩しそうで」(直接的経験の振り返り，表出)．
教員：「Bさんのことを気遣いながら，緊張しているのにもかかわらず，血圧測定までやりとげて，結果を伝えられたことを認めよう．困難な状況で，それができたのはどうしてだろうね．頑張ったと思うけど．それなのに信頼関係を崩しそうだと思うことについて話してくれる？」(共感，直接的経験の明確化のための発問)
学生：「これまでの態度と違ってドキドキしています．私は，技術が未熟で，疲れさせたのかなと思うんです．早朝，病室で便失禁されていて，お辛い気持ちがわかるので，とにかくバイタルサインが安定していることは伝えようと必死でした．お腹をみせてもらい，恥ずかしい思いをさせて，腹部聴診まですることはできませんでした」(直接的経験の振り返り，表出)．
教員：「Bさんのことを思ってのことだったのですね．ところで，Aさん．Bさん像を捉えているように思っていたんだけど，もう一度，AさんがとらえたBさんのイメージマップを一緒にみてみない？」(直接的経験の明確化のための質問)
学生：「初日に，Bさんは，私を受け入れてくれて，孫のように思っていると言葉が聞かれたし．91歳とは思えないしっかりされた方で，お肌も白くて，皺が少ないのです．杖なしで歩かれていたようです．元美容師さんで，着付けや髪を結ったりされていたからでしょうか．すごいんですよ．鏡をみて，左手片手で，髪を結うことができるんです．指先が器用な方です．入院前は妹さんのお孫さん(大学生)と2人暮らしで，家事を担っていらっしゃいました．一言でいうとおしゃれな女性で，戦前戦後を通して，他者が喜ぶことを仕事とした方です．高齢者と一括りで言えない

です．早く，自宅に戻りたい．こんな失敗は二度としない．胸を張って伝えてくださいました」（直接的経験の振り返り，意味づけの表出）．

教員：「そんな B さんだとすると，B さんに何が起きているんだろうね」（直接的経験の明確化のための発問）．

学生：「便秘気味で，下剤を服用して，ポータブルトイレに間に合わず病室で，便失禁をされたことが受け入れられないショックなことだったと思います」（直接的経験の振り返り，表出）．

教員：「受け入れがたい辛い体験であることを捉えられています．ちゃんとわかっているのですね」（直接的経験の明確化のための肯定）．

学生：「辛い体験であることはわかっているのです．辛い体験だからこそ，触れてはいけないと思いました．今思うと，触れることが怖かったです．血圧測定に時間がかかり，自信をなくし，腹部聴診をすると辛い気持ちにさせてしまいそうでした．それは，私が辛かったのですね．看護学生として，信頼関係を崩すと思い込まず，辛い気持ちを受け止めることから始める必要がありますね．自信を持って，腹部聴診ができ，腹部聴診を通して，B さんの希望をかなえたい気持ちを伝えたいし，望む生活について一緒に考えていきたいです」（教師の働きかけの受け止め）．

　学生 A は B さんのカルテから情報をとった後，1 週間の B さんの排泄パターンと食事摂取状態について，スタッフに尋ねていた．しばらくして，学生 A が声をかけてきた．

学生：「B さんのためにやってあげられなくて，焦っていました．私は，元々話すことが苦手で聴くばかりですし，自分自身に自信がないんです．振り返ってみて，私の声かけに対して，B さんの一言や表情を思い出すと，その反応に対して，バイタルサイン測定をするだけで，感じ取ったことを伝えていませんでした．B さんの気持ちを尋ねていないことに気づきました．カルテからの情報だけでなく，スタッフの方々からの情報によると，朝から不機嫌で，混乱している感じで，朝食は摂取されていませんでした．しっかりされている B さんが便失禁するに至った経緯がわかりませんでした」（直接的経験の振り返り，意味づけの表出）．

教員：「カルテからだけでなく，スタッフの方々から情報を得て，場面を振り返り，B さんの反応について考えたんですね．B さんに確かめないとわからないことが見えてきましたね．推測できることはありますか」（学生の意味づけの整理と確認）．

学生：「あくまでも推測ですが，排便は毎日ある方が，病室でのポータブルトイレでの排泄のため，便秘になっていて，下剤によって，便意が出た時には，ポータブルトイレでの排泄が間に合わなかったのではと思います．指先が器用な方なのですが，右橈骨遠位骨折術後のため，シーネ固定がされていて，左手だけで下着を下すのに時間がかかったのではないでしょうか．自分 1 人で排泄ができず失敗したことで自信をなくされたように感じました．B さんが排泄することに自信を取り戻してくださるように B さんと模索したいです．B さんらしさを取り戻してほしい思いを伝えたいです」（直接的経験の振り返り，表出，意味づけの表出）．

教員:「よく，そこまで推測できましたね．Bさんを支えるためにこれからできることを考えよう」(学生の意味づけを承認し，支える)．

学生:「冷静になってみると，Bさんの生活を思い起こすことができました．左手で食事や整容など行っています．義歯を洗うのは私が手伝っていました．薬は，袋を破ることが困難で，おもしで固定して，左手で破ろうとされていました．一つひとつ生活行動での困難な部分を工夫されていました．午後からBさんに思いを伝え，Bさんと方向性に折り合いをつけて，腹部の観察をして，ケアを考えたいです．先生，ついて来てくださいますか」(直接的経験の振り返り，表出，意味づけの表出)．

教員:「Bさんに思いを伝えられるとよいですね．あなたをサポートします．一緒に行きましょう」(学生の決定を承認し，勇気づける)．

4) 学生の反省的経験から直接的経験に移行プロセス

14時ごろ，学生AとともにBさんを訪室した．

学生:「午後の検温と血圧測定に来ました．お腹のことも心配だったので，先生についてきてもらいました．体温計をはさんでください．」体温計を渡して，「脈を測りますね」と言って，脈拍を測定して，「脈も朝と変わりません．血圧を測りますね」と言って，マンシェットを巻き，聴診器を正しい位置に当てて，血圧測定を終え，マンシェットをはずして，血圧計を片づけ，床頭台の上に置く(解決に向けての行動の明確化と同時に戸惑いがある気持ちの表出)．

教員:「お腹の音も聞いてみますが，よろしいでしょうか．」

Bさん:うなずく．

学生:「私が聞いても大丈夫でしょうか．」チェストピースを左手で握り，温めながら尋ねる．

Bさん:うなずく．

学生:「少しズボンを下げますね」と声をかけながら，ズボンを下げ，聴診器のチェストピースを腹部に当てて，学んだとおりに音を聞き取り，チェストピースの位置を変えていく．イヤーピースをはずして，「お腹の音は，落ち着いています」とBさんに語りかける．

教員:「お腹を触ってみますね」と言って，右手をBさんの腹部にそっと置き，時計回りに1回さする．2回目は，学生Aの右手の手背に添えて，学生Aと一緒にさする．

Bさん:「あぁー．温かい．」

教員:3回目は，添えた手を離す．

学生:言葉はなく，お腹をさることに集中して，2回さする．手を離そうとする．

Bさん:「気持ちがいい．あなたの手は温かいね．もっとさすってくれる．」

学生:大切なものを触るように，滑らかにあと2回さする．

Bさん:「ありがとう．もう，いいよ．気持ちがよかった．今から，眠れそう」うとうとし始める．

学生:「失礼いたしました．また，伺います」と言って，退室する．

学生:「Bさん，辛かったのですね．腹部をさすりながら，Bさんが楽になっていく感じがしました．怖がらずに，手が出せてよかったです．明日もさするだけから始めてみます．」

　以上のプロセスから，学生の直接的経験が明確になり，できなかったことに対する意味づけである反省的経験をして，実際に援助ができた．

直接的経験
Bさんは，閉眼状態で，顔をゆがめた状態で，バイタルサインの測定はできたが，血圧測定に時間がかかり，きつい思いをさせたくないという理由づけで，腹部聴診をしなかった経験
Bさんは，術後の一般状態観察と早朝の便失禁があり，腹部状態の観察により，本日の看護の方向性を決定するために，訪室した．いつもと違い，バイタルサイン測定中，終始，閉眼状態で，顔をゆがめたままであったため，戸惑ってしまい，バイタルサイン測定ごとに，何をするかを伝えることで精一杯だったが，どうにか測定はできた．しかし，血圧測定に時間がかかってしまい，きつい思いをさせたくないという理由づけから，これ以上声かけせず，腹部聴診をしなかった．担当看護師に本日の看護の方向性を伝えることができずに，スタッフステーション周辺をうろうろしていた．
反省的経験
自分自身のなかに，きつい思いをさせて信頼関係を崩したくなくて，腹部聴診をせずに退室した経験
Bさんは，バイタルサイン測定時，終始閉眼状態であり，きつそうにしていたため，学生は，血圧測定に時間がかかり，きつい思いをさせたら申し訳ないという気持ちがあり，信頼関係を崩したくない思いから，腹部聴診をせずに退室し，本日の看護の方向性が決まらずに困っていた．便失禁をしているという事実とそれがBさんにとって受け入れがたい経験であることは捉えていて，便秘を改善する方法を模索していた．Bさんの今後の生活との関連まで推測できなかった．いつもと違う反応に対して，自分に自信がなくなって，気持ちを伝えられずに腹部聴診を行うことができなかった．Bさんが排泄に対して自信回復し，Bさんらしさを取り戻せるようになってほしいという学生の願いを，看護支援を通して伝えられるようになりたい．

　学生が出来事を表現できるように声をかけることから始める．そして，学生のつらい気持ちをあるがままに受け止め，できているところを肯定し，学生が素直に感情表出できるように関わる．学生自身による直接的経験の振り返りと意味づけができるように，発問をしながら，学生の話を聴いていく．直接的経験を明確化しながら，承認し，学生の気づきを肯定する．学生がこれまで捉えられていた高齢者像を思い出し，自信のない自分を肯定し，真の高齢者像に関心を示し始めたら，学生自身で振り返り自分の考えをまとめる時間を提供する．生み出された学生自身の考えを支援していく．学生自身で自分の判断の傾向

を知り，直接的経験の意味づけを促進できるよう，教員は，早まらず，見守る姿勢が求められる．

この学生の学習可能な事項は以下の3項目である．
①**実習での自分自身の傾向**
②**状況の中での観察と判断**
③**高齢者の健康生活アセスメント技術としてのケア**

学生が，直接的経験を振り返る過程で，自分が抱えている違和感を言葉にすることによって，自分の力で気づいていく．学生が，あたかも自らの力で気づけるように，学生が描いたイメージマップを活用する．

学生は，直接的経験の振り返りを通して自分の思考や行動の傾向を知る機会になる．教師は，学生が十分に考え納得できるような関わりができるように常に注意を払う必要がある．教師は，学生の一方的な援助の促しを批判するのではなく，学生の学習のチャンスと捉え，学生が経験した思いを素直に表現できるように心理的にも物理的にも学生のそばにいることが大切である．そのために教師は，受け持ち高齢者とのかかわりを学生以上にもち，理解を深めることを心がけることが重要である．学生が何を感じ，何に迷い悩み，受け持ち高齢者とどう向き合おうしているのか把握し，学生の経験を学びに結びつけることが求められる．そのためには，学生の体験に寄り添い理解したいと思う力が必要である．

4. 評価

実習の評価基準は，A：十分達成できた，B：ある程度達成できた，C：あまり達成できなかった，D：達成できなかった，の4つの段階で，学生，臨地実習指導者，実習指導教員の3者が，実習状況，出席状況，事前学習・記録提出状況や実習記録と，学生の自己評価の理由から統合し，実習要項の目標に沿って評価する．実習記録で，目標達成に不足な部分に関しては，自己学習ノートも評価の対象としている．

また，実習終了後，実習記録を提出する前に，個人面接を行っている．学生と実習指導教員は，学生の自己評価をもとに，対話を通して，リフレクションすることで，学生の「今」の学びと今後の課題を共有している．実習指導教員は，最終的に実習目標の行動目標ごと，臨地実習指導者の評価と提出された実習記録をもとに，実習開始時から個人面接までの学生の成長を，実習の評価基準を用いて点数化している．実習目標で重点化しているところに重みづけをして，総計で100点満点となる．重みづけをしているところは，全人的な対象理解を基盤とした状況のなかでの健康生活を志向したアセスメントと学生自身の自己理解である．関係性のなかで，学生が看護することの喜びを見出していることを考慮して，総合評価している．

総合評価は，A 90点以上，B 80点以上，C 70点以上，D 60点以上である．欠席や遅刻，記録の提出が遅れた場合は，総合評価から減点している．

実習場への働きかけ，実習場の方々から評価され，高齢者の変化がみられた事例は，老年看護学領域教員間4名の承認を得て，総合評価をAとしている．

引用文献
1) 安酸史子：臨地実習指導の工夫 精神看護学実習における教材化の実際，教務と臨床指導者，11(3)：90-97, 1998.

Ⅳ　母性看護学実習

1．領域の背景・概要

　母性看護学は，女性が母性機能をより健全に発達できるように，母と子の健康を保持・増進し，正常からの逸脱を最小にして，次世代がすこやかに生まれ育つことを目的とした支援である．妊娠分娩産褥の過程は，病気ではなく生理的な変化であり，女性の母性機能の発達である．反面，一連の過程は，身体的・心理的に大きな変化であり異常に移行しやすい状況でもある．

　マタニティーサイクルにある女性の特徴は，社会・家庭のなかで健康的に日常生活を送っている人がほとんどであり，妊産婦は生理的変化からの逸脱状況を自覚し，健康の保持・増進に努めるといったセルフケア能力が高い場合が多い．しかし，初めての妊娠・分娩の場合やその経過に異常がある場合はちょっとしたことでも不安は増強する．

　母性看護学実習は，問題志向型ではなくウェルネス志向による看護過程の展開を学ぶ機会である．したがって，実習では，①妊娠分娩産褥の生理的変化が順調に経過するための看護，②異常への逸脱を予防するための看護，③異常への逸脱を悪化させない看護が学生に学んでほしいポイントである．

　母性看護学実習では，マタニティーサイクルは，生理的変化の過程であり異常への逸脱ではないにもかかわらず，問題を探す学生が多い．したがって，アセスメントでは，学生の考えや判断が「異常を探す」ことにならないよう，ウェルネス志向による思考過程に焦点を当て，どのような看護の必要性があるのか問いかける．母性看護学は女性の一生を対象にする．しかし，臨地実習は，マタニティーサイクル期にある女性が対象であり，この時期の対象は青年期から壮年期の人が多く，学生の発達段階と類似しイメージしやすく関心の高い分野である．また，ほとんどの学生が，生命の誕生に出会うことにより人間の尊厳を実感し自己の存在について深く考え自分を知る機会になる．

　母性看護学実習は，女性であれば誰もが経験する可能性がある生理的な変化に関する支援である．この実習で大切なことは，ウェルネス志向で妊産婦の健康のレベルに応じた看護を見出す思考過程を学ぶことにある．学生が経験を振り返る過程で，学生が捉えた妊産婦の全体像や情報を分析・判断し計画した援助と妊産婦の実像とのずれに気づく．その思考過程の学びのなかでウェルネス志向の看護の視点を学ぶことができる．

2. 実習のねらい・目的・目標

ねらい
母性機能の発達および健康に大きな影響を及ぼす時期である妊娠分娩産褥期の女性は，個々の家族を形成し次世代をすこやかに育成する人生を生きている．母性看護学実習では，マタニティーサイクルにある女性が，その正常・異常にかかわらず，母性機能が健全に発達し次世代をすこやかに生み，育てられるよう専門家の立場で支援するための考え方や援助の実際について学習する．   看護過程の展開では，対象を全人的に捉え，ウェルネス志向でのアセスメントに重点を置く．

目的
マタニティーサイクルにある女性を全人的に捉え，看護していくために必要な妊娠分娩産褥期に関する基本的知識・技術・態度を養う．

目標	学習目標および課題
1)妊産婦および新生児との関わりを通して，その人の生理的・心理的・社会的側面をアセスメントし，ウェルネス志向による看護目標を導き出し，その根拠を明確にすることができる．	①看護上の問題あるいは看護目標について受け持ち妊産婦が捉えているものと妊娠分娩産褥の正常・生理的な変化として専門的判断で捉えているものに食い違いがありましたか．あった場合は，看護するうえでどのように対処しましたか． ②看護上の問題あるいは看護目標を解決するにあたって，受け持ち妊産婦の「強み」はどんなところですか． ③妊娠分娩によって，妊産婦が困ったり悩んだりしていることは何ですか．身体的・心理的・社会的・その他の側面に分けて考えてください．
2)導き出した看護上の問題あるいは看護目標を妊娠分娩産褥期にある母児と家族をライフサイクルの視点から考察することにより，母親になる過程を包括的に検討し，看護計画を立案し，優先度を決めて実施することができる．	①妊娠分娩産褥期の生理的変化，あるいは逸脱の過程において，受け持ち妊産婦のゴールを標準的・個別的両面から記載してください． ②現在，妊娠分娩産褥期の生理的変化あるいは逸脱した場合の治療の状況はどこまで進んでいますか． ③妊産婦の妊娠分娩産褥の生理的変化や逸脱した場合の治療の結果，どのような状態であればよいと思いますか． ④妊産婦自身は妊娠分娩産褥の生理的変化や逸脱した場合の治療の結果，どのような状態であればよいと思っていますか． ⑤妊産婦自身は治療に伴う体の調子(副作用など)をどのように捉えていますか．

(つづく)

目標	学習目標および課題
3) マタニティーサイクルにある女性の妊娠や分娩, 育児に関する主観的な考えを大切にし, 周囲の資源を最大限に活用し, 母乳保育や母子関係形成など, 母親役割獲得への援助方法を計画し実施する.	①妊産婦は, 妊娠・分娩・母乳育児・育児に対してどのような思いをもっていると判断しますか. ・主観的情報から判断しましょう. ・客観的情報から判断しましょう. ②妊産婦の療養生活上で配慮すべきことはありますか. ③妊産婦の療養上で使うことのできる社会資源はどのようなものがありますか. ④分娩や入院に関わる家族の状況を考えましょう. ⑤妊産婦の家族の状況や社会的背景を考え, キーパーソンをどのように活用しますか. ⑥妊産婦のセルフケア能力・母親役割行動の獲得状況をどのようなことで判断しますか. ⑦母親役割獲得の現状を具体的に述べてください.
4) 新生児の援助を見学・実施することにより, 新生児に必要な援助を実施することができる.	①新生児の発育状態・成熟状態をどのように判断しますか. ②新生児の胎外生活適応をどのように判断しますか. ③新生児にどのような援助が必要だと思いますか. ④新生児の栄養状態をどのように判断しますか. ⑤母と子の関係形成状況をどのようなことで判断しますか.
5) 母性看護における看護の継続性について, 他職種の人々との協働や保健医療福祉と関連させて, 看護師の役割を考えることができる.	①母子の看護を通して, どのような援助が必要だと思いますか. ②そのような援助を行うためには他職種とどのような協働が必要だと思いますか. ③地域や家庭で生活する妊産婦や児への支援として, どのようなシステムが必要だと思いますか.
6) 妊産婦・新生児との関わりを通して, 自己の母性観・父性観, 母性看護観を考えることができる.	①生命の誕生に出会い, 人間の尊厳や自分自身の「生」についてどのように考えますか. ②自己の母性観・父性観をどのように考えますか. ③母性看護をどのように考えますか.

　母性看護学実習は2週間の実習である. 正常分娩の入院期間は5日前後であり, 妊娠分娩産褥各期にある対象の看護の場を理解するために, 外来・新生児室・病棟の実習を2週間で経験できるよう計画した. 病棟での実習は1週間と短期間であるため, 受け持ち妊産婦の情報は前週の金曜日に提供するよう計画した. 母性看護学実習計画は表1-2に示す.
　実習初日には, 母性看護学実習における自己の課題は何かを設定し実習記録に記載し教

表 1-2　母性看護学実習計画

	曜日	AM	PM
1週目	月	オリエンテーション	技術演習
	火	母性外来実習	母性外来実習
	水	母性外来実習	母親学級参加
	木	新生児部門実習	新生児部門実習
	金	新生児部門実習	中間カンファレンス
			受け持ち妊産婦紹介
2週目	月	母性病棟実習	母性病棟実習
	火	母性病棟実習	母性病棟実習
	水	母性病棟実習	学内
	木	母性病棟実習	母性病棟実習
	金	母性病棟実習	カンファレンス
			学内（個人面接）

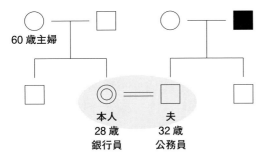

図 1-1　受け持ち妊婦の状況

員が確認する．毎日のカンファレンスは受け持ち事例の援助に関するテーマとし，臨地実習指導者・教員を交えて学生が情報を共有し意見交換する場とする．中間カンファレンスは，学内で1週目の週末に実施し，外来・新生児に関する看護を通して学んだことの情報を共有し，多職種連携を中心に意見交換を行う．

　最終カンファレンスは，学内で実施し学生同士が実習での気づきや学び・自己の課題についての到達状況を共有する．そして，実習での生命の誕生と母子関係形成の支援体験から，母性観について意見交換を行い母性看護の役割を考える機会としている．

　母性看護学で学んだ知識や技術をどのように活用するのか．母性看護学実習では，受け持ち事例の状況つまり，正常で生理的な過程をたどるのか，逸脱状況にある妊産婦なのかによって学びに違いが出てくる．したがって，学生の学びを広げるために，個々の体験や学びを共有できるように，毎日の行動計画作成の時間を用いて，体験や気づきを自由に語れる場を確保することが重要である．

3. 事例の流れ―教材化を中心に

(1) 受け持ち妊婦の状況

　受け持っている妊婦の状況を**図1-1**に示す．

(2) 学生の直接的経験の場面

　この場面は，学生の振り返り記録に記載された場面である．

　受け持ち3日目，早産防止の治療の副作用が強くベッド上で臥床していることが多いため，妊婦のベッドサイドになかなか行けなかった．しかし，朝から実施していた胎児モニタリングが終了したため，清拭の援助を促すために訪室した．

妊婦：ベッド上で目を閉じて臥床中である．
学生：「○○さん今から，身体を拭きましょう．」
妊婦：目をあけるが，沈黙のまま…すぐには返事がない．
学生：「身体を拭く準備をしてきますが，大丈夫ですか．着替えの服を出しましょうか．」
妊婦：「まだ，お腹も張っているし，あまり動きたくないし．」
学生：「あまり動かなくていいようにしますので，汗もかいているし拭きませんか．」
妊婦：「今，身体がきつくて…あとで看護師さんに拭いてもらうので，今はいいです」とすぐに目を閉じる．
学生：「わかりました」とナースステーションに戻ってきた．

(3) 学生の直接的経験の明確化および反省的経験のプロセス

　学生の直接的経験を知る方法として，①直接その場を見る，②学生の実習記録から知る，③カンファレンスでの発言から知る，④実習中に学生が相談してくる，の4つがある[1]．この場面では，学生がナースステーションにいることが多く，実習記録も進んでいないため，気になっていた教員がナースステーションに戻ってきた学生に声をかけた場面である．学生は，泣きそうな表情で妊婦さんが援助を受け入れてくれないので計画した援助ができないと相談してきた．

教員：「今，○○さんのところに行っていたの？」(直接的経験表出への発問)
学生：「はい，○○さんの清拭を予定していたんですが，今はしたくない，後で看護師さんにしてもらうからと拒否されました．○○さんは，いつも寝ているし，何もできません」(直接的経験の振り返り，表出)．
教員：「そう，何もできないのね．清拭の準備もしていたのに残念でしたね」(気持ちの受け止め)．
学生：「そうなんです．胎児モニタリングも終わったし，今がいいかなと思って声をかけたんですけど，昨日も清拭できなかったし，○○さんも拭いてないので気持ちが悪いと思うんですよね」(直接的経験の振り返り，表出)．
教員：「清拭を促すタイミングも考えて促したのに駄目だったのね」(気持ちの受け止め)．
学生：「いつにしようか迷って…この時間がいいと思ったんですけど…．○○さんは，私が訪室すると，いつも，すごくきつそうなんです．それで，声をかけづらくて」(直

接的経験の振り返り，表出）．

教員：「そう，声をかけづらかったけど頑張って声をかけたのに，受け入れてもらえなかったのね．○○さんは，どうして今したくなかったんでしょうね」（共感，直接的経験の明確化のための発問）．

学生：「○○さんは，いつも熱感もあって，汗もかいているし，清拭をして気持ちよくなってほしくて．○○さんも身体を拭きたいと思っていると思ったんですけど，そうじゃないみたいで」（直接的経験の振り返り，表出）．

教員：「あなたが思っていたことと○○さんが，思っていることに違いがあるみたいですね．○○さんは身体を拭くよりもほかに気がかりなことがあるのかな」（直接的経験の明確化のための質問）．

学生：「○○さんは，子宮収縮が強くなって，夜中に点滴が増量されたんです．それで，あまり眠れてないみたいで」（直接的経験の振り返り，意味づけの表出）．

教員：「そうね，○○さんは治療で子宮収縮がなかなか軽減しなくて，眠れなくて辛いのかな．今は，子宮収縮は収まってきてるのかな．○○さんは身体を拭くことをどう思っていたんでしょうね」（直接的経験の明確化のための発問）．

学生：「モニタリング中は目を閉じて寝ているようでした．私は清拭をしないといけないと思って，モニタリングが終わるのを待ってました……．でも，いつ・どのように身体を拭いてほしいのか，○○さんには聞いていません」（直接的経験の振り返り，表出）．

教員：「清拭しないといけないという思いが強かったんですね．○○さんは身体を拭くことを促されて，お腹も張るのも怖いし，夕べは休めてないし，少し休みたいとか思ったのかもしれませんね」（直接的経験の解釈と妊婦の気持ちの推測の言語化）．

学生：「そうなんでしょうか……．しばらく考えてみます」（教師の働きかけの受け止め）．

　学生は○○さんのカルテを見ながら情報をとった後，実習記録を書きながら考えている様子である．しばらくして，学生が声をかけてきた．

学生：「私は，時々，援助を拒否されることがあります．それで，どうしてだろうって考えたんです．私は，○○さんに援助しないと，そのことばかり考えて，○○さんは清拭したいんだと思い込んでました．でも，○○さんは，赤ちゃんのことが一番大切なんですよね．だから，身体を拭くと座ったりするので子宮収縮が強くなるかもって怖いのかも」（直接的経験の振り返り，意味づけの表出）．

教員：「そう，時々患者さんから断られるのはなぜだろうと考えたんですね．よく考えられましたね．それで，清拭をしたいという思いが優先していたこと，○○さんが『今はしたくない』と言った思いは何だったのか考えたんですね」（学生の意味づけの整理と確認）．

学生：「はい，○○さんの目標は，10か月になるまでこのまま頑張ることです．○○さんは眠れてないし，子宮収縮もあるし．なのに，私は夕べからの大変だったこと何

も聞かないで,『今拭きましょう』と清拭を促しました.○○さんの思いをあまり聴けてなかったんですよね」(直接的経験の振り返り,表出,意味づけの表出).

教員:「○○さんが昨夜から大変だったことを共有できていなかったと気づいたのね.それで,清拭の一方的な促しだったと思ったのね」(学生の意味づけの整理と確認).

学生:「○○さんの思いを聴いて一緒に計画すれば,清拭の方法や時間帯とか子宮収縮を起こさないようにとかもっと考えることができたのかなって思います」(直接的経験の振り返り,表出,意味づけの表出).

教員:「よく,いろんなことを考えられましたね.○○さんの思いを十分聴いてなかったと思うんですね.それで,○○さんにどんな声かけをするか考えましたか」(問題解決に向けて意見の促しの発問).

学生:「眠れなかったこと,子宮収縮のこと,動けるかどうか,赤ちゃんへの思いとか,○○さんの思いを聴けたらいいなと思います.そして,身体を拭くことについてどう思っているか,これまでどんな方法だったらよかったかなどを聞いてみます.でも,今はきつそうで,休んでいるので,訪室しにくいし…」(解決に向けての行動の明確化と同時に戸惑いがある気持ちの表出).

教員:「もう少し休んでいただいて,昼食の準備前に一緒に行って聞きましょう.○○さんの不安とか,頑張りたいと思っている思いとか,少しずつ傾聴できるといいですね」(教師の援助を表明).

学生:「わたし,○○さんの思い本当にわかっていませんでした.」

　以上のプロセスから,学生の直接的経験が明確になり,援助ができなかったことに対する意味づけである反省的経験ができた.

直接的経験と反省的経験

直接的経験
清拭の促しをしたら,今はしたくないと拒否され何も援助ができずどうしていいかわからなくなった経験
妊婦さんの清拭を計画しているので実施したいと思って,胎児モニタリングも終わったタイミングを見計らって清拭を促したが,ほとんど身動きをせず今はしたくない,あとで看護師さんに拭いてもらうから,と拒否された.点滴の副作用で熱感や発汗が多いのにどうして清拭をしたくないのかわからない.受け持ち妊婦さんに少しでも気持ちよくなってもらいたかったのに,受け持ち妊婦さんにどう関わっていいのかわからなくなった.

反省的経験
赤ちゃんのために1日でも長く妊娠を継続したいという不安な気持ちを抱えている妊婦心理まで考えられず,自分がしたい清拭援助を促してしまい拒否された経験

> 　学生は，お風呂にも入れず点滴の副作用で熱感と発汗があるため清拭したいだろうと思って清拭を促した．しかし，夜間からの点滴の増量でも子宮収縮が持続しており，赤ちゃんを守るのは自分しかいない，1日でも長く妊娠を継続したいという強い思いと不安な気持ちを抱えている妊婦心理まで気づいていなかった．また，妊婦さんの援助の拒否の理由には，受け持ち妊婦がいつ・どのように援助してもらいたいのか全く確認しないで学生がしたい援助を押しつけてしまう一方的な働きかけが問題であったとわかってきた．

　清拭を拒否され援助ができないと落ち込んでいる学生の辛い気持ちをありのままに受け止め，学生が素直に感情の表出をしやすい場面をつくる．その後，学生自身が直接的経験の振り返りや意味づけができるように，学生の話を聞き，意見の確認を行いながら，直接的経験を明確化する発問を繰り返す．

　このプロセスのなかで学生の学習可能事項や関わりの方向性が絞られていく．学生の視野の広がりが見られたら，教員の解釈や学生の意見の確認を加えながら，学生がゆっくりと振り返り考えをまとめる時間を与える．そして，自分の判断の傾向を知り，直接的経験の意味づけを促進し，妊婦の傾聴が不足していたことに学生自身が気づくように支援することが大切である．

　この事例では，清拭をしてあげたいという学生がしたい援助の促しであった．この学生の学習可能な事項は以下の4項目である．

①自分の辛さや不快より胎児の安全を大切にしたいという妊産婦の心理の理解
②相手の立場になって考えるための傾聴
③受け持ち妊産婦とともに考える援助の必要性
④したい援助を優先する自分自身の傾向

　学生は，直接的経験の振り返りを通して自分の思考や行動の傾向を知る機会になる．教師は，学生が十分に考え納得できるような関わりができるように常に注意を払う必要がある．教師は，学生の一方的な援助の促しを批判するのではなく，学生の学習のチャンスと捉え，学生が経験した思いを素直に表現できるように心理的にも物理的にも学生のそばにいることが大切である．そのために教師は，受け持ち妊産婦との関わりを学生以上にもち，理解を深めることを心がけることが重要である．学生が何を感じ，何に迷い悩み，受け持ち妊産婦とどう向き合おうしているのか把握し，学生の経験を学びに結びつけることが求められる．そのためには，学生の体験に寄り添い理解したいと思う力が必要である．

4．評価

　学生は母性看護学実習の目的・目標の達成度について，何がどの程度達成できたかを自己評価し，教員との評価面接では，達成・未達成の理由を教員と共有する．実習記録から

は，学生が受け持ち妊産婦の全体像をどのように捉え，何に気づき何を関連させ，受け持ち妊産婦の反応をどのように捉え，どのように反応したのかなど，その思考過程を評価する．また，受け持ち事例の看護実践を通しての気づきと学びをテーマに実習終了後にレポート提出を求める．以上の内容を含めて実習の評価を行う．

〈母性看護学実習の達成度評価内容〉
①目的・目標がどの程度達成できたかの程度とその理由
②設定した自己の課題の達成状況とその理由
③実習記録物から，ウェルネス志向の視点での学生の思考過程を評価
- 看護目標が妊産婦の全体像と照らして妥当か
- 看護目標や看護計画の優先度は十分に考えられたか
- 具体的な援助計画が立案され，実践・評価されたか

④レポートより評価
- 受け持ち妊産婦の看護実践を通して具体的な学びと今後の課題がどのように考えられたか

引用文献
1) 安酸史子：臨地実習指導の工夫　精神看護学実習における教材化の実際，教務と臨床指導者，11(3)：90-97, 1998.

V 在宅看護学実習

1．領域の背景・概要

在宅看護学は，少子・高齢化社会の到来と療養者の住み慣れた自宅で自分らしい生活を送りたいというニーズに沿って，1997年に看護基礎教育カリキュラムに加わった（当時は，在宅看護論）．そして，2000年には介護保険制度が導入され，社会保障・税一体改革を掲げ医療制度改革に臨む厚生労働省の意向を反映し在宅医療の推進に伴う在宅看護学領域の拡充として2008年「統合分野」に位置づけされることになった．

在宅看護学領域の社会的背景には，医学，医療の進歩，最先端技術の獲得および開発によって慢性疾患や障害者，後遺症などを抱えながら生活していかなければならない人々が増えたこと，高齢者かつ独居者，認知症者が増加したこと，それに伴い療養者，家族をサポートする在宅ケアサービスの基盤整備が充実してきたことなどがあげられる．

これら学問的，社会的背景から，看護基礎教育を統合する実習として在宅看護学実習の役割は重要である．

なぜ在宅看護学領域で経験型実習指導教育を導入するのか．それは，経験から学ぶことを学ぶ「経験型実習教育」の理念にふさわしい場の存在があるからである．

在宅看護学実習は4つの場が存在する．1つ目の場は，療養者宅という場がある．在宅看護学実習の場は医療者向けではない療養者と家族の生活空間が広がっている．看護師と

看護学生は療養者，家族の空間に招かれた訪問客である．そのため，看護が提供しやすい環境ではないし，医療機器や衛生材料も揃っていない．ティッシュペーパー1枚でも許可をとっていただかなくてはならない．そのため，在宅看護を提供する際には看護師の工夫や知恵，経験，技術を要する．看護学生は，これら看護師の看護の提供場面の見学や一部実施を通して，在宅看護の特性や機能を捉えることができる．

2つ目の場は，療養者，家族の希望や思い，蓄積された歴史を知り，療養者，家族を総合的に理解する場がある．これら一つひとつに心を配り，それぞれを尊重しながら，看護師および看護学生は療養者，家族のニーズとディマンズをすり合わせ，看護を展開していくことになる．

3つ目の場は，看護を提供する際に自分以外に医療従事者がいないという場の存在がある．看護師は1人で療養者宅に赴き，療養者，家族の表情や顔色，言動，家の中の様子，着衣などから療養者，家族に変化はないか，具合はどうか，このまま継続観察でよいかなどを判断する．次回の訪問まで2, 3日を要する場合や1週間を要する場合もある．看護師は今を判断し，過去を想像，先を予測する．その姿をみて看護学生は看護師が担う責任の重さや義務，権限を学ぶのである．

4つ目の場は，療養者，家族を支える人々の連携および社会資源活用の場がある．在宅看護の場合，看護師は療養者のそばに24時間付き添ってはいられない．そのため，自分のことが自分でままならない療養者の介護は家族が担うことになる．家族は，家事のほかにいつまで続くのかわからない，多種多様な重い療養者の介護という負担を強いられる．最初はなんとか頑張っていた家族も，時間の経過とともに疲労は積み重なり，精神的，身体的，社会的な苦痛につながってくる．家族にかかる苦痛は，いろいろな形で療養者自身に返っていくことになる．看護師は，療養者，家族が自宅で自分らしいQOLの高い療養生活を送るためにさまざまな人々と連絡を取り合い，調整し，看護の側面から療養生活を支援しようとする．看護学生は看護師が一人ひとりの療養者，家族と真摯に向き合い，ともに歩む姿をみて，看護職の役割を学び，さらに他職種連携や社会資源の活用などについて理解するのである．

在宅看護学実習の場は，看護学生にさまざまな経験を与える．経験は教材化され学びを刺激する．これら経験からの学びは自分自身の価値観や看護観を見つめ直す力，そして自ら学ぶ意欲，思考力，判断力，表現力などの学力観を要求する．それが看護師として働く覚悟，意識，資質を育成していくと考える．このような能力などを育成できるのは「経験型実習教育」である．

2. 実習のねらい・目的・目標

在宅看護学実習のねらいは，看護学生が「自宅および自宅に準じた環境においてすべての療養者および家族が，自分らしくQOLの高い療養生活を送ることができるように看護を提供する」ことについて理解してもらうことである．

目的として，①療養者，家族を総合的に理解し，在宅看護の機能，役割および特性を捉える，②地域における保健・医療・福祉の地域包括ケアシステムと社会資源の活用を理解

するとともに，関係機関，他職種との協働を学ぶなどがあげられる．在宅看護学実習の目標は下記に示す．これら在宅看護学実習の目的・目標を達成するためには実習指導者の積極的関わりが欠かせない．

一般目標(GIO)	行動目標(SBO)
1)療養者・家族を総合的に捉える．	①療養者の健康状態および生活状況を把握することができる． ②療養者の疾患や障害，後遺症と健康管理および日常生活状況を関連づけて捉えることができる． ③療養者の健康課題が，日常生活に与える影響を理解することができる． ④家族の役割や家族の負担を理解することができる． ⑤療養者・家族に対する看護職の役割と支援について理解することができる．
2)療養者・家族の療養生活上の課題をアセスメントし，課題解決に向けて考えることができ看護援助につなげる．	①療養者・家族を，身体的・精神的・社会的側面から情報収集し，アセスメントすることができる． ②療養生活上の課題を要因や影響因子と結びつけて捉え，目標につなげて考えることができる． ③療養者・家族が日常生活を送るための支援内容や方法などについて考えることができる．
3)訪問看護の実際を知り，療養者と家族の生活に応じた援助方法を学ぶ．	①訪問看護師の実践を通して，療養者・家族とのコミュニケーション技術や，訪問看護師の看護技術の展開について学ぶことができる． ②訪問看護師の実践を通して，療養者・家族の生活の質を考慮した援助技術や方法，選択について学ぶことができる．
4)地域包括ケアシステムにおける他職種，他機関との連携の実際を知り，療養者・家族を支える社会資源の活用について学ぶ．	①保健・医療・福祉施設など，生活の場に応じた看護職の役割や支援内容について考えることができる． ②療養者・家族に関わる社会資源やその活用方法について考えることができる． ③療養者・家族に関わるリスク・マネジメントについて考えることができる． ④居宅介護支援事業など在宅ケアに携わっている専門職種および業務内容，役割が理解できる． ⑤見守り，配食，買い物など多種多様な生活支援サービス(権利擁護を含む)について学ぶことができる．

(つづく)

一般目標（GIO）	行動目標（SBO）
5）看護学生として礼節を重んじ，専門職としての態度，姿勢，行動をとることができる．	①自分の考えを明確に表現でき何事も熱心に取り組み学ぼうとする姿勢がある． ②資料や指導のもと自ら学びを深めていくことができる． ③記録物は，誤字脱字なく適切な表現で，期限内に提出することができる． ④自己の健康管理ができる． ⑤5分前行動ができ，積極的に働きかけることができる． ⑥協調性や節度，責任感ある態度でのぞむことができる． ⑦清潔感のある身だしなみを整えることができる．

　また在宅看護学実習は，学生，教員，実習指導者，そして療養者および家族，他機関・他職種など，多くの人々が関わり，形成されている相互学習である．看護学生への指導という観点からいえば関わる人が多ければ多いほど難しくなり，うまくいかなくなることが多い．しかし，相互学習という観点からいえば，それぞれの学びは二倍にも三倍にもなる．このような多くの人々が関わる在宅看護学実習の学習効果を上げるためには，みんなで療養者の健康課題の解決に取り組んでいる姿をみせることが近道である．以下に，在宅看護学実習の目的，目標を達成するための方法案を記す（**表1-3**）．

3. 事例のながれ―教材化を中心に

　在宅看護学実習の実際の出来事を振り返り，経験型実習教育はどのような教育効果をもたらすかを考察する．

（1）事例紹介

　看護学生A子（20歳代女性）：領域別実習が終了し，在宅看護学実習を受ける4年次生．明朗活発で素直な学生である．グループ内でも時々まとめ役，リーダー役を担っている．自己主張は強くなく，ほどほどに自分の意見を述べるタイプ．これまでも問題なく領域別実習を終了した．両親と妹の4人暮らし．

　療養者Bさん（80歳代女性）：脳梗塞，軽度の右片麻痺，血管性認知症あり．「はい」「いいえ」の意思表示はできるが返答がないことも時々みられる．元来，頑固で厳しい母親であったとのこと．立位困難があり，10メートル程度は手引き歩行できるものの歩行状態は不安定．紙おむつを装着している．訪問看護を週2回利用し在宅生活を送っている．娘Cさんとの2人暮らし．

　娘Cさん（60歳代）：自宅とつながった小さな薬局を営みながら母親の面倒をみている．未婚．箒で母親のお尻を叩くなど，母親に対する厳しい言動がみられる．

　実習指導者D（50歳代女性）：訪問看護歴20年のベテラン看護師である．温かく看護学生を見守ってくれている．

　E教員（40歳代女性）：在宅看護学実習の看護学生Aさんを担当している．

表 1-3 実習方法および実習内容

実習方法および内容

1. 実習前準備
1) 自己学習（事前学習）
　①実習前に施設利用者の基本情報を提供し，疾患や支援内容について自己学習する．
　②法制度や社会資源の活用について事前学習を行う．
2) 学生配置等
　①1施設，学生1〜3名を配置し，臨地実習を行う．
　②施設ごとに実習担当教員を配置し，実習指導者と連携しながら実習教育を行う．
3) 学内オリエンテーション
　①科目責任者および実習担当教員は，全体および施設ごとオリエンテーションを行う．
2. 臨地実習
1) 施設オリエンテーション
　①実習指導者はできる範囲内で訪問看護施設などの組織・役割・活動・対象特性・実習上の注意点についてオリエンテーションを行う．
　②看護学生は今日の実習目標や行動計画を，開始前に実習指導者に提示し，指導・助言を受ける．
2) 受け持ち療養者の選定
　①実習指導者に相談のうえ，受け持ち療養者1名を決定し，訪問看護過程を展開する．
　②看護学生は，個人情報保護に関する誓約書を記入し管理者に提出する．
　③看護学生の受け持ち療養者への挨拶や看護計画の実施は実習指導者の指示に従う．
　④実習指導者の指示に基づいて，受け持ちおよび受け持ち以外の療養者宅へ同行訪問を行う．また，在宅ケアサービスの同行を行う．
　⑤看護学生は，療養者・家族および実習指導者の許可を得て，訪問看護師とともに看護実践を行う．
　⑥実習期間の中間で中間カンファレンスを設定し，受け持ち療養者のアセスメントおよび看護計画を発表し，実習指導者，教員，他学生の意見や指導，助言を受ける．
　⑦実習最終日に，最終カンファレンスを設定し，受け持ち療養者の看護過程の展開内容や，在宅看護学実習における学びを発表し他学生と学びの共有化を行う．
　⑧自己評価を記入し，実習指導者に提出する．
3. 記録物
1) 日々の記録
　①1日の実習記録物に，見学および実施した看護の場面をアセスメントしながら記載する．また，自分の感じた気持ちも記録する．
　②実習翌日に実習指導者に記録物を提示し，指導・コメントを頂く．
2) 受け持ち療養者の看護過程の展開
　①訪問看護計画書および訪問看護報告書，最近の医師の指示書等や療養者・家族とコミュニケーションを図りながら情報収集を行い，個人が特定されない方法で基本情報を整理する．
　②療養者・家族の概要と訪問看護ステーションの看護計画を理解し，実習指導者，教員，他学生の意見や指導，助言を受けて，学生が実施できる内容を盛り込んだ看護計画を立案する．
3) 実習後の学びのレポート
　①受け持ち療養者の看護計画・実施・評価および実習全般から，在宅看護の学びや，今後につながるレポートを記載する．

(2) 看護学生Aの直接的経験の明確化

　看護学生Aは，高齢女性を受け持ちたいという希望のもと，自分自身で受け持ち療養者を決定した．実習2日目，受け持ち療養者Bさん宅を実習指導者Dと初回同行訪問した．看護学生Aは，訪問後，E教員に対して自分の気持ちを吐露する．

学生：「Bさんの訪問に行ってきました．なかなか朝起きなかったみたいで，ちょうどお昼ご飯の終わりかけでした．新聞紙が椅子の下に敷いてあって…スプーンでポロポロこぼしながら自分で食べていました．入浴介助を一緒にさせてもらったのですが，

　　　　足のあちこちに打撲の跡があって…」と訪問の現状を話した（直接的経験の表出）．
教員：「入浴介助を一緒にさせてもらって，いい経験をしましたね．初めての受け持ちさんの訪問でいろいろ感じたことがあったみたいだけど，それを忘れないように，一つひとつ自分が感じたことも含めて書き留めておいてね…．カルテや訪問看護師Dさんから情報を集めないといけないね」と返事をした（気持ちの受け止め）．
学生：「はい…」と釈然としない顔で返事をした．
教員：「何が一番気になったの？」
学生：「首の周りにタオルをかけてあったのですが…食べこぼしがすごくて…」（直接的経験の表出）．
教員：「食べこぼしが気になったのね．食べこぼしの何が気になったの？…食べこぼしながらでも自分で食べるってすごいよね」（気持ちの受け止め・直接的経験の意味づけ）．
学生：「でも娘さんが食べこぼしを怒ってて…」（直接的経験の表出）．
教員：「ああ，娘さんが食べこぼしを怒っていらっしゃったのね．娘さんは何で食べこぼしを怒ってたのかな？　AさんはBさんがかわいそうに感じたんだ…」（学生の気持ちを代弁する）．
学生：「そうなんです…．」
教員：「あなたのその気持ちは大事なことですね．その気持ちも含めて今日の記録を書いてみましょうね」（直接的経験の解釈を促す）．

　実習4日目，看護学生Aは受け持ち療養者Bさん宅へ2度目の訪問を実習指導者Dと実施した．その際の目標は，Bさんの健康課題を明らかにするために訪問看護師の看護の提供場面を観察し情報収集を行うことであった．訪問看護後，看護学生AはE教員に訴えた．
学生：「私には何もできることがありません．どうしたらいいでしょうか？」と涙目で訴えた（気持ちの表出）．
教員：「何もできることがないって感じたのね．AさんはBさんに何かしてあげたいんだ…．Aさんは優しいね．ねえ，先生に今日のあなたの目標を教えてくれる？今日の目標はあなたがBさんに何ができるかを探すことだったっけ？」と返答した（直接的経験の明確化の発問）．
学生：「あ！そうでした…」と言った（経験の意味の振り返り）．

　実習2週間目の中間計画発表時，看護学生Aは①認知症悪化のリスク，②転倒のリスク，③脳梗塞に伴う嚥下機能の低下を看護診断し，①認知症悪化を防ぐための方策として，はっきりと大きな声で挨拶を行い，刺激を与えるプランを立案するとともに，タッチングを行う計画を立案してきた．実習指導者DおよびE教員は，計画実施の許可をだし，中間計画発表は終了した．看護学生Aは実習指導者Dから，「何のために入浴介助をしているのかを考えてほしい」というコメントをもらった．

翌日,看護学生 A は,B さんのセルフケアが自分自身で保てない状態について追加立案してきた.

実習指導者 D によると,看護学生 A は翌日から何度も大きな声で B さんの手をとり自分の名前を伝え,話しかけていたという.しかし,相変わらず B さんからの反応はなく,看護学生 A はなんとなく元気がなかったことから悩んでいる様子であった.

教員:「どうですか? 実習は….困っていることはありませんか?」と尋ねた(直接的経験への発問,気持ちの表出を促す).

学生:「B さんの反応がなくて….」

教員:「A さんは B さんの反応がないと感じているのね.それは悩みどころだね.反応してくれるといいね.でもね A さん,A さんは B さんに反応してほしくて声をかけているんだったっけ? 反応があるかを気にしないといけないのかな….声かけの評価はどうやってすることにしていましたか? 何の目標を立てて,その目標が達成したか否かを考えることが大切だと思うけど….じゃあ,どうしたらいいかな?」と助言した(共感,学生の意見の促し,経験の意味づけ).

学生:「そうですね…あと 1 日,手を握って大きな声で話しかけてみます!」と返答した(問題解決に向けての表明).

学生:「先生…私 B さんにエプロンを作ってあげたいんです.食事のときに食べこぼしがポケットに入るエプロンを」と答えた(気持ちの表出,直接的経験の振り返り).

教員:「エプロンか…娘さんに怒られていた B さんが気になるのね.D 指導者さんに自分で聞いてみたら? あなたの気持ちを話してみたら,許可がでるかもしれませんよ」(共感).

実習最終日,いつもと変わりなく B さんの訪問看護が終わり,看護学生 A は,「看護学生の○○です.これまでありがとうございました.今日で終わりです.」と B さんに話しかけたところ,B さんは,「○○さん…?」と初めて学生の名前を呼んでくれたという.訪問後,看護学生 A は実習指導者 D に「B さんを受け持たせてくださってありがとうございました.」と笑顔で泣きながら話したという.エプロンは,娘さんに手渡され,とても喜ばれたとのことであった.しかし,最後のカンファレンスの際,実習指導者 D から,看護は療養者に物を与えることではないと指導を受けた.

(3) 看護学生 A の学習過程の実際

看護学生 A は実習終了後のレポートに,療養者 B さんにとって何が幸せなのだろうか,現状のまま自宅で過ごすことが本当にいいのだろうか,訪問看護師の役割は何なのかなど悩んだことが記載されていた.看護学生 A は悩まされた原因として患者の反応がないことへの自分自身の受け止め方をあげていた.

なぜこのような打撲跡がここにあるのか,どうして打撲跡があるのか,虐待ではないかなど,原因ばかり探したことが記載され,自分なりに訪問看護師スタッフやカルテから原因を探したが原因を突き止めることはできないということがわかったと記載されていた.

そのため，原因を探すことをあきらめ，どうすれば新たな打撲跡を減らすことに結びつくかを考え始めたと記載されていた．また，E教員が，「あなたが何をするのかを探すのが実習か」と尋ねたことについて，自分が何をするかを探す目で療養者Bさんを見ていたことに気づいたと記載されていた．看護は療養者のために行われるものであって，自分の満足のために行うものではないことを改めて感じたことが書かれていた．

看護学生Aは，反応のない療養者Bさんに毎日毎日自分の名前を伝え，「よろしくお願いします」と手を取って話しかけることが本当に刺激になっているのだろうかと悩んだことについては，D指導者がやさしく笑顔で自分を見ていてくれたこと，中間計画発表会で訪問看護師やE教員から実施の許可を得ていることが，継続する力になったと書かれおり，グループの友達や訪問看護師に感謝していると書かれていた．看護計画を継続して実施したことが自分の名前を呼んでくれるという反応として返ってきたことについて看護のもつ力，看護の可能性について触れられていた．

エプロンに関しては，家族にとても喜ばれて嬉しかったが根拠も計画もなしにエプロンを作ってあげたいという気持ちだけで行動するものではないと書かれていた．1つ作れば，みんなに作らないといけなくなる．もっとほかに食べこぼしを気にせず食事ができる方法があったのではないかと記載されていた．

(4) 看護学生Aの経験の意味

看護学生Aは，療養者Bさんの手を取り自分の名前を伝え挨拶をするなどの行為が，患者のためになっているのだろうかと悩む．

看護学生のみならず，看護職は患者に実施する自分自身の看護行為の意味に悩むことがある．それは，自分が行っている看護が患者のためになっているかをいつも自分に問い，内省しながら看護を提供しているためである．また，自分自身の行った行為が，目に見える形で結果として表現されないことも要因にある．

金井は，看護や介護に携わる者が，自らが行っている仕事の意味づけをするときに不可欠なものの見方として「三段重箱の発想」を明らかにしている[1]．「三段重箱の発想」とは，三段重箱の一番下の段が「ケアの原理・本質」，そのうえに「条件・状況」，最上段に「方法・システム」と，ものの見方を位置づけている．つまり，看護・介護は，「ケアの原理・本質」を理解することで，自らの信条や人生観レベルで相手の状況を判断してしまうことを避け，対象の「条件・状況」を看護・介護の思考をもって現象の意味を判断していく．患者の「条件・状況」が変われば，その「方法・システム」を見直す必要があり，すべての看護者・介護者によって「ケアの原理・本質」は共有されなければならないとしている．

本事例は，「三段重箱の発想」(**図1-2**)[1]でいうところの方法と結果ばかりを気にするあまり，看護の本質を見落としていたということであろう．看護学生Aは，E教員の助言によって「そうでした…」という反応をみせたことから，自分の行っている看護行為の意味を「ケアの原理・本質」に立ち戻って捉え直すことができたのではないかと推察される．

本事例は，療養者の反応がないという直接的経験を学生，教員の共同作業で紐解き教材化していった．その結果，教材から何を学ぶのかが導かれ反省的経験に結びついたと言え

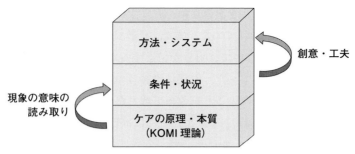

図 1-2　三段重箱の発想
〔金井一薫：KOMI 理論—看護とは何か，介護とは何か，100，現代社，2004．より〕

る．しかし，事例のように，経験型実習教育であれば必ずうまくいくとはいえない．経験型実習教育は，臨地実習での教材化に必要な教員の能力として，学生理解の能力，クライエント理解の能力，言語化能力，状況把握能力，臨床教育判断能力，教育技法をあげている[2]が，E 教員は安酸の推奨する経験型実習教育のトレーニングや努力を積み重ねた教員である．つまり，経験型実習教育が学生，教員の共同作業である限り，教員も経験型実習教育のトレーニングや努力を積まなければならないのである．

　本事例のように経験型実習教育は教員の助言によって看護学生の学びを看護の本質に近づけることを可能にする．コルブ(Kolb)は学習を「経験を変換することで知識を創りだすプロセス」と定義し，個人は，①具体的な経験をし（具体的な経験），②その内容を振り返って内省することで（内省的な観察），③そこから得られた教訓を抽象的な仮説や概念に落とし込み（抽象的な概念化），④それを新たな状況に適用する（積極的な実験）ことによって学習する，という 4 つのステップからなる経験学習モデルを提示している[3]．反省的経験は看護学生にとって辛く苦しいものであるが，喜びや楽しみ，そしてはかりしれない可能性を秘めている．専門職は，精度の高い仕事を要求されるが，これらはルーチン・ワークとは全く正反対の"創造性"を必要とするものだからと言える[4]．

　この事例のように経験型実習教育は，在宅看護学実習の目標である療養者，家族を総合的に理解し，在宅看護の機能，役割および特性を捉えるとともに，在宅療養者と家族の療養生活上の課題をアセスメントし，課題解決と看護援助に結びつくことを可能にする．

4. 評価

　評価は，もちろん，実習の目的・目標に学生が到達できたか否かで判断されなければならない．しかし，在宅看護学実習の教育の場が療養者宅であることが多いため，教員が看護展開の場面にすべて立ち会うことを許されるわけではないことから，教員が学生の知識，技術，理解度などを判断することには限界があると言わざるを得ない．そのため，施設側の臨地実習指導者に経験型実習教育を理解してもらうことが大切になってくる．

　「臨地実習指導者に経験型実習教育を理解してもらう」といっても，臨地実習指導者側からみても，教員側からみても簡単なことではないと思われるかもしれない．在宅看護学実習を受け入れている訪問看護ステーションは常勤換算 2.5 人をなんとか超えた事業所で

あったり，資格も准看護師ばかりだったりという事業所もあるであろう．実習を受け入れてくれただけでも十分と思われるかもしれないが，在宅看護学実習ほど看護のおもしろさが伝わる実習はないと言える．

　安酸は，何をおもしろいと感じるかはさまざまであるが，おもしろいと感じることにつながる学習は，①現場で起こっているさまざまな現象が理論と結びついて「わかる」学習体験，②理論を実際の場で適応することができた体験，③実際の患者に直接看護を行うことによって患者−看護師(学生)関係を形成・発展させる体験，④自分の思い通りにやってみられる体験に整理できると述べている．条件についても自分が存在する場があると感じられることは重要であろう．また，おもしろさは教えるものではなく感じるものであり，実感するものだと述べている．

　看護師が看護はおもしろいと感じ療養者に向き合っているとしたら，看護学生には臨床のおもしろさが伝わる実習が展開できるということである．そうであれば，在宅看護学実習のおもしろさはピカイチである．在宅看護では予期しない事象が毎日飛び出してくる．それを一つひとつ解決していく過程がそこに存在するからである．その課題を解決していく過程そのものは，看護師自らの成長過程でもある．看護師自らが成長する過程と看護学生が成長する過程は同一である．看護学生が在宅看護学実習を終了した際に，自らの課題を自ら見つけ，次の機会に乗り越えていこうとする姿勢が見受けられるのであれば，それは十分評価するに値すると筆者は考える．そのためには，教員は学生の教育に責任をもち，看護師は療養者の看護に責任をもつ．場面ごと，顔を合わせるごとに，実習指導者と教員が療養者，家族について，学生の課題について会話をもち，後輩を育てるという教育的役割をどのように共同するか，どのように関わるかを考えていくことによって，その経験の意味づけが行われることにつながると言えよう．

引用文献
1) 金井一薫：KOMI 理論　看護とは何か，介護とは何か，100，現代社，2004.
2) 安酸史子：経験型実習教育の考え方，Quality Nursing，15(8)：568-575, 1999.
3) 松尾睦：経験からの学習　プロフェッショナルへの成長プロセス，同文館出版，2012.
4) 黒川昭登：現代介護福祉論，誠信書房，1990.

VI　小児看護学実習

1. 参画型看護教育における小児看護学の位置づけ

　名桜大学人間健康学部看護学科は 2007(平成 19)年の開設以来，学生が学びの主体となる教育理念を掲げ『参画型看護教育』を実践してきた．参画型看護教育では協働的探究の基本的技法について，自己の目標の明確化，行動計画の立案・実行，主体的な学習と評価に重きをおいている．そのため 1 年次からゼミ学習を取り入れ，ゼミワークを通して他者との関係を築き，総合学習の方法を身につけていく[1]．

　看護の基礎教育は文部科学省に指定された教科内容を履修するが，参画型看護教育の教

授法の基本はコーチング理論に基づくものであり，かつグループダイナミクスを活用し，個々の学生の主体的な行動を促し，論理的，批判的な視点での学びを習得することである．そのため各領域それぞれが教授法を検討し，学生主体の学びが展開できるように，教員の効果的な関わり，教授法，学びの場作りに取り組んできた．

当看護学科の小児看護学領域は，小児看護学概論（2単位），小児看護方法論（2単位），小児看護学実習（2単位）を担当しているが，学生の課題解決力，チームで働く力，考え抜く力，さらには学生自らが学ぶ主体として学習に取り組むための教授法を工夫している．学生が自らの学びを深め，さらに教育・指導に関わる力を醸成する方法として，小児看護方法論では「課題学習法」[2]を取り入れ，演習授業ではジグソー法を取り入れるなど，学びを深める授業形態を実践してきた．

小児看護学実習では，学生の気づきと援助の必要性を明確にしたうえで看護実践できることを目的に，経験型実習を取り入れている．経験型実習については，安酸の『経験型実習教育の考え方』[3]を資料として，担当教員および臨床指導者で学習会を行い，学生指導のあり方や学習目標の設定，カンファレンスの用い方を検討し，学生が学びの振り返りから反省的経験による学びを深めるようにした．

2. 経験型実習を取り入れたプロセス

筆者は長年臨床看護を実践し，看護学生の指導にあたってきた．指導において，看護過程を展開するプロセスで取り上げられる問題点の抽出，問題点に対する看護実践などの教育方法に疑問を抱いていた．情報収集，アセスメント，問題点抽出の一連のながれを紙面に表すことを中心とした実習教育において，問題点について学生はどのように考え，学ぶのだろうか，実践されている看護の意味が理解できているのだろうか，実際に患者と関わり，何を考え，感じたのだろうか，と次々疑問がでてきた．また，教員の提示する実習記録の穴埋めに多くの時間を費やし，ベッドサイドにいる時間よりもカルテの転記に多くの時間を費やす実習教育のあり方にも疑問を感じた．

教育の場で働くようになり，実習方法や実習記録の見直し，カンファレンスの位置づけを重要視することで教員の関わりが変わり，学生の学びが変わるかもしれないとの思いから，経験型実習を試みることとした．経験型実習を選択した大きな理由は，これまで実施してきた実習教育では教員の価値観を押しつけることが多く，学生自身"やらされ感""させられ体験"が強くなり，教育的な効果が十分ではないと感じ，相互に学び合う教育，学生が自らの経験を表出し，振り返りができる教授法の必要性を痛感したことにある．

3. 小児看護学実習と経験型実習教育

小児看護学実習の目的は，「成長発達段階にある小児の健康上の諸問題を総合的に理解し，看護を実践する能力を養う」，目標は，「各成長発達段階にある小児を理解し，成長発達を促すための生活援助ができる．小児および家族の看護上の問題を明らかにし，必要な援助を実践する」と，他校と同様の目標を掲げている．2単位の実習のうち1単位は保育園で実習し，看護の対象である子どもの理解を深めること，年月齢に応じた成長発達の理

解や子どもの特性を十分に学びとるようにしている．また1単位の病院・施設実習では，受け持ちの子どもを通して必要な援助を考え，次のように実践できるようにしている．

〈実習の展開として1単位の保育園実習〉
①担当するクラスで園児の日課に沿って実習する．
②保育士の保育計画に沿って，特に日常生活支援を中心に実習する．
③保育士と同様に小児の環境調整や生活支援，発達支援を行う．
④保育を通して小児の成長発達を理解する．

〈病院・施設実習〉
①入院している児を受け持ち，看護援助やコミュニケーションを図りながら，健康障害の状況を理解する．また，健康障害が小児の発達や日常生活にどのように影響しているのかを理解する．

　上記のように，単なる小児看護技術の習得ではなく，子どもとどのように向き合い，子どもが必要としている支援が何か，どのような支援をすれば子どもの安心，安全な，より健康的な生活が維持できるかを考えるようにしている．また，子どもにとっての保護者，特に母親を含めた家族の存在を理解し，家族支援のあり方にも配慮できるようにしている．
　保育園実習，病院実習それぞれの具体的な内容・方法について以下に示す．

保育園実習の実習目標・内容・方法

実習目標	実習内容・方法
1) 小児の成長発達段階を理解する．	①各担当のクラスで園児の日課に沿って実習する．
2) 成長発達に応じた生活支援やしつけについて考えることができる．	①実習前に乳幼児の発達を学習し，生活援助や遊びを通して園児の観察，発達特性，個別性を理解する． ・生活習慣 ・運動 ・探索・遊び ・社会 ・言語
3) 事故防止とその方法について理解する．	①保育園における事故とその予防について理解することができる． ②事故防止のための具体的な方法を学ぶ．

(つづく)

実習目標	実習内容・方法
4) 小児にとってよい環境, 望ましい保育のあり方について考えることができる.	①園児との関わりを通して, 小児に適した環境や保育のあり方について考える.

病院実習の実習目標・内容・方法

実習目標	実習内容・方法
1) 小児の成長発達の特徴が理解できる.	①患児の成長発達の状態を観察する. ②入院前の成長発達段階, 日常生活(自立度を含む)について情報を収集することができる. ③患児の遊び, 学習や通園・通学について情報を収集する. ④患児の成長発達の段階をアセスメントする.
2) 現在の健康障害の状況が理解できる.	①症状の観察をする. ②治療, 検査データをふまえて病態を理解する.
3) 健康障害が小児の発達や日常生活にどのように影響しているか理解できる.	①健康障害, 入院に対する患児および家族の反応を観察し, 受け止め方を推察する. ②健康障害や入院が患児の成長発達や日常生活に及ぼしている影響を入院前後の変化から知る. また, 今後の予測もふまえて考察する.
4) 親子関係および家族関係を理解し, 健康障害が家族に及ぼす影響について理解できる.	①親(家族)とコミュニケーションを図り, 親の気持ちや家族状況を知る.
5) 退院後の家庭における小児の生活を想定し, アセスメントできる.	①健康障害をもちながら地域で生活する小児の状況を知る. ②退院後の生活に関する指導内容や方法について考えることができる.
6) 小児に適した看護援助を計画, 実践, 評価できる.	①実習記録を用いて看護を展開する ・患児の援助を実践し, 必要な援助について理解する. ・行動計画表を通して自己の援助, 言動を考察し, 患児との相互作用や適切な援助が実践できているか考える. ・援助結果を評価し, 看護計画を整理する.

(つづく)

実習目標	実習内容・方法
7) 情報を統合し，看護上の問題点を捉えることができる．	①実習目標の1)～6)の情報を統合し，看護上の問題を捉える．
8) 診断，治療のための検査および処置の意義を理解し，小児の看護技術および治療介助を学ぶ．	①機会があれば，小児看護における看護技術，治療，検査，処置を見学，体験する． ＊毎日カンファレンスを行い，実習の振り返りを行うとともに，学びの共有を通して小児看護の理解を深める．

4. 経験型実習における「気づき」の教材化

　小児看護学実習では学生の気づきを大切にした関わりを行っている．自ら訴えることが十分ではない子どもの看護では，学生が気づけることの大切さ，何に気づいたのか，なぜ気づいたのか，気づきをどうすればよいのかなど，その時々に学生に声をかけ，考え，行動に移すように促している．時宜を得た教員の声かけは，学生に多くの学びを提供することができる．

　気づきについて，実習での場面を振り返る．

教員：「小児病棟の手すりはどの程度の高さだったかな？」
学生：「え～，手すりはみんなどこも一緒でしょ．」
教員：「手すりはなぜ必要なの？」
学生：「歩くときにつかまって…．」
教員：「歩行時に必要であれば，小児病棟ではどの程度の高さが必要なのかな？」
学生：「そうですよね．大人と一緒の高さでは使いにくいですよね．そうしたら危険がないように考えて介助しなければいけないですよね．子どもの歩行時の介助ですね．」

　実習初日に更衣室から実習病棟に向かったときのことである．小児看護では療養環境の整備が重要な看護と考える．そのため，小児看護学実習において，常に環境に気を使うことができるような関わりとして，声かけを行ったものである．

　廊下に取りつけられている手すりであるが，「小児病棟の手すりの位置は適切か」，施設では「床材にはどのような配慮がされているか」などを学生に問いかけ，子どもの生活への配慮について，また換気孔の埃の溜まり具合やトイレの広さ，便座の位置などの確認を行い，子どもが安心して使用できる環境が整っているのか考える機会をもつようにしている．環境が十分ではない状況では，看護師の視点としてどのような配慮が必要かを考えたうえで，看護実践へとつなげていく．実習施設に入ったときからすでに実習が開始されていることを学生に伝える．

　このような声かけや指導は直接的経験の明確化の1つ，"直接その場をみる"と考えている．見て，気づき，行動に移すことの大切さを学生自身が考え，計画できるような関わり

や指導が重要である．

5. 小児看護学実習の方法とカンファレンス

　小児看護学実習では，学生が論理的に思考し，エビデンスを明確にした実践ができるように記録用紙を工夫している（**資料1参照**）．安酸が授業過程モデルで，「学生の判断能力と主体性を伸ばすためには，学生自身が気になったり，困ったりした出来事の意味を考え，その解決のための方法を探求していく」と示されていることを紙面上で展開できないかと考えたものである．

　記録用紙は5項目から構成されている．
①タイムスケジュール
②援助の実際
③援助の必要性
④援助の結果・評価
⑤気づき，必要な学習内容

　1日A4用紙2枚程度の記録用紙を提示し，①，②は実習開始までに記入し，実習当日の朝，指導者に確認してもらう．③以降は実習中または実習後にどのような実習を展開したのか，実践した内容を記入し，③において実践した援助内容の裏づけ，さらには援助した技術上の困難感や個別性への配慮などを考え，記載する．この記録用紙において学生が最も困難を感じるものは，③の援助の必要性である．カンファレンスでは実施した援助とその評価について話し合う．その際，なぜその援助が必要だったのかをディスカッションし，個別性をふまえた必要性について，さらになぜ困難と感じたのか，何が困難だったのかなどを記録用紙に記入する．カンファレンスでは学生の思考を揺さぶる声かけ，いわゆる実践と知識を統合できるような声かけや実践の振り返りを引き出す，直接的経験の表出のための声かけを行う．

〈カンファレンスの1場面〉
　食事介助をしていた学生が金属スプーンを使用して介助したが，子どもにスプーンを咬まれてしまい介助できず困っていたとき，指導者がゴムスプーンを手渡した．学生は渡されたゴムのスプーンで食事介助を行った．
教員：「今日はじょうずに介助できていたね．途中からゴムスプーンにしたのはどうして？
　　　4歳児のこの子の食事介助にゴムスプーンがどうして必要だったのかな？」
学生：「指導者から，いつもこのスプーンを使っていると渡されたから，ゴムにしたら食
　　　べてくれた．」
教員：「子どもに聞かなかったの？　金属スプーンでは食べれないのかなって．」
学生：「聞いてもわからないし，声かけても答えてくれないし，情報がなかったし…．」
教員：「情報？　事前に確認したのかな？　ゴムスプーンと金属スプーンの違いは何かな．」
学生：「カルテには書いてなかった．スプーンの違いがあるなんて知らなかった．金属と

実習記録 2	≪行動計画表≫	
月　　　日　（実習　　　　何日目）　氏名		

本日の目標：

① Time Schedule	② 援助の実際	③ 援助の必要性

④ 援助結果・評価	⑤ 気づき、必要な学習内容等

Advice（指導者からのコメント）

資料1　実習記録（実際のものを1ページに縮小）

援助の必要性

　食事の援助の際はむせこみに注意しながら本人のペースや嚥下の様子を観察しながら全量摂取できるように援助を行っていく必要がある．特に高カロリーのスープとラコールは摂取できるようにし，ラコールを飲ませる際にむせこみに注意する．また，本人の何を食べるかという意志表示を見のがさずに援助していくようにする．
　更衣は援助の必要な場面を見極め，まずは声かけをしながら促し，難しそうな時は援助を行う必要があると考えた．

（手書きコメント：なぜですか？　どこに気をつけ注意したらいい　具体的にあげれるといい？）

図1-3　「援助の必要性」にチェックを入れる指導者の記述

　　　　　　　　　の違いは，大きさかなあ？　堅さかな？　形の違い？　結構違いがありますね．」
教員：「なぜ，ゴムスプーンで食事介助するの？」
学生：「食べ方だけの問題ではなさそう．病気と関係するのかな？」
教員：「どんなふうに関係するのかな？」
学生：「脳性麻痺で口の周囲が過敏で，スプーンが口に入った瞬間にスプーンに噛みついてしまう．危険だし，金属過敏があるので……，だからゴムスプーンで介助するんだ．どのようにしたら食べやすいか，脳性まひの特性やこの子の特徴，これまでの食事介助の様子について，看護師さんに聞いてみます．食事介助の方法について，自分でも調べて，もっと勉強してみます．」

　カンファレンスでこのような振り返りを行い，実践した援助の意味づけと評価を行う．上記の学生は，看護師に渡されたスプーンだから使用し介助し，全量摂取できたものであり，意味や必要性を考えて行動していたわけではない．学生のカンファレンスでよくみられる「今日実習した内容や困ったことについて発表してもらいます」というカンファレンステーマでは，実践内容を振り返り，深め，学びにつなげることは難しい．この事例においても，ゴムスプーンの使用で介助できていたことを考えると，困ったこととしてカンファレンスには出てこない問題であると考えられる．食事という，重要な援助を振り返ることにより，ほかの学生も含めて問題共有できたことは，学生にとって大きな学びとなる．
　教員や指導者には学生が体験した援助の意味づけを行い，経験につなぐ役割がある．安酸が言っている反省的経験，自己の振り返りが必要であり，そのために記録用紙の「③援助の必要性」を活用している．
　実習での子どもの様子や看護実践後の評価は「④の援助の結果・評価」に記載する．
　カンファレンスを通して，学生は必要な学習を明確にし，さらに次の日の実習での行動計画を立てるために必要な学習内容を見出していく．その内容は「⑤気づき・必要な学習内容」に記載し，事前学習をふまえて翌日の実習スケジュール，援助内容を組み立てる．
　実習記録は指導者がチェックし，さらに教員が確認するようにしている．図1-3は，学生の記録を指導者がチェックしたものである．
　学生が「特に高カロリーのスープとラコールは摂取できるようにし，……」と記載したものに「なぜですか？」，また気をつけることなどをチェックしている．

> ○／○　実習4日目
>
> よい看護(児に合わせた個別性のあるケア)をするためには，児に合わせた援助の工夫や，なぜそのケアを行うのかという根拠を考えることで，発達段階や病態を知ることができた．そのことで，ケアの重要性を意識して実践することができた．

図1-4　実習での学びのカード記入例

表1-4　学生による実習評価(原文のまま)

・教員も，指導者の方もわからないことや困ったことがあれば，助けてくれたり，アドバイスをくれたりしたので，自分1人ではなく助けてもらいながら実習を楽しんで頑張ることができた．援助の工夫を考えながら毎日関わっていたので，患児のことを考える時間が多く，学びの多い実習にすることができた．
・小児実習では，短い期間ではありましたが充実した実習ができた
・短い期間だったけど，担当看護師や教員のアドバイスできちんと看護を展開できてよかった．
・学生の失敗を責めるのではなく，具体的な改善策，問題点を提示し，わかりやすく指導をしてくれたことがとてもためになった．

(下線は筆者が挿入)

　　指導者は学生がなぜその援助を行っているのか，事前学習はどこまでできているのか，援助を実践するうえでどのような視点をもっているのか，観察ポイントは何かを記録用紙から把握することができる．この「なぜ？」の問いは，学生の行為の振り返り，反省的経験を促す．「なぜなぜ坊やのように，いつも"なぜ？"って言われる」は，小児看護学実習を経験した学生の実習記録のまとめに書かれた言葉である．教員だけではなく，指導者も"なぜ""どうして""どうすればよかったのか"の言葉を使い，できるだけ個別性に配慮した看護が提供できるような学生指導を行っている．

6. カード図解を通して学生の経験を意味づけ，共有する

　　学生が実習期間中に受け持つ子どもは基本的には1人である．子どもを通して疾患や必要な看護を学ぶが，実習グループのほかの学生の学びを共有することでさまざまな疾患や看護の方法を学ぶことができる．学びの共有化のために，実習最終日にはカード図解法を使用した反省会を行っている．

　　小児看護学実習で何を学んだのか，実習目標は達成できたのかどうか，毎日1枚記入した学びのカードをもとにディスカッションし，グループ全体での学びを共有する．カードは図1-4のように記入される．

　　最終日カンファレンスでは，全メンバーの実習日数分のカードを集めてカード図解を実施する．金城[4,5]が紹介しているように，カードに記載された内容をより具体的に，より意味づけて説明することで，何を学び，考え，看護したのかがわかり，グループメンバーそれぞれの学びを共有できる．最終的に何を学んだのか図解を作成して総括しているが，カード図解の内容から小児看護学実習の目標は十分達成できていることが確認できる．図解について資料2として提示する．

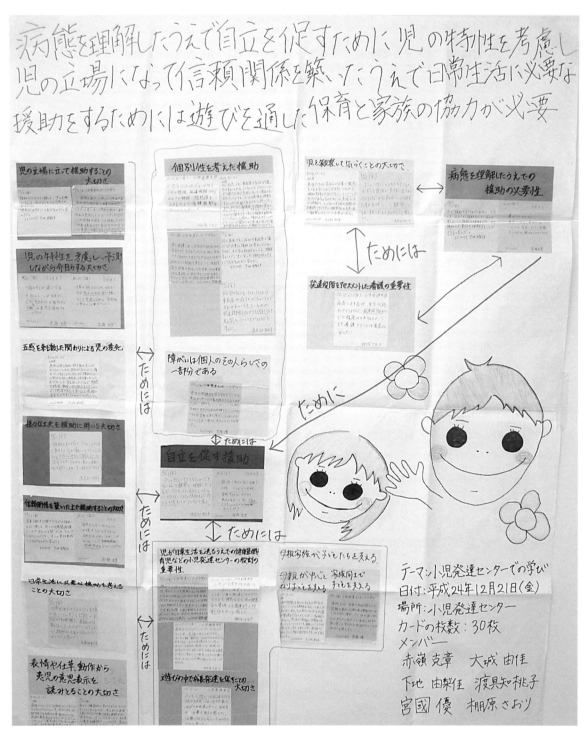

資料2　実習最終日のカード図解の例

7. 評価

経験型実習を用いた学生の評価を表1-4に記載した．病院実習はわずかに5日間（1単位）であるが，学生は充実した実習を経験できていた．実習評価には，「援助の工夫を考えながら毎日関わっていくので，患児のことを考える時間が多く，学びの多い実習とすることができた」など，実習での学びが記載されている．反省会では，できなかったことを指摘するのではなく，なぜできなかったのか，どうすればできたのかを問うことで，学生は次の実習課題を見つけることができる．「これができなかった」「考えていたけど，実践できなかった．もっとこうすればよかった」などの意見は，単なる反省でしかない．実習最終日に反省しても意味がないと思われることから，次の領域実習に対する自己の課題を明確にする反省会として，学生個々が振り返りをすることが重要である．

8. まとめ

看護基礎教育において，実習科目は重要な位置づけである．どのような学びができるのか，学生が主体的に学べる環境を作り出すのは教員や指導者の責任である．できるだけベッドサイドで多くの看護を経験できること，また対象である子どもと保護者から十分教えていただくこと，そのことで必要な看護を導き出すことができれば充実した実習につながると考える．そのためには知識を統合したうえで看護実践につなげるための"経験の意味づけ"が重要である．

教員は実習教育において，これまでの看護過程を展開し，問題解決型の実習指導から脱却して，新たな教授法を展開するのには勇気と相当の努力がいる．経験型実習を取り入れるためには，教員の教授法の見直しが必要となる．また，教員に求められる能力として提示される8つの能力のうち，学生の学習能力に対する信頼，学生とともに学習する姿勢，学生と対話できる能力は，これまでの教師像とは違い，教師自身の価値観の変容が求められる．そのうえ臨床との連携や指導者との協働作業のための大きな労力を要する．しかし，学生の学びを考えた場合，学生が主体的に実習に取り組み，対象と関わり，必要な看護を見出す方法として，経験型実習は効果的な実習教育であり，学生が考えて行動できることから十分な学びを提供できるものと考える．

引用文献

1) 金城やす子，鈴木啓子，大城凌子，他：批判的思考能力を育成するための教養演習における学生の学び　学習プロセスの分析を通して，日本看護学会論文集(第40回看護教育)，146-148，2011．
2) 松下聖子，金城やす子：課題学習法を取り入れた小児看護方法論の授業展開について，九州・沖縄小児看護教育研究会誌，13(1)：13-15，2013．
3) 安酸史子：経験型実習教育の考え方，Quality Nursing，5(8)：568-576，1999．
4) 林義樹監，金城祥教編：看護の知を紡ぐラベルワーク技法，54-81，精神看護出版，2004．
5) 金城祥教：看護教育に於けるコミットメント能力の育成に関する研究ノート　カード・メソッドの教育効果，名桜大学紀要，14：95-102，2007．

Ⅶ 精神看護学実習

1. 精神看護学実習で経験型実習教育を展開している理由

　看護の臨床では生身の人間を相手にしていることから，予め計画したことがその通りにならないことは多々ある．看護はそのときその場の「臨床判断」[1]の積み重ねで成り立っており，計画した看護をその場で変更しなければならないことも多い．そのときに状況に柔軟に対応できるかどうかは，自分の経験を手がかりにして自分でその意味を探求する能力を学生時代にどれだけ培えているかにかかっている．学生が経験から学ぶ力を強化できれば，看護を提供する相手や状況が変化しても，看護現象の意味を未来永劫にわたって探求していける．そのような能力を育成できるのは，経験型実習教育[2]だと安酸は述べており，筆者らもその考え方に共鳴している．また精神看護の臨床では他者には見えにくい人の心を相手にしているために，その人が経験している世界を患者の視点から理解することなくして看護は成立しない．学生が患者や家族が経験している世界を理解するためには，まず教師が学生の経験している世界を理解することが前提となる．教育においても看護においても自分のもっている色眼鏡を一旦はずし現象そのものに立ち返って理解する，「現象学的還元」[3]という方法論が理にかなっている．

2. 経験型実習教育を展開するためのシステム上の基盤

　福岡県立大学看護学部では，看護学部主催で看護教師と臨床指導者が一堂に会して行う実習教育に関する共通理解を目的とした会議を年1回実施している．ここでは大学からの大まかな教育方針の説明，その年に課題となっていることに関連したテーマの講演，領域別のグループや領域をシャッフルしたグループによる効果的な教育方法の共有など，臨床と大学が一体となり実習教育を展開するための基盤づくりをしている．その前提に立ち，精神看護学領域では学内授業への臨床指導者の参加，実習前に実習施設で行う合同の調整会議と領域ごとの調整会議，「経験型実習教育ワークショップ」[4,5]の実施，教員の臨床研修を通じての綿密な実習の打ち合わせと，二重三重に「チームティーチング体制を強化」[4,5]する仕組みを構築してきた．付属の実習施設をもたない当大学で，安心して経験型実習教育が実施できるのはこのような看護学部開設以来の歴史的背景と実習教育の伝統があってのことである．担当教師と臨床指導者の打ち合わせでは，学生が立てた自己の目標を含めて学生の情報をある程度共有し，難しさが予測されることや関わりの方向性を話し合う．臨床側で選択していただいている受け持ち患者の候補者を臨床指導者がなぜ選択したのか，学生が受け持つことへの期待なども伺うようにしている．また教師が受け持ち候補の患者と出会うことも臨床研修の大事な目的である．教師自身が安心して臨床に身を置き，臨床指導者と協働して実習指導や受け持ち患者のケアができるとき，学生は安心して学習ができ，ケアができると考えているためである．このような大学と臨床の協働作業の積み重ねにより，藤岡ら[6]がいう「学習的雰囲気」が醸成される．学生がのびのびと自分が考える看護を実践し，自分の経験を語り，経験の看護学的な意味づけを行うことを許容す

る臨床風土が各実習施設にあるからこそ，経験型実習教育が行えていると言えるだろう．

3. 学生のレディネスと精神看護学実習の目的・目標

　学生は３年次の精神看護学実習前には，精神看護学の概念[7]，対人関係理論[8,9]，精神力動理論[10]，発達理論[11]，オレム-アンダーウッド(Orem-Underwood)モデル[12~14]や家族看護エンパワメントモデル[15]，リカバリーやストレングスの概念[16]，脆弱性-ストレス-保護因子モデル[17]，症状や疾患からの患者理解の方法[18]などさまざまな理論や具体的な看護の方法を学ぶ．授業は一方的な講義だけではなく，治療的な人間関係を患者と結ぶための他者理解，自己理解を促すロールプレイング演習[19,20]，その演習の場面を「看護上の出来事の再構成」[21,22]を用いて振り返ることを含む．

　実習直前の演習の冒頭では，学生に「学習ができるグループに成長してほしい」という教師の願いを伝える．この演習の目的は，オレム-アンダーウッドモデル[12~14]や家族看護エンパワメントモデル[15]を用いてアセスメント能力を培うことである．個人ワークとグループワークを組み合わせたこの授業で学生たちは，教師や仲間の力を借りながら「学習できるグループ」に成長していく．

　その後に展開する精神看護学実習の実習目的は，精神に障害をもつ人やその家族との間に起こる看護現象について，自分の経験の振り返りや医療チームのメンバーの経験の追体験を通して探求することである．課題解決志向の看護過程と対人関係志向の看護過程を布の縦糸と横糸のように織りなしながら看護を展開するなかで，学生自身が教師をはじめとする他者との対話を通して，自己の「直接的体験」[6]に意味づけし，「反省的経験」[6]に深化させることが目標である．また，精神保健医療福祉の臨床では，看護の受け手が抱えている複雑なニーズを看護師だけで満たすことには限界がある．そのため，学生には「個々がケアができる人に成長するだけでなく，精神保健医療福祉チームと協働してケアができるグループに成長してほしい」という教師の願いを伝えている．教師や臨床指導者をはじめとするスタッフが，個々の学生と関係をつくることを基盤に，集団力動を活用しながら教授–学習過程を展開していくことで，学生たちは個人として成長するだけでなく，「ケアができるグループ」としても成長し，結果として学習やケアがより一層進展していく．

4. 経験型実習教育の展開

　ここで，実際に精神看護学実習のなかで起こった出来事を振り返り，どのような関わりが教育効果を生み，何が非効果的であったのかを考察する．

（1）本事例の登場人物

Aさん：患者の希望に添う看護を患者の安全・安楽に配慮しながら提供するという目標をもって精神看護学実習に臨もうとしている女子学生．チャレンジ精神があり弱音を吐かない．素直でまっすぐな性格で看護への情熱をもっている．

Kさん：50歳代の男性．病名は統合失調症．2人兄妹の長男として厳しく育てられた．中学–高校一貫の男子校から工学系の専門学校に進学したが，病気のために退学．

両親が高齢となり介護が困難になったため入院し1年が経過．カーテンを閉め切ってベッドに正座して過ごすことが多く，他患者との交流はほとんどない．女性に苦手感があり，女性スタッフには拒否がある．

F教員：女性の看護教師でグループを直接担当．学生を大切に思い，意欲を引き出すのが上手である．熱心な指導でいつも"チームF"ができ上がる．看護に熱く，学生や患者からの評判がすこぶるよい．

Q教員：スーパーバイザー．教師歴は長いが指導型の実習教育の時代に育ったせいか，経験型実習教育の実践には四苦八苦し，反省の日々．学生や患者を思う気持ちは強いが時に空回りもある．

Eさん：女性の臨床指導者．学生を愛し，学生の希望にできるだけ添いたいと考えている．静かな中にも看護に対する情熱が感じられる．

J師長：男性の看護師長．相手が誰であれ一貫した尊重の態度で温かく見守っている．学生の状況に合わせた突然の臨床講義にも応じる柔軟性に学生や教師からの尊敬の眼差しが集中．

(2) 学生の経験の教材化に至る経過

　学生Aは患者Kさんと初日に関わったときに，退院後は自分が設計した家に両親を住まわせたいという希望を少しでもかなえたい気持ちから受け持ちを希望した．Kさんは女性に拒否感が強いので困難が予測されることをF教員，Q教員，臨床指導者Eさん，J師長が伝えたが，学生Aの気持ちは変わらなかった．学生Aが受け持ちたい理由を伝えるとKさんは不安なおももちながらも何とか受け入れた．

　実習開始後3日目に学生Aは，Kさんのために分厚い設計の本を持参した．F教員はKさんの興味関心に添いたいという学生Aの姿勢を承認しつつ，「突然分厚い本を持って行ってKさん驚かないかな？」と，ほかの方法はないか，学生Aにそれとなく再考を促した．すると学生Aは「大丈夫です．昨日Kさんのほうから設計に関する希望を話されたので，拒否される確率は低いと思います」と自信ありげに述べた．F教員が，Kさんがもし拒否したときには学生Aはどのように対応したいと考えているかを聞くと，「時間を置いて，距離をとります」と答えた．F教員は臨床指導者にも相談したうえで，学生Aの意思を尊重し行動を支持した．

(3) 学生AがKさんに提案を拒否された経験の教材化

　学生Aの経験の教材化を表1-5に示す．

(4) 教授−学習過程の実際

① F教員の学生Aへの関わりと学生Aの反応

　本を見ることを拒否した後にKさんに出現した妄想の内容は学歴コンプレックスによるものではないかと直観したF教員は，妄想の意味を学生Aがどのように捉えているのかを確認した．学生Aは一生懸命考えていたが最終的には，「わかりません」とのことで

あった．F教員は，受け持ち同意時のKさんの様子や成育歴から，その現象の意味を考えてみるよう促した．しかし，学生AはKさんが何故断ったのかというアセスメントには目が向かず，断られたから今日はこの話はやめなくてはという，自分がとるべき行動のほうに目が向いていた．その後の学生Aは，Kさんから大きく距離をとり，その日の実習終了時までほとんどKさんと接する様子はなかった．F教員は臨床指導者やJ師長と情報を共有し，学生AやKさんからの相談があればすぐに対応できる態勢を整えた．臨床指導者やJ師長からも「大丈夫ですか？」「何でもおっしゃってくださいね」と折に触れ積極的に声をかけてくれていたため，F教員は安心して学生Aの行動を見守ることができた．

　F教員がKさんを訪ねると，Kさんは「妻が女性と話すと怒るからAさんとは話せません」と申し訳なさそうに話した．F教員は，Kさんが学生Aとうまく関われないことを悩んでいると考え，「Kさんの奥さんが御機嫌を損ねないような関わり方をAさんができるように考えます」と，Kさんの経験している世界を尊重しながら，受け持ちを継続したいことをさりげなく伝えた．Kさんは「お願いします」と受け持ちの継続を許容する反応を示した．

　F教員は，Kさんの反応を学生Aに伝えるとともに，「奥さんから怒られる」という妄想的な発言の意味をどう捉えるか学生Aに問いかけた．学生Aはしばらく考えていたが，「わかりません」と述べた．F教員は，これまでほとんど異性と関わったことがないKさんが女子学生のAに関わることの戸惑いや不安があるのではないかと伝えた．またF教員は，希望していた大学の入試に失敗し，入学した専門学校も病気のためにやめざるを得なかったKさんの辛い気持ちや学歴に対してのコンプレックスなど，設計に関する分厚い本に抵抗感を示したことの意味を伝えた．すると学生Aは「私が関わること自体がKさんにとってはよくないことなのではないでしょうか」と述べた．

②学生Aの求援助行動とQ教員の教育的な関わり

　実習3日目の夜，「看護上の出来事の再構成」を大学に戻って書いた学生Aは，F教員が研究室にいなかったとの理由でQ教員の研究室を訪ねてきた．学生Aは「看護上の出来事の再構成をしたら，私がKさんに一方的に関わっていたから拒否されたことがわかったんです」と興奮した面持ちで話した．Q教員が具体的にはどのような場面だったのかを聞くと学生Aはその場面の詳細を話し，「自分の一方的な思いを押しつけていたことに気づいたんです」「Kさんのニーズともずれていたんです」「明日からの実習では一方的な気持ちを押しつけないように気をつけていきたいです」と語った．Q教員は，自分で自分のことに気づけたことを賞賛し，自分のできていない面を認めることはとても辛いことだが，率直に認めることができたのは学生Aの強さであること，そのことがわかれば精神看護学実習を行った意義は少なくとも半分はあったことを保証して面接を終了した．学生Aは「ありがとうございました」と言い帰っていった．Q教員は翌日F教員に学生Aが話したことと自分の対応を伝えた．

③「看護上の出来事の再構成」を媒介にした教授-学習過程

　実習4日目，学生Aは前日の自己への気づきを踏まえ，態勢を立て直してKさんのところにバイタルサインの測定に行った．しかしKさんは朝から荷物をまとめて退院する

表 1-5 学生 A の経験の教材化

場面	学生が経験していること
実習開始後 3 日目．持参した設計の本を一緒に見ながら，K さんが将来建てたいと思っている家の話がしたいと考え，コミュニケーションをとったが，断られた場面．患者と時間的・物理的距離をとるためにナースステーションに戻った学生 A は，F 教員に，「先生の予想通り，拒否されました」と報告した．F 教員が詳細を聴くと，K さんは最初は父親の面会の話題で機嫌よく話していたが，設計の本を見せると，「設計はして初めて価値がある，本を見てもね」と言い，見ることを拒否し，その後妄想が出現したという．	1. 拒否されることをほとんど予想していなかったための困惑やショック，辛さ 2. K さんから自分は嫌われているのではないかという心配 3. K さんに受け容れられていないのではないかという心配 4. 妄想的な発言があったのは，K さんから嫌われている自分が関わったためではないかという恐れ 5. もともと自分に拒否があるから，本を見ることを拒否したのではないかという心配 6. 自分の関わり方のどこがまずかったのかがわからないという戸惑い 7. K さんのなかで何が起こっているのか理解できないことへの戸惑い 8. 今後どうしたらよいのかの不安 9. このまま K さんの拒否が続いたら実習の単位を落とすのではないかという恐れ 10. ほかの学生と比較して劣等感を感じる 11. 周りの学生にも迷惑をかけてしまうのではないかという申し訳なさ 12. グループメンバーに怒られるのではないかという恐れ

患者が経験していること	学習可能内容
1. 学生 A と会話をしていたら，突然分厚い設計の本を持ち出され，見てほしいと言われたことへの戸惑い 2. 大学生の A への劣等感 3. 難しい本に対する抵抗感 4. 女子学生の A とどのように接していいかわからないという戸惑い 5. せっかく学生 A がもってきてくれた本を読むことを断ったことでの申し訳なさ 6. 人間関係の苦手意識の増強 7. 学生 A に自分の生活のリズムを崩されるのではないかという心配 8. 学生 A に心の中に土足で踏み込まれることへの不安と脅威，抵抗感 9. 異性と接してみたいという願望 10. 女子学生と接していることで周りからどう見られているかという心配 11. 女子学生と接すると妻に怒られるという心配（妄想の世界） 12. 女子学生と接すると父親が退院させてくれないのではないかという心配（妄想の世界）	1. K さんが本を見ることを拒否したことや妄想が出現した意味の理解 　1）拒否の背景にある K さんの成育歴や発達段階と今回の出来事との関係性 　2）K さんの自我の状態 　3）K さんの疾患の理解 　4）K さんと学生 A の関係性やこれまでの経過 　5）K さんの病状の重症度や病気の時期 　6）K さんが置かれている状況 　7）K さんの孤独と人づき合いのバランスの維持におけるセルフケアレベル 2. 自己理解 　1）断られた時の自己のこころの動き 　2）自己のコミュニケーションのパターン 　3）自己のコミュニケーションに影響を与えていること 　　①看護の目的や意図，②身体的な状態，③情動の状態，④それまでの K さんとの関係性に対する認識 3. 治療的人間関係を K さんに脅威を与えないように少しずつつくっていく方法 4. ショックな出来事に遭遇したときの，看護学生としてのストレス対処やストレス・マネジメント 5. ショックな出来事に遭遇したときの，教員や臨床指導者，他の学生からの援助の得方 6. うまくいかない場面で自分を立て直す方法 7. チームで情報を共有し，より適切な看護を導き出す方法

関わりの方針・方法
1. まずは学生 A のショックや辛さを受容する 2. 学生 A 自身が現象の意味をどのように捉えているのかじっくり話を聴く 3. 学生 A が経験していることを聴き，そこで何が起こっていたのかの意味を一緒に考える 4. 学習可能事項のなかで，学生自身が学びたいことを明確にし，その部分でどうしていくかを話し合う 5. 自己理解や K さん理解の方法として，「看護上の出来事の再構成」やリフレクションカンファレンスがあることを提案する 6. 学生の状況を臨床指導者や看護管理者とも共有し，フォローの体制を整える 7. 学生のグループ力動を見ながら，必要であればほかの学生にも働きかける 8. K さんのフォローは臨床指導者に依頼する

と言っており，バイタルサインも学生Aが女性だからという理由で拒否した．F教員が学生Aに，Kさんに何が起こっているのかを一緒に考えてみようと促したが，自分が拒否されたとの思いが強く，Kさんの理解には至らなかった．そのためF教員が学生Aに，昨日,「看護上の出来事の再構成」を記録してみてどうであったのかを聞くと,「自分のできていなかったところがよくわかって辛かったです」「Q先生に話を聞いてもらえたのはよかったです」と述べた．記録には，途中までは父親の面会時の差し入れの話で患者のニーズに添った対応ができていたが，途中から強引に設計の話に展開しようとして拒否された場面が記載されていた．学生Aは設計の話をしたくないと拒否したKさんに対して，心のなかでは何故そう思うのだろうと疑問には感じていたが，質問はしていなかった．F教員が，学生Aが質問しなかった理由を聞くと，本を読むのがKさんは負担に感じて断ったのではないかと思ったので，負担にならない方法の提案をしたとのことであった．Kさんから自分の提案を拒否された学生Aは，謝罪して退室していた．事前に計画していた「時間をあけ，距離をとる」という対応を実行したのである．学生Aは「看護上の出来事の再構成」を行うことで，自分のKさんへの一方的な関わりに気づき，今後はKさんが気になっていることに焦点を当てて話題にしていくのが効果的なのではないかと関わりの方向性を見出していた．F教員はできていることを承認し，関わりの具体策も考えてみることを勧めた．F教員は，週末には看護計画を立案しなければならないという時間的な制約とKさん自身からの情報があまり取れないという状況があるため，学生Aにいろいろなスタッフやほかの学生からも情報を得たり，個々人が捉えているKさん像を聞いてみてはと提案し，学生Aもそれに応える行動をとった．学生Aは夕方近くまではKさんに全く近づくことができなかったが，買い物に行ったことで機嫌がよくなったKさんの状態を見計らい,「奥さんに認められる学生になりたいと思います」と伝えることができた．

(5) 学生Aの経験の意味

　精神看護の臨床では，「患者から拒否される」という経験は看護学生のみならず，ベテランの看護師でも経験する日常茶飯事である．そのことの意味は，個々の看護現象によって異なるが，患者から看護師への転移感情，異性への憧憬とその裏返しとしての抵抗，自我の脆弱性から自分を守るための攻撃，甘えと依存の裏返し，看護師側の関わり方の問題，患者が実年齢とは異なる発達段階の可能性，それまでの文脈のなかで起こっていることとの関連，病状に関連することなどさまざまである．しかし，初めて精神障害をもつ人に実習で接する看護学生にとっては，その経験の意味は「自分が拒否された経験」，もしくは「病気だから仕方ない経験」など状況に巻き込まれすぎた解釈や，患者を人としてではなく疾患の塊のように突き放した解釈に陥りがちである．また，客観的に見れば，接するタイミングが悪かったり，相手の状況を顧慮しない関わりが患者の脆弱な自我を揺るがしている場合が往々にしてある．しかし，藤岡ら[6]が述べているように，「一方的な関わりをする学生への教材化」は慎重である必要がある．藤岡ら[6]は，このような場合，学生が自分自身の関わりのまずさに気づくまで，待つのが教育的であると述べている．

　今回の事例では，実習開始後3日目に記載した「看護上の出来事の再構成」[21,22]で，Kさ

んのニーズよりも自分のニーズが優先しており一方的な関わりになっていたことに学生Aが自身が気づくことができた．F教員は，「『看護上の出来事の再構成』でAさん自身が気づくことに賭けていました」と述べているように，無理に学生に直面化を促すのではなく，「気づくのを待つ姿勢」[6]が効を奏したと言えるだろう．学生Aは翌日，Kさんのニーズに添いたいと関係の修復を試みようとしたが，再びバイタルサインの測定を拒否されるという出来事に遭遇した．Kさんにとってはまだ関係性があまりできておらず，しかも苦手な女性の学生に身体に触れられることは脅威であり，拒否が起こるのも当然であった．しかし，自分を立て直し関わりの方向性の修正を試みた矢先のこの出来事は，学生Aにとっては，出鼻をくじかれるショッキングな経験であったことは想像に難くない．実習1週目の学生Aにとって，Kさんに拒否される経験は，「何とかKさんに退院してほしいし，そのためにKさんの希望をかなえたいと思っているのに，これだと思って果敢に関わるのだが，拒否され，どうしてよいか途方に暮れる」経験だったと考えられる．Kさんに関わるときに学生Aは「また拒否されるのではないか」という否定的な「結果予期」[23]を抱いていたことも実習後に語っている．翌週には看護計画を立案して発表をするという時間的制約があり，Kさん自身からの言語的な情報がほとんど得られないなか，学生Aの焦りはいかばかりであったろう．また，学生Aは，「このままでは単位が取れないのではないかと思って恐怖でした」「ほかの学生はみんな順調にいっているのに…」とも実習後に語っている．F教員からみればほかの学生も大なり小なり悩んでいて順風満帆ではなかったのだが，学生Aにとってはほかの学生が普通に受け持ち患者と関われているのを見ること自体が，「周りの学生と比べて劣っている自分」を突きつけられる経験だったとも考えられる．藤岡ら[6]は，教師の基本的な姿勢として，「患者に拒否されたと『思っている』学生」が陥りやすい，自己への原因帰属から生まれる不安や心配，実習の継続を危ぶむ恐れの感情を，まずは受容する必要があると述べている．学生は感情を受容され自分のなかで明確にできて初めて，経験の主体者として自分が経験している看護現象に関連しているさまざまな事柄に目を向け始め，「感情に彩られた混沌とした事態が，看護を考えるための問題自体に変化する」[6]．そのため，学生Aが経験している不安や恐怖，辛さを受け止め，十分にケアし，そのうえで学生が経験していることの意味を探求できるよう援助することが必要だったのではないかと考える．バンデューラ[23]は，自己効力感の源泉の1つとして「生理的情緒的状態」をあげている．つまり，不安や緊張，恐怖などの負の情動と否定的な結果予期は自己効力感を低下させ，「単位を落とすのではないか」という最悪のシナリオを描かせるに至ったと考えられる．そしてそのことにより，さらに学生Aの情動は不安定になり，冷静にKさんに向き合うことはできない状態に陥り，Kさんと大きく距離をとり関わらないという行動で自分を守っていたと言えるだろう．Q教員が，学生Aが自分で気づけたことを賞賛し，それができれば実習で学習する半分は達成できていることを保証したこと，F教員が無理にKさんへの関わりを促すのではなく，いろいろな人からKさんの情報を得てはどうかと代替手段を提案したことは患者と関われないことイコール単位を落とすことに直結しないことを暗黙の裡に保証していたと言える．また，F教員自身がKさんと関わりをもち，Kさんの状況を学生Aに伝えることで，学生AはKさんへの関わ

りの方向性を見出すことができたのではないかと考える．学生Aは2日間の休日をはさみ身体的に休息をとることにより「生理的情緒的状態」[23]が回復し，「単位にこだわっていた自分への気づき」(後日談)を通して，「患者を理解したい」(後日談)と真に主体的に状況に関わっていこうとする，「経験の主体者」[6]になることができた．そしてその境地に到達すると同時に，さまざまな人からそれまでに提供された情報や経験知と，実習前や実習中に学んだ形式知が統合されて腑に落ち，一気にKさんへの理解が進んだのだと考えられる．看護計画を立て皆からの意見をもらうことによって態勢を立て直して臨んだ2週目の2日間は，Kさんの心のカーテンが少し開いたかに見えた．しかし最終日直前には再び心のカーテンが閉じるという出来事があった．学生Aはこの出来事に落胆しつつも，1週目とは違う反応を見せた．自分が拒否されたという思いは相変わらず継続していたが，「拒否」という現象の意味をKさんの置かれている状況，病状，成育歴や発達段階など，さまざまな観点から総合的に捉えることができるようになっていた．そして，そのことができたのは，学生A自身の力であると同時に，グループメンバーからのサポートや後押しがあったからだと，学生Aは実習後に振り返っている．このことは，江上ら[24]が経験型実習教育を受けた学生を対象にした質的研究で見出した「グループメンバーの存在が臨地実習を乗り越える力になる」とも一致する結果である．学生Aは「精神看護学実習に来るまで，カンファレンスの意義が本当のところよくわかりませんでした」と述べているように，グループの中に存在していても，グループメンバーにその存在が開かれてはおらず，病棟の中に存在はしていても病棟の他患者やスタッフにはその存在が開かれていないKさんと同じ様相を呈していた．しかし，この実習で同様の課題をもつKさんと出会うことで，学生Aは真に看護を目指す仲間に開かれた人に成長し，グループの一員になったと考える．

　筆者の教師としての長い経験知では，多くの学生が実習1週目は自己と向き合い，自己理解が進むことによって初めて，「患者ケアへの内発的動機づけ」[25]が生まれる．そのため，性急に学生を患者理解に向かわせようとするのではなく，学生が何を経験しその経験によって学生の中で何が起こっているのかに教師や臨床指導者が関心を寄せ，ほかの領域の実習に増して丁寧にその経験を明らかにしたうえで教材化を図る必要があると考える．

5. 評価

　筆者らは評価ほど難しいものはないと考えている．それは人が人を評価するということ自体がおこがましく，真に教師が学生を評価することが適切なのかという根本的な疑問をもっているからである．そうも言っていられないので評価はするが，基本的には学生を評価することは教師や臨床指導者が自分たちの学習援助の評価をしているのだと考えている．今回の事例で私たちの教育を評価するとすれば，さまざまな意味で不安や恐れをもち，自尊心や自己効力感が非常に低下していた学生Aをもっとケアできていれば，学生Aが本来もっている力がより一層発揮されたのではないかということである．経験型実習教育の効果は，教育を受けた側の視点からさまざまな研究で明らかになっている[4,5,24,26～30]．しかし，経験型実習教育を展開していくためには臨床指導者を含めた教師の教師力が最も

問われる．今後も教師力を高めるための「経験型実習教育ワークショップ」[4,5]を継続していく必要があり，なかでも「教材化のワーク」[6]は有効だと考える．

安酸[31]は，「看護教育におけるケアリング文化の形成と伝承のモデル」を示しており，患者に対してだけでなく上司から部下へ，同僚から同僚へのケアリングが行われている相互援助的な文化が臨床にあるとき，学生が教師をはじめとする周囲の人々からケアされる経験を通して，患者にケアを提供できるようになることを示している．また江上ら[25]は，経験型実習教育を受けた学生のなかには，「『ケアリング関係を基盤として自らの看護ができた喜び』」が起こることを見出している．今回の事例でも，病棟全体がケアリングマインドにあふれており，教師が臨床指導者はじめ看護管理者やスタッフにいつでも相談できるサポーティブな環境であったことは，学生や教師の安心感や安全感につながり，学生が学びを深めるのに非常に有効に作用したと考える．また安酸[32]が言うように，学生は周囲から提供されるケアリングをロールモデルとしてケアができる人に成長すると考える．今後も臨床と大学が一緒に学生を育てていく文化を一層醸成できるよう，人材や知識の交流，看護学部と臨床合同の会議や「経験型実習教育ワークショップ」[5]などのシステムの活用を通して協働を強化する努力を積み重ねていきたい．

引用文献

1) Tanner CA：Thinking like a nurse；A research-based model of clinical judgment in nursing, Journal of Nursing Education, 45(6)：204-211, 2006.
2) 安酸史子：ケアリングサイクルの形成に向けて，日本看護科学学会誌，29(2)，38-44, 2009.
3) 竹田青嗣：現象学入門，日本放送出版協会，1989.
4) 安永薫梨，安田妙子，松枝美智子，他：経験型精神看護実習におけるチームティーチング体制の検討：実習前後に行った事例検討会の成果について，日本看護学会論文集(第37回看護教育)，96-98, 2006.
5) 安永薫梨，松枝美智子，安田妙子，他：経験型精神看護実習教育ワークショップによる実習指導への効果と今後の課題：実習施設と大学協働の取り組み，日本看護学会論文集(第39回精神看護)，47-49, 2007.
6) 藤岡完治，安酸史子，村島さい子，他：学生とともにつくる臨床実習指導ワークブック 第2版，医学書院，2001.
7) 野嶋佐由美：実践看護学テキスト 精神看護学．日本看護協会出版会，2010.
8) Peplau HE 著，稲田八重子，小林富美栄，武山満智子，他訳：ペプロウ人間関係の看護論，医学書院，1973.
9) O'Toole AW, Welt SR 編，池田明子，小口徹，川口優子，他訳：ペプロウ看護論 看護実践における対人関係理論，医学書院，1996.
10) 南裕子，稲岡文昭監，粕田孝行編：セルフケア概念と看護実践 Dr. P. R. Underwoodの視点から，へるす出版，1987.
11) 服部祥子著：生涯人間発達論 人間への深い理解と愛情を育むために 第2版，医学書院，2010.
12) Underwood PR 著，南裕子監，野嶋佐由美，勝原由美子編：パトリシア・R・アンダーウッド論文集 看護理論の臨床活用，日本看護協会出版会，2003.
13) 宇佐美しおり，鈴木啓子，Underwood PR：オレムのセルフケアモデル 事例を用いた看護過程の展開 第2版，ヌーヴェル・ヒロカワ，2003.
14) 川野雅資編著：セルフケアの援助．精神看護学Ⅱ 精神臨床看護学 第6版，23-31, ヌーヴェル・ヒロカワ，2016.
15) 野嶋佐由美監，中野綾美編：家族エンパワメントをもたらす看護実践，へるす出版，2005.
16) Ragins M：ビレッジから学ぶリカバリーへの道 精神の病から立ち直ることを支援する，金剛出版，2005.

17) Liberman RP 著，西園昌久，池淵恵美訳：精神障害と回復　リバーマンのリハビリテーション・マニュアル，星和書店，2011.
18) American Psychiatric Association 著，日本精神神経学会日本語版用語監修，高橋三郎，大野裕監訳，染谷俊幸，神庭重信，尾崎紀夫，他訳：DSM-5 精神疾患の分類と診断の手引，医学書院，2014.
19) 川野雅資編著：患者―看護婦関係とロールプレイング，日本看護協会出版会，1997.
20) 川野雅資，石川純子：ロールプレイングを用いたコミュニケーション教育，看護教育，53(10)：844-849，2012.
21) 宮本真巳：看護場面の再構成，日本看護協会出版会，1995.
22) Wiedenbach E 著，都留伸子，武山満智子，池田明子訳：臨床実習指導の本質　看護学生援助の技術，現代社，1972.
23) Bandura A 編，本明寛，野口京子監訳：激動社会の中の自己効力，金子書房，1997.
24) 江上史子，浅井初，坂田志保路，他：経験型実習教育における学生の学びの内容：3年生の看護学生を対象としたフォーカスグループインタビューから，平成21年度～平成24年度科学研究費補助金，基盤研究(B)研究成果報告書(経験型実習教育の研修プログラムの有効性に関する研究)，19-22，2013.
25) 松枝美智子，安永薫梨，安田妙子，他：経験型精神看護実習で学生の患者ケアへの内発的動機づけが高まる要因，福岡県立大学看護学研究紀要，5(2)：66-79，2008.
26) 松枝美智子，安酸史子，安永薫梨，他：経験型実習教育研修プログラムの効果；研修参加の有無により精神科看護師の教師効力の比較，平成21年度～平成24年度科学研究費補助金，基盤研究(B)研究成果報告書(経験型実習教育の研修プログラムの有効性に関する研究)，1-7，2013.
27) 浅井初，江上史子，坂田志保路，他：経験型実習教育におけるプロジェクト学習の有効性の検討　実習の中間にポートフォリオを活用した学習による体験から，平成21年度～平成24年度科学研究費補助金，基盤研究(B)研究成果報告書(経験型実習教育の研修プログラムの有効性に関する研究)，14-18，2013.
28) 坂田志保路，浅井初，江上史子，他：経験型実習教育の有効性の検討　4年生の看護学生を対象としたフォーカスグループインタビューから，平成21年度～平成24年度科学研究費補助金，基盤研究(B)研究成果報告書(経験型実習教育の研修プログラムの有効性に関する研究)，24-27，2013.
29) 小森直美，安酸史子，安永薫梨，他：経験型実習教育における有効性の検討　卒業生を対象としたグループ・フォーカス・インタビューから，平成21年度～平成24年度科学研究費補助金，基盤研究(B)研究成果報告書(経験型実習教育の研修プログラムの有効性に関する研究)，28-32，2013.
30) 小森直美，安酸史子，松枝美智子，他：経験型実習教育における有効性の検討　卒業生を対象としたグループ・フォーカス・インタビューにおけるインタビュー内容と観察者ノートの記述から，平成21年度～平成24年度科学研究費補助金，基盤研究(B)研究成果報告書(経験型実習教育の研修プログラムの有効性に関する研究)，33-37，2013.
31) 安酸史子：第1回国際ケアリング学会教育講演　看護教育におけるケアリングと平和，看護研究，45(6)：565-572，2012.
32) 安酸史子：ケアリングをいかにして教育するか，看護研究，44(2)：172-180，2011.

参考文献
1) Bevis EM, Watson J 著，安酸史子監訳：ケアリングカリキュラム　看護教育の新しいパラダイム，78-86，医学書院，1999.
2) 中津川順子：デューイの経験論と実習教育，Quality Nursing，5(8)：13-18，1999.

第2章

エピソード別の事例展開

I 短大3年,終末期患者への寄り添い

1. 学生紹介
学生：A,短期大学3年生.落ち着いていて優しい人柄である.統合実習4日目.学生Aは,患者Bさんを受け持っていた.

患者：Bさん,70歳代,男性,妻と2人暮らし,前立腺がん,多発骨転移.3年前に前立腺がんと診断されて手術を受けた.その後,定期健診も異常なく特に症状もなく経過していた.しかし,半年前から右肩と腰の痛みがあり整形外科を受診,3か月前に多発骨転移と診断されホルモン療法を実施したが抵抗性となった.今回,放射線療法目的で入院した.入院時は歩行可能であったが,徐々に歩けなくなった.腰痛と右肩痛に対して,医療用麻薬など鎮痛剤を使用している.主治医は,現状を次のようにBさんに説明している.①ホルモン療法は効かなくなってきており,治療方法はこれ以上ないこと,②放射線療法の除痛効果を期待していること,③腰椎,胸骨,上腕骨などさまざまな場所に骨転移があり,骨折や麻痺の危険があること.

2. 場面
患者Bさんは放射線療法を終了後2日目,学生AはBさんの部屋の前で所在なく立っていた.指導者が学生Aに声をかけたが俯いて何も話さないため,カンファレンスルームに誘って座らせた.

指導者：「Aさん,何かあったの.」

学生：しばらく沈黙の後,「朝訪問してお話をしていたら,Bさんが急に『死にたい』っておっしゃったんです.そんな言葉をBさんから聞くのは初めてでびっくりしてしまって….怖いしどうしたらいいかわからなくて『そんなこと言ったらだめですよ.頑張りましょう』と言ってお部屋を出てきちゃったんです」と一気に話した.

3. 関わり

(1) 直接的経験の明確化

患者の「死にたい」という発言に，どう答えていいかわからず逃げ出してしまった学生Ａの直接的経験に対して，教材化のために学生の気持ちを聞いた．

指導者：「Ｂさんの部屋から出てきちゃったと言ったけど，Ａさんは今どのような気持ちなの．」

学生：「Ｂさんを置き去りにしたようにも感じて…．『そんなことを言ったらだめですよ』というのもＢさんを傷つけたような気がするんです．でも，戻るのも怖いし，どうしたらいいかわかりません．」

指導者：「Ａさんは，出てきたことを何か違うと思っているのね．それは，とても大切な気持ちよ．怖いのは何が怖いのかしら．」

学生：「…，『死』という言葉が怖いんだと思います．Ｂさんから『死にたい』という言葉を聞いてすごくびっくりして，何か答えなきゃと思ったんです．でも，どう答えたらいいかわからない，どうしようどうしようと思って，部屋にいるのも怖い気がして．」

指導者：「患者さんに『死にたい』と言われるとびっくりするし，怖いしどうしていいかわからないですよね．私も病棟の看護師も患者と『死』について話すのは怖いとか不安だという気持ちをもちますよ．ＡさんはＢさんがどうして『死にたい』と言ったと思う？」

学生：「…，がんだからですか．Ｂさんは前立腺がんで骨転移があって，治療のために放射線をかけています．でも，Ｂさんは，車いすに移って放射線療法に通っているし，トイレにも車いすで行っています．Ｂさんはまだ「死」という段階でもないと思うんです．どうして『死にたい』と言ったんでしょう．」

学生Ａは，そう話して考え込んでしまった．

学生Ａとの会話を通して，患者の「死にたい」という発言に，どう答えていいかわからず逃げ出してしまった学生Ａの直接的経験から「多角的な視点からの患者の理解」と「終末期患者に寄り添うことの大切さの理解」を教材化した．

「多角的な視点からの患者の理解」

学生Ａは，患者Ｂの病状について転移の部位や医師からの説明についての情報をアセスメント用紙に記載していた．しかし，上記の会話から学生Ａと放射線療法ががんを治すための治療ではなく痛みを和らげるための緩和的療法であることやホルモン療法が抵抗性となったことをＢさんの病期と結びつけて理解していないことがわかった．そこで，Ｂさんの病状についての知識を補ったうえで，「死にたい」と話したＢさんについて多角的な視点から理解することを学ばせたいと考えた．

「終末期患者に寄り添うことの大切さの理解」

現代においては，核家族化，平均寿命の伸長，闘病・死亡場所の病院への移行などから，闘病や死にゆく様を知らない学生がほとんどである．学生Ａも家族の死を身近に体験したことはなく，死は遠くなじみのないものであった．筆者の経験では，患者から学生

に「死にたい」と話すことはまれである．しかし，検査への送り迎えや足浴時などふとした瞬間に患者が「病気は治らないのかな」「治療法がないと言われちゃったの」など，死に関連するようなことを話すことは少なくない．学生ＡがＢさんから「死にたい」とう言葉をかけられ逃げ出してしまったこと，それを何か違うと感じていることは，とても貴重な直接的経験であった．そこで，学生には末期患者に寄り添うことの大切さを学ばせたいと考えた．

(2)「多角的な視点からの患者の理解」への関わり

　学生Ａと一緒にカルテとＡの描いた関連図を見ながら緩和的放射線療法やホルモン療法が治療抵抗性であることの意味について説明し，Ｂさんの現在の病状の確認を行った．その後の会話を以下に記す．

学生：「私，放射線療法はがんを治すための治療だと思っていました．」

指導者：「Ｂさんは，一昨日放射線療法が終わったわね．Ｂさんは放射線療法について何か話していたかしら．」

学生：「そういえばＢさんは，放射線が終われば痛みもなくなって元通りになって家に帰れるといいなあと言っていました．先生からは除痛効果を期待していると説明されていたけど，私と同じようにがんの治療をしていると思っていたのかも．痛みはないと言っていましたが，我慢していたかもしれません．」

指導者：「そうねえ．Ｂさんが治すためと思っていたかどうかは本人に聞いてみないとわからないけれど，放射線療法にはとても期待していたんでしょうね．Ｂさんは，普段どんな方かしら．」

学生：「穏やかで思いやりがあって，私にもすごく気を使ってくれるんです．何かしてほしいことがあってもなかなか言いません．」

指導者：「周りのことをとても思いやってらっしゃるのね．奥さんと２人暮らしでしょう．奥さんは毎日面会に来ているわね．」

学生：「奥さんもとてもいい方です．ご夫婦はとても仲がよくて．Ｂさんは，奥さんのことがとても心配だと言っていました．経済的にも苦労をかけたくないって．」

指導者：「Ａさんは，Ｂさんの話をよく聞いているね．とても大切な情報だね．Ｂさんは，ご自分が先に逝ってしまったときのことも考えているのかもしれないわね．…，Ｂさんは，入院のときご自分で歩いて来たのよね．今のご自分をどのように思っているのかしら．…，Ａさん，さっきも聞いたけどＢさんはどうして『死にたい』と言ったのかしら．」

学生：「なんだか，さっきよりすっきりしてきました．」

指導者：「そう，Ｂさんがどうして死にたいといったのかは私にもわからない，本人に聞かないとわからないの，もしかしたら本人もわかってないかもしれない．Ａさん，考えて今日の記録に書いてみて，Ｂさんの話を理解するために大切なことだから．」

(3)「終末期患者に寄り添うことの大切さの理解」への関わり

指導者:「Aさん,最初に話してくれたときにね,Bさんを置き去りにしたようにも感じるとか,Bさんを傷つけたような気がするって言ってたけど,どうして?」

学生:「Bさんが『死にたい』という気持ちを私に伝えてくれたのは大事なことだと思うんです.でも,私は『そんなことを言ったらだめですよ』って答えてしまって.もし自分だったら否定されたように感じるかもしれない.すぐに部屋を出てしまったので,Bさんは拒否されたと思ったかも.」

指導者:「そうねえ,行ってしまったと思ったかも.AさんがBさんならどうしてほしい?」

学生:「えっ,…,う〜ん,…,離れないでほしい.黙ってうんうんって聞いていてほしい.」

指導者:「そう,…,Bさんもそうだったかもよ.」

学生:「えっ,…」沈黙し,考えている様子.しばらく待ってから.

指導者:「…,Aさん,今日はどうしたい?」

学生:「あ…,う〜ん,Bさんのところに行ったほうがいいと思うのですが,少し考えたいです.どうすればいいでしょう.」

指導者:「そうね,少し自分で整理したほうがよさそうね.私からBさんに話しておきましょうか.」

学生:「お願いします.」

学生Aから,「終末期患者に寄り添うことの大切さ」に近づく発言があったため,参考となる文献[1]を渡し読むよう指示した.

4. 学生の変化

翌日,すっきりした表情で学生Aが話しかけてきた.「文献を何度も読みました.看護師が死について話すことに不安を感じない状態を作る必要がないことや,死について話すことから逃げないと患者に保証することが印象に残りました.死について話すことが怖いという気持ちはありますが,Bさんが何かを話して下さるときは絶対逃げないで側に居ようと思います.Bさんに何か答えなきゃいけないと思っていたのですが,Bさんの話を聞くことが重要と思って少し楽になりました.」

また,昨日の実習記録には患者の背景,家庭環境,人格,発病からの経過と現在の病状,患者の治療への期待などから,なぜ「死にたい」と言ったのかを考察していた.

引用文献
1) 内布敦子:患者と死について話す時に看護師に生じるコミュニケーション上のバリア,人間科学研究,5:59-72,2003.

II 大学3年,認知症高齢者との関わり

1. 学生紹介
　大学3年生.基礎看護学実習を半年前に終え,老年看護学実習が初めての領域別実習である.実習開始時のレポートには実習に対する期待や不安を「コミュニケーションがうまく取れるだろうか」と記載している.また,初日の実習指導者によるオリエンテーションでは緊張した表情であり,認知症高齢者のイメージはネガティブなものを感じているようだった.これは祖父母との関係から生じたものだった.しかし,性格は明るく,グループメンバーとも仲がよい.勝気で思ったことを口にするタイプだが,認知症に関する自己の感情を話すことはなかった.

2. 場面
　介護老人保健施設で,実習開始時オリエンテーションを受けた後,実習指導者から受け持ち高齢者の情報を伝えられた.受け持ち高齢者は脳塞栓症により全失語症であったが,時折話すことがあると関わる際のヒントも教えられた.実習指導者から紹介された後に,学生自ら,座っている高齢者に挨拶したが返答はなかった.さらに,介護職員が行う食事介助や車いす移乗などの際にも返答が乏しかったため,「どのようにコミュニケーションを取ればよいのだろうか」と暗い表情になった.また,グループメンバーもそれぞれの受け持ち高齢者との会話が成立せず,関わり方に悩んでいた.

3. 関わり
　本実習では,実習初日は,名前,年齢,疾患名,要介護度のみを伝え,カルテを見ることなく,学生が自らの五感を使って捉えた情報をもとに看護の方向性を考える.大半の学生は,初対面のときには言語的コミュニケーションを中心に展開するため,会話ができないことはコミュニケーションができないと感じ,困難感を抱く.この学生が困惑していたため,受け持ち高齢者の傍から身体全体が見える位置に離し,高齢者を見ながら,学生が感じたことについて尋ねたところ,「本人から言語による情報が全く取れなかったから,看護の方向性を考えられない」と思ったようだった.教員が受け持ち高齢者を見ていると,時折,職員の動きを追視していた.しかし,学生はこれに気づいていなかった.教員は,まず,学生に,受け持ち高齢者は学生のことを見ていること,非言語的メッセージを送っていることに気づいてほしいと考え,加齢に伴う変化に関する知識を発問により引き出し,引き出された知識を参考にして,「どのように話しかければうまくいくだろうか」と発問した.うまくいきそうな方法を述べることはできたが,表情は硬く尻込みしているように見えた.学生に導き出された方法の根拠となる受け持ち高齢者の反応を実感して,やってみようという思いをもてるように,教員は,学生と一緒に高齢者の目線に入る位置に座り直して,まず,教員が話しかけた.そして,学生が何度か話しかけるうちに高齢者は言葉を発するような仕草やうなずくこともあった.高齢者の反応を感じて学生の表情は少し

ずつ和らいだ．学生は，このときのことを「難聴はないが理解していない？」，また，「失語症により感情の表出が困難か？」とも推測し，学生に付き合ってくれたことからは「穏やかな人」ではないかとも考えていた．

　2日目にカルテから病歴や生活史として，認知症など多くの疾患を有し，改訂長谷川式簡易知能評価スケール0点であることや数ヵ月前に家族の病気をきっかけに入所したことなどの情報を得た．この日は高齢者と視線が合うことがなく，学生が食事介助するときに口を開けてくれなかった．それらのことから，「私のことはわかってもらえない」と不安感をもらし，午後からの実習では高齢者に挨拶しただけだった．受け持ち高齢者から拒否されたと思った行動のようだった．そこで，教員は学生に椅子に座ってもらい，そこから見える光景について尋ねたところ，次のように答えた．「話は聞こえますが見えない．円背だから頭を上げたくてもこれ以上はできません．受け持ち高齢者は私を見たくてもできなかったのですね．」

4．学生の変化

　初日の学生は混乱していたが，教員がモデルを示したことにより受け持ち高齢者が何もできない，全くわからない人ではないことを感じている．ところが2日目にカルテからの情報や前日と異なる状況に対して，再度混乱してしまった．初日の学生は，これならば大丈夫という実感がなく，揺らいだのだと思う．ごく普通の学生の反応である．例えば，改訂長谷川式簡易知能評価スケールは言語により回答を求めるスケールであるから失語症患者にとっては不利になること，学生が関わりながら得た反応が現状の情報であり教員も支持することを話し，情報とともに学生の考えを整理してもらった．1週目の終わりには，「ほとんど話さないから，ぼんやりしていて，来週から何をすればよいかわからない」と表現している．その一方で，少しずつ関わり方を変えながら，「手を握り返してもらった，嬉しかった」と，その手ごたえを語ることもあった．

　安酸は学生に求められる能力の1つに，自分の経験をふり返り気づく能力[1]をあげている．学生の意図的な経験のみならず，何気なく経験したことでも教師による発問により，自分の経験を振り返ることは，経験の全体を俯瞰することになる．それが次の一手につながることにもなる．学生は，1週目は自信がなく，受け持ち高齢者への関わりに尻込みする様子があった．教員に背中を押された関わりや発問により経験の意味づけがなされ，それが小さな成功体験となり，やがて自己分析により成功体験として実感できることが増したようだった．受け持ち高齢者が花の手入れをしていたという情報から，植物図鑑を見てもらったが，高齢者の反応は乏しかった．しかし，学生は落ち込むことなく，反応が乏しい原因は，写真は立体感が伝わらないのかもしれない，色の判別が難しいのかもしれないなどと考えながら，高齢者の五感に働きかけるために草花を見ようと散歩に行ったり，歌うこと，昔話を読んでみることを企画した．子どもの頃に聞いた記憶のあるものや流行歌など，いろいろなことを試した．2週目のある日，昔話のあるページを熱心に見ていたときに，声をかけてくれたデイケア職員から自宅では犬を飼っていること，とても活発な人だということを教えてもらった．そのページには犬が載っていたのだった．学生が高齢者

に尋ねると，「これと同じ白い犬，かわいいね．懐かしいね」と話し出し，学生と一緒に童謡に合わせて手拍子しながら歌うことができた．高齢者が歌ったのは一度だけだったが，学生が落ち込むことはなかった．うまくいかなかった経験を失敗と捉えるのではなく次の糧にするためには，自分の経験を振り返り気づく能力が重要になる．

　学生は実習最終日に同室者から言われたこととともに次のように語った．「『この人（受け持ち高齢者）はあなたのことをよくわかってないかもしれないけれども，この人はよく笑うようになったよ．あなたの気持ちはしっかり伝わっていると，私は思うよ．よく頑張ったね』と言っていただきました．受け持ち高齢者からの言葉ではなかったけれども，私の関わりは少しだけかもしれないけれども，役に立ったのだと思うと，本当に嬉しいです．コミュニケーションの難しさ，人を知る難しさを改めて感じました．受け持ち高齢者からどのように情報を引き出せばよいのかがわからず，実習は無理だと感じていました．困惑して逃げていた気持ちでした．しかし，そのような感情は高齢者に伝わり，看護はできないと思いました．カルテには会話は理解できないと書かれていましたが，先生や実習指導者と一緒にいろいろなことを試したところ，短文であれば，頷いたり，挨拶をしてくれるようになりました．また，歌を歌い，手拍子もしてくれました．諦めずに試してみることは，とても大切なことなのですね．私たちは何かを伝えようとするときには言葉で伝えることができますが，受け持ち高齢者はそれが難しく，周囲の人からはできないと思われています．それは受け持ち高齢者にとって，とても悲しく，悔しいことだと思います．私たちの援助が高齢者にとっての支えや生きることの楽しみにつながる可能性があるかもしれないし，反対に苦痛になる可能性があるということもわかりました．」

　安酸は実習場面の教材化のための教師に求められる能力として，第1に学生の学習への信頼[2]をあげている．成人教育学の特徴として，学習者の蓄積した経験が学習への豊富な資源となること，学習者の自己概念は依存的から自己決定的に変化することなど[3,4]が提唱されている．学生は患者を見ているが，それは眺めているのと同じ[5]であり，見たことを意味づけして，学生自身の経験へと深化させるには，学生の力を使わなければならない．

　本項では，1人の学生の事例を紹介したが，グループメンバーそれぞれが言語的コミュニケーションの難しい高齢者を受け持ち，全員が涙した．もともと勝気な学生に活気が戻った頃には，全員がグループメンバーの受け持ち高齢者と関わり，次は○○を試みたいと教員に相談するようになった．また，その反応がうまくいってもいかなくても，その結果を考察し，ケアを提案するという好循環が生じるようになり，難しくて無理だと感じていた実習が，難しさはあるけれども認知症高齢者との関わりを楽しいと感じるまでになったのであった．

　学生が語ったように，実習当初の焦りや不安，また，実習最終日まで口にしなかった認知症高齢者へのネガティブな感情は，たとえネガティブな感情であったとしても，それは学生の中に蓄積された学習資源であり，大切にしたい．それらをうまく活用しながら専門職として律してほしいと願い，小さな成功体験を積み重ねてほしいと発問を繰り返したが，学生は教員の期待を感じとり複雑な心境にあっただろうと思う．教師は実習目的・目

標を達成するように，そのときその場の状況に合わせて技法を組み合わせるが，教師が焦らず学生が看護を言語化できるときを待ち続けることは，学生自身の学び続ける力につながると考えている．

引用文献

1) 藤岡完治, 安酸史子, 村島さい子, 他：学生とともに創る臨床実習指導ワークブック 第2版, 30, 医学書院, 2001.
2) 前掲1), 29.
3) Knowles MS 著, 堀薫夫, 三輪建二訳：成人教育の現代的実践 ペタゴジーからアンドラゴジーへ, 35-66, 鳳書房, 2002.
4) Cranton P 著, 入江直子, 豊田千代子, 三輪建二訳：おとなの学びを拓く 自己決定と意識変容をめざして, 18-35, 鳳書房, 1999.
5) 前川幸子, 小松順子, 柴田健：臨床現場における知の伝承, 教師学研究, 13：13-36, 2013.

III 大学3年，成人急性期実習にて

1. 学生紹介

学生Aは，看護学部3年生の女子学生．領域別実習の2クール目で成人看護学実習を行った．今回は成人急性期実習の事例である．

学生Aはグループ内ではサブリーダーをしていた．性格は活発で，他者の意見を尊重しつつ自己主張もできるバランス感覚があり，グループメンバーとの関係性もよかった．講義・演習試験の成績はよく，これまでの実習評価も高かった．臨地実習指導者や教員との関係性もよく，実習には主体的に取り組めていた．家族は両親と姉の4人で，ほかの家族は県外に在住しているため，現在は通学のために1人暮らしをしていた．

学生Aは，これまでの臨地実習で女性患者しか受け持ったことがなく，今回の実習で初めて壮年期の男性患者を受け持つこととなった．初めて男性患者を受け持つことと，父親以外に父と同世代の男性とあまり接したことがないことなどから，男性患者とのコミュニケーションに不安があると実習前の個別面談で指導教員に相談をしていた．実習に関する不安や困りごとの相談はほかにはなかった．

2. 患者紹介

患者B氏は50歳代男性．10年前に離婚し，現在は1人暮らしをしている．子どもはおらず，高齢の母とも疎遠であった．

職業は商社の営業部長をしており，面会は会社の部下のみであった．B氏は半年前に胃のむかつき，血便を自覚し近医を受診した．近医での下部消化管内視鏡検査にてバウヒン弁の肛門側に側方発育型腫瘍（LST）病変を認め，精査・加療目的にてC病院外科を紹介され受診した．

C病院での精査の結果，盲腸癌と診断され，腹腔鏡下上行結腸切除術目的にてC病院へ入院となった．

3. 場面（学生の直接的経験）

　学生AはB実習3日目よりB氏を受け持つこととなった．実習初日と2日目は，臨地実習指導者と一緒にほかの病棟患者のケアを行った．実習開始後2日間に学生Aがケアした患者には男性患者も含まれており，指導者と一緒に男性患者と会話する様子を教員は確認していた．

　学生Aは，B氏が受け持ち1日目（実習3日目）の午前11時くらいに入院してきたため，1日目は情報収集と術前オリエンテーションの見学をし，受け持ち看護師と一緒に患者と接することで，コミュニケーションはスムーズにできていた．

　実習2日目の午前中のバイタルサイン測定後から，訪室してもすぐに退室する様子が見られたので，担当教員は学生Aにバイタルサインの報告を受けた後，困難事がないかを尋ねた．

教員：「Bさんのバイタルサインはどうでしたか？」

学生：「血圧，脈拍，体温，呼吸状態すべて問題ありませんでした．」

教員：「Bさんのバイタルサイン測定の後に，すぐにお部屋を出てきたような気がしたんだけど，何か困っていることや私が手助けできることはない？」（学生の困りごとを確認するための発問）

学生：暗く困った表情で，「先生，BさんのADLが自立しているため，私にはバイタルサイン測定以外の援助ができません．バイタルサイン測定を済ませると，ほかに援助することがないし，Bさんと会話も進まないので，居づらい気がします．今日の午後は術前処置があるので，それを見学させていただきます」と言った．

　学生Aは受け持ち3日目にB氏の手術見学を実施した．B氏は術中に肝表面や骨盤底に腹水を認め，術中細胞診では腹水から癌細胞が検出された．また，大網や上下腹部全体に播種が見られ，術中に『虫垂癌の盲腸浸潤および腹膜播種』と診断され，試験開腹のみで手術が終了した．

　学生Aは術中に主治医より試験開腹で終了した理由を聞き，手術見学後に今後の患者との関わり方について悩んでいることを担当教員に相談した．

学生：「先生，Bさんは試験開腹になりました．手術に前向きだったし，早く職場復帰したいって言っていたのに，こうなったと知ったらショックを受けるのではないでしょうか．私はBさんとどのように関わったらいいかわかりません．」

　手術当日，学生グループ，臨地実習指導者，担当教員とで学生Aの今後の関わり方についてカンファレンスを実施した．

　術後1日目に，主治医がB氏へのムンテラ（病状説明）に学生Aも同席できるよう計らってくれ，学生AはB氏のムンテラに同席した．

　学生AはB氏からムンテラ後に，『手術が先生の話していた予定時間よりも早く終わって，おかしいと思ったんだよね．早く終わるってことは取れないってことだもんね．これからは化学療法しかできないって言ってたよね．仕事は続けられないかもしれないね．どうなるんだろうね』と辛い胸中を打ち明けられ，B氏が何に不安を感じているかを知るこ

とができた．

術後2日目にB氏はCVポート挿入術を行い，術後4日目（受け持ち7日目）に退院した．学生Aは術後2日目から徐々にB氏とスムーズにコミュニケーションがとれるようになり，不安に対する心理的な援助も行えた．

4．関わり

(1) 教員の関わり

入院2日目の午前のバイタルサイン測定後に，学生Aは，「先生，BさんのADLが自立しているため，私にはバイタルサイン測定以外の援助ができません．バイタルサイン測定を済ませると，ほかに援助することがないし，Bさんと会話も進まないので，居づらい気がします」と言った．

教員：「そうなのね．ADLが自立していると援助がないから何もできない気がするわよね．それでは，午後のバイタルサイン測定のときに私も一緒に行っていいかしら．バイタルサイン測定をしながら，少し一緒にBさんとお話をしてみましょう．」（①学生と患者の関わりの場面で学生の困りごとを把握する目的，②患者との会話を助ける発言をする目的で訪室を提案した）と言い，午後のバイタルサイン測定時に学生Aと一緒にB氏を訪室した．バイタルサイン測定後に学生Aが患者と会話しやすいように取り計らった．

教員：「Aさん，援助とコミュニケーションを切り離して考えるのではなく，援助しながら会話を発展させることや，看護師さんたちがどのようにBさんと会話をしているのかを見てまねるのもいいと思うのよね．Bさんと看護師さんの関わりを見学してみたらどうかしら？」とアドバイスした．

学生Aは術後1日目の清拭を受け持ち看護師と実施する予定であったため，教員は受け持ち看護師がB氏にどのような声かけを行っているかも見学するようにアドバイスをした．教員も清拭に一緒に参加し，学生Aが見学している内容を共有した．同日午後，臨床指導者に相談し学生Aの事例についてカンファレンスを実施した．

カンファレンス後に，主治医から患者へのムンテラが行われることを指導者から聞き，主治医に学生Aが同席できるよう依頼し，主治医からB氏へ学生Aが同席することを説明した．

教員：「Aさん，受け持ち看護師さんがBさんとどのように関わっていたか見学することはできたかしら？」

学生：「はい，ケアをしながらさりげなくお話をされていました．」

教員：「看護師さんとBさんの会話を少し振り返ってみましょうか．どんな場面で，どのようなお話をしていたか振り返ることで，AさんとBさんの関わり方の参考になるかもしれませんよ」とプロセスレコードを記載するようアドバイスを行った．翌日の午前中に，学生Aの提出したプロセスレコードをもとに，学生Aと一緒にB氏と看護師との関わりの場面を振り返り，コミュニケーションの実際についてのアドバイスを行った．

(2) 指導者の関わり（カンファレンスの場面）

指導者：「看護師は援助を実施する中で，観察をし，コミュニケーションを図っています．入院後間もない患者さんの所に，突然行って何もせずにコミュニケーションだけというのは看護師でも難しいと思います．援助とコミュニケーションは別のものではなく，結びついているものなので，援助を行いながら，会話を進めてみてはどうですか．看護師がどのように会話を進めているのかを見て，よいと思うものがあればまずはまねをしてみるのもよいのではないでしょうか」とアドバイスをした．

指導者：「主治医からBさんへの今後の治療方針についてのムンテラがあるので，主治医に見学をさせてもらえるよう相談してみてはどうですか？」（カンファレンス後の場面）と学生Aと教員に情報提供をした．

5. 学生の変化

学生Aは臨地実習指導者や教員からのアドバイスで，看護師をモデルとして観察すること，援助しながらコミュニケーションを図る方法について学んだ．

看護師の援助場面をプロセスレコードに記載することで，「援助しながらコミュニケーションする」ということが理解でき，術後2日目からはバイタルサイン測定や，清潔のケアを行いながらスムーズにコミュニケーションがとれるようになっていった．

カンファレンスのなかで，患者のニードを満たす看護とは何かをディスカッションし，指導者から援助優先の実習になっていないかと指摘され，自己の実習を振り返ることができた．

IV 大学3年，難病患児のケアを通して

1. 学生紹介

学生A：大学3年生．小児看護学実習（実習日数2週間）の4日目．積極的でものおじせず患児と関わりをもち，事前学習をきちんと行ったうえで実習に取り組んでいる．

患児B：11歳男児．先天性免疫不全症候群．入退院と外来通院を繰り返している．特別支援学級の5年生．家族は母親と幼児期の妹の3人．学生受け持ち時，退院予定日が今日の検査結果次第で決定する状況であり母親の面会は夜間週1回程度であった．

2. 場面（学生の直接的経験）

教員が病室を訪室すると，学生が患児を椅子に座らせ足浴ケアをしているが患児の顔は全く見ず下を向いたまま行っている．患児は少し表情が硬く室内をきょろきょろし目を泳がせている．ベッドサイドテーブルの上に飲みきった空のペットボトルが数個1列に並んで置いてある．2人の間に会話はない．

教員が「B君，気持ちよさそうだね〜」と声をかけると「うん…」と頷き返答するが笑顔はなく表情がいつもより硬い．「Aさん，B君の足，綺麗になったね．昨日より足がつるつ

るになってる」と話しかけると，学生が顔を上げ「はい．…もう終わるので先生と一緒に出ます」と言い，足を拭きバケツをもってすぐ教員と退室した．学生の表情は険しく退室の際，学生も患児も挨拶はお互いなかった．「お疲れ様．ちょっとカンファレンスルームに行こうか？」と教員が学生に声をかけると，「お願いします！もう腹が立ちます．私はあの子の召使いじゃないです．ケアをしに来てるんですよね？」と言ってきた．以下学生が述べた学生と患児のやり取り．

学生：「じゃあ予定通り足を洗うよ．昨日はやってあげたけど今日は自分でやってね．自分のことは自分でやろうよ．」

患児：「ええ〜嫌だよ．学生さんが洗ってよ．前の学生さんだってやってくれたよ．洗ってよ！」

学生：「B君はもう小学5年生なんだから自分でできるよ．家でもお母さんとじゃなくて自分でお風呂入ってるでしょ？ それにここ（ベッドサイドテーブル）に置いてあるペットボトルも溜まっててよくないからちゃんと捨てようよ．」学生がペットボトルに手を出そうとした．

患児：「触るな！ もう〜っ！ 足洗わないなら出てけよ！」

学生：「じゃあ今日が本当に最後だからね，洗ってあげるのは．その代わり明日からはちゃんと自分でやろうね．」そこで足浴を開始するがお互い終始無言．そこに教員が訪室した．

3. 関わり

　学生の口調が強く，表情も険しいことからまずは学生の気持ちを落ちつかせ，学生が感じている感情や感覚を教員が理解するといった雰囲気を作り言葉をかけた．以下学内カンファレンスルームにおける教員と学生のやり取り．

教員：「いつも一生懸命勉強してから実習しているよね．お部屋入ったとき雰囲気が固かったけど居づらい何かが起こったのかな？ 腹が立つようなこと，召使いだって思うような何かが…？」（学生の普段の頑張りを承認したうえで学生の感情の受け止め，詰問しないような質問形式）

学生：「講義で習ったように小児看護は子どもの発達に見合ったケアが大切じゃないですか．だからもう5年生だったら自分のことは自分でやれるはずだし入院環境が成長発達を阻害するし．だから促そうと思って…．ステロイドで体はだるかったかもしれないけど足を洗う位は…．ペットボトルだって．言ったらいきなり怒るし．」

教員：「そうだったの…．入院環境下であったとしても成長発達を促したいと思ったのね？ 自分で足を洗うことやペットボトルの破棄がセルフケア能力の促進になると考えたのかな？」（共感と確認）

学生：「はい．でも結局B君はやらないで，前の学生さんもやってくれたって言って，私にもさせようとして，学生だからですかね？ 何だか馬鹿にされてる感じで召使いにでもなった気にさせられて．言うこと聞いてくれないのはなめられてるっていうか…11歳の子のセルフケア能力の考え間違ってないですよね」（直接体験の表出）．

教員：「そうね．そのセルフケア能力についての知識は正しいよ．セルフケア能力から考えると自分でできるね．でも何でしようとしなかったのかな？　学生だから馬鹿にされた，という理由以外に何か考えられることありそう？　それに結びつきそうな情報で今までの入院経過とか，家族背景とか，B君の言動や行動も観察してるよね？」（直接体験の明確化のためにヒントとなる質問）

学生：「ん～…朝からそわそわしてた．今日結果でたら帰れるかもって．お母さん，説明聞きに今日来るって．お母さん1人だから仕事しててあんまり来れないから嬉しそうだった．あのペットボトルもお母さんが面会に来るときに買ってくれるって．順序よく並べて置いてあるな，とは思ったんですけどベッド周囲は清潔にしておかないといけないと考えたから片づけさせようとしただけで，触ろうとしたら怒ったし」（直接体験の振り返りと気づき）．

教員：「私もそう感じましたよ，ペットボトルが散らかってるというよりきちんと並んで置いてあるなって．お母さんが週1回の面会に来るときに買ってくるんだよね．片づけようと触ろうとしたら怒ったんだよね？　そこはどう思う？　何故ゴミ箱にちゃんと捨てて片づけないのか聞いてみたかな？」（直接体験の明確化と患児が考えていたことや言動の意味を考えさせる発問）

学生：「ああ…片づけさせられることが嫌で怒ったのかと思ったので聞きませんでした….セルフケアの発達段階を考えて，その段階に合うよう行動を促そうとすることしか頭になくて．お母さんが買ってきたものだし．聞いてみればよかったかもしれないです」（直接体験の振り返りと気づき：患児の行動や状況と自己の考えと照合する作業）．

教員：「そうだね，何か理由がありそうだもんね．足浴もどうして学生にやってもらおうと思ったんだろうね．それともやらせようと，なのかな？」（直接体験の明確化と患児が考えていたことや言動の意味を考えさせる発問）

学生：「…ペットボトルと同じですね．セルフケアの向上しか考えてなかったし，発達段階から考えたらできるはずなのに依頼してきたから，やらされているって私が感じちゃったし，しつけ，じゃないけど，ん～…自分がB君のセルフケア能力を上げて慢性の疾患のコントロールをしながら成長発達してほしいって思って．でも，促せなかったし怒らせちゃったし….何で自分でやらないのか決めつけないで聞いてみればよかった．でも聞くっていうより，何でやらないのか自分で考えがまとまらない…です．でも何か理由があるのかもとは今思います．でもやってあげることがよいことなのかどうか…」（直接体験の明確化およびそれに対する思考の深まり）．

　学生が直接体験を明確化した後，学生は，①子どもの言動や行動には子どもなりの意味があること，②セルフケア能力が発達段階と見合っていないこともあり，それをどのようにケアしたらよいのか，③家族背景も子どもの入院生活における発達に影響があること，④自身のケアの運びが一方的であったこと，に気づき始めたと推測できたため今後の成功体験につながるよう，「子どもを尊重したケアのあり方」「入院生活における子どもの発達

課題に影響する因子」の2点を教材としてあげた.

4. 学生の変化

教員:「そうね.今気づいたように決めつけたりしつけのように促すのではなく子どもなりの理由や意思を考えてみるのは大切ね.そしてB君が入退院と外来通院を繰り返しながらどんなふうに病気と向きあってきたのか,そういう生活が通常の11歳の子どもとどんなふうに違って,どういう影響があるのか考えてみるとAさんの考えはまとまるのかな?」(学生の気づきを言語化しフィードバック,さらに気づきを発展させるため臨床経験を活用)

学生:「B君,お母さんとは週に1度しか会えなのは11歳になっていても寂しいだろうし,ペットボトルもきっと大事だったのかもしれないですよね?…どうしよう,部屋を綺麗にするにしてもB君の状況とか気持ちをわかってないっていうか尊重してないっていうか,明日,B君に謝りたいです」(自己の行為についての意味づけ).

教員:「わかりました.そうしてみましょうか.B君が受け入れやすい表現や言葉で話せるといいですね」(学生への承認,成功体験するための患児の発達段階に合わせたコミュニケーションを促すヒントの提供).

学生:「はい.どういう謝り方とか話し方をすればB君が受け入れてくれるかB君の個別で考えてみます.それで大丈夫でしょうか?」(問題解決に向けた思考の展開)

教員:「そうですね.発達や状況の個別を考えるのは大切ね.尊重にもつながるし.足浴はどうする?」(学生の問題解決の方向性への支持)

学生:「ん〜….とりあえずやってあげてから考えます.自分の家では自分でお風呂に入ってたんだろうし.入院してお母さんいなくて甘えたいのかもしれないし.促し方はまた考えます」(問題解決へ向けた思考の展開).

　学生は直接的経験を明確化することと同時に自己の行為を患児の反応と結びつけ反省的経験をし,問題解決に向けて思考を展開させていった.教員はそのプロセスにおいて承認と支持,方向づけを行った.

V 学生グループ,障害の受容から認識へ

1. 学生紹介

　学生A〜Cは看護学部4年生で,受け持ち5日目である.受け持ち患者は施設の方針で,明確な障害の告知はされていない.

　学生Aの受け持ち患者は40歳代男性で,交通事故により,第5頸髄損傷しており,受傷2か月である.現在,リハビリテーション中である.

　学生Bの受け持ち患者は60歳代男性で,階段から転落したことにより,第4,5頸髄損傷しており,受傷11か月である.現在,リハビリテーション中で,近く,転院予定で

ある．

　学生Cの受け持ち患者は60歳代男性，仕事中4mの高さから転落したことにより，第10〜12胸髄損傷しており，受傷6か月である．現在，リハビリテーション中である．

2. 場面（学生の直接的経験）

　ナースステーションで実習記録を確認している教員のもとへ学生3名が来て，学生Aが「相談したい」といい，説明を始めた（傍に，臨地実習指導者がいる）．

　文中（　）内は，経験型実習教育で求められる教師の能力（①〜⑧）と学生に必要な能力（[1]〜[5]）を示した．

学生A：「リハビリ室で，受け持ち患者さんが担当の理学療法士さんとともにリハビリテーションを実施していました．そのときに，私も患者さんの傍にいました．理学療法士さんが私に『患者さんのことについて何か質問がないですか？』と尋ねられました．私は『リハビリで行えていることは病棟の生活に組み入れたいのでアドバイスをお願いします』と返答しました．そしたら，理学療法士さんは，いきなり，『足は動かないだろうし，手もこれよりよくなることはないだろうから…（理学療法士の説明は続く）』と，話されました．」

学生B：「私の受け持ち患者さんですが，リハビリへ車いすで移動しているときに，笑顔で『歩くぞ』と，私を向いて話されます．私は，『患者さんは本気で歩けると思っているのだろうか？』『何と答えよう』と，心のなかで慌ててしまいます．この気持ちを悟られたらいけないと思って，そのときは，黙って笑顔で患者さんに対応しています．申し訳ないのですが．なんか，どうすればよいかわからずにいます．おととい，リハビリから病棟へ戻った後，患者さんから言われた内容を看護師さんへ報告しました．すると，看護師さんは，『患者さんは歩くことができないとわかっていますよ』と，説明されました．看護師さんから『何か疑問に感じていることがありますか？』と尋ねられましたが，『ありません』と返答してしまいました．」

学生C：「私も，話していいですか．朝，受け持ち患者さんのところに，訪室すると，受け持ち患者さんが低い声で，『昨日，リハビリ回診のときに，担当の理学療法士さんからもう，足が動くの，ちょっと難しいかもね．と言われ，ショックやった．ちょっとは今より動くと思っていた』と，私に話されました．受け持ち患者さんは，私に，『リハビリ頑張って，今より足が動くようになるといいな』と話をされていただけに，ショックは大きかったと思います．」

3. 関わり

(1) 学生の直接経験の把握

　学生Aは理学療法士に助言を求めたが，予期しないこと（受け持ち患者の機能障害）を直接，患者さんに話されてしまい，自分のせいで受け持ち患者さんが傷ついていないか，患者さんはどのように受け止めているか，どう関わればよいか，心配になっている．

　学生Bは損傷によって機能障害が残り，歩くことができない受け持ち患者が，リハビ

リ室へ行くときに「歩くぞ」と言って向かう姿に，疑問を抱いている．

　学生Cは回診時に，「足は動かない」と言われ，ショックを受けている受け持ち患者さんに対して，適切な対応ができないことに悩んでいる．

(2) 明確化(対話中心)

　そこで，学生の直接的経験を明確にするために，学生にとっての意味に焦点をあてて，学生3名に，「困っていたのですね．一緒に考えるために，もう少し詳しく教えてください(学生の学習への信頼①)」と言い，学生が自由に表出できる和らいだ雰囲気をつくり，学生の気持に寄り添うことにした(学習的雰囲気づくり②)．

　次に，「まず，Aさんは，理学療法士さんが患者さんの前で『足は動かないだろうし，手もこれよりよくなることはないだろうから』と，話されたとき，どのような気持ちでしたか？」と尋ねた．

学生A：「『別の場所で聞いたほうがよかった』『患者さんはショックを受けていないだろうか？』『私のせいで，きっと患者さんはショックを受けている．聞かなければよかった』と思い，あの場で理学療法士さんに尋ねたことを後悔しました．私のせいで，きっと，患者さんはショックを受けられているので，何と話してよいか，どう接したらよいか」と話す(こだわり能力①)．

教員：「そうだったのですね．患者さんはショックを受けているかもしれないと心配して，その場で，理学療法士さんに尋ねたことを後悔しているのですね．そして，今後どう接したらよいか，わからないのですね」と確認する(学生理解③)．

学生A：うなずく．

教員：「Bさんにも同じ質問をしたいのですが，Aさん待っていただけますか？」と学生Aに確認すると，学生Aはうなずく．学生Aの話を学生BとCはうなずきながら静かに聞いている．
　「Bさんはどのような気持ちでしたか？」と尋ねた．

学生B：「『どうして患者さんはそんなことを言ったのだろう？』『患者さんは障害が残ることを受け入れられず，動くようになると思っているのかな？』と考えると，辛いです」(こだわり能力①)．

教員：学生Bに対して，「そうですね．看護師さんの話だと，患者さんは歩けないことがわかっているのに，患者さんはどうして，『歩くぞ』って，リハビリに行くときに言われるのか，患者さんの気持ちがわからないのですね」と返答した(学生理解③)．

学生B：大きくうなずく．

教員：学生AとCに視線を移すと，「どうしてですかね」と，一緒に考えているようであった．学生AとBに向かって，「Cさんにも，同じ質問をさせてください」と確認をして，「Cさんはどのような気持ちでしたか？」と尋ねた．

学生C：「患者さんに何と言ったらよいのか，どう接してよいかわかりません．患者さんからまた，同じことを言われたら何と答えたらよいか．事実でしょうが．このような患者さんがつらいときにどう接してよいか悩んで」と返答する(こだわり能力①)．

教員：学生Cに向かい,「受け持ち患者さんは改善するだろうと思っていらっしゃっただけに,ショックを受けていると思っているのですね.だから,どう接したらよいのか考えているのですね」と確認する(**学生理解③**).

学生C：「そうです」と,落ち着いて返答した.学生Aもうなずいた.

(3) 学習可能事項,関わりの方向性を考える

　3名の学生はともに,「実際に経験したこと」「受け持ち患者の理解と関わり方」について悩んでいる.学生は受け持ち患者の言動や行動から患者を理解し,何とかして患者とうまく関わりをもちたいという前向きな気持ちをもっていることが伺える(**こだわり能力①**).その一方で,学生は障害のことについては「触れてはならない」「触れることによって患者さんを傷つける」という考えをもっているようである.また,障害をもった人は障害を受容しているか否か,つまり,人間は受け身の存在であると考えているようである.学生の経験を意味づけることは,障害をもった人の障害認識過程の変化と支援について考えを深めるばかりでなく,それが学生自身の「障害に対する見方」「人間観(価値の転換)」への自問となり,「健康観」や「看護観」への深化につながるよい機会である.

　3名の学生が個人の経験を語り,個別の対応をすることも考えた.しかし,相談内容に,共通点があることと,ほかの学生の考えを共有することにより,経験の意味づけの深化が期待できる.また,学生が経験している内容はカンファレンスという場のなかで考えることも可能であるが,共通するニーズをもち,相談してきた学生たちに対して,今,対応することが適切である.傍に,臨地実習指導者がいることで,患者理解への協力が得られると判断した(**臨床教育判断⑦**).

　学生の相談から,学習可能事項としては,「障害とは何か」「障害を受けた人の心理過程と支援方法」「人間観」を取り上げた.

4. 学生の変化

教員：学生3名に対して,主体的に取り組めるようにするために,共通する内容について考えてもらう.「皆さんの相談のなかで,共通点はありますか?」と尋ねた.(**学習的雰囲気づくり②**)

学生C：「3名とも障害をもった患者さんを受け持っていて,患者さんにどう接してよいか悩んでいます」と言い,学生A,Bと視線を合わせてうなずく(**自分の経験を振り返り気づく能力②**).

教員：「そうですね.それでは,受け持ち患者さんは自分の障害をどのように認識していると思いますか?」と学生に尋ねた(**患者理解④**).

学生A：「それがわからないです.少なくとも,理学療法士さんに言われたので,機能障害が残ると思っていると思います.」

学生B：「Cさんの患者さんもそうですよね.私の患者さんはわかっているのか,わかっていないのかわかりません」と話す.

学生C：学生Bに対して,「わかっているって看護師さんが説明されたのでしょう?　と

いうことは，わかっているって思いますよ」と話す(**自分の経験を振り返り気づく能力②**).

教員：「皆さんの話は身体の機能障害について患者さんはわかっているということでしょうか？　わかっているってどういうことでしょうか？　もう少し，違う言葉で教えてください」と言って，学生へ確認する(**状況把握能力⑥**).

間が空く(5秒程度)

学生A：「多分，そうです．ただ，ちょっと，違う．リハビリを一生懸命されているのです．受容できていないというか…．」

学生B：「それだったら，私の患者さんも一生懸命毎日，休まず，午前午後リハビリに行っています．」

学生C：「私の患者さんもそうです」と話す．

教員：「質問が悪かったです．では，患者さんのリハビリや病棟での生活から考えてみましょう．患者さんはどのようにリハビリ室や病室で行動されていますか？」と確認する(**状況把握能力⑥**).

学生C：「例えば，車いすに移動するときに前方移動で，自分で車いすに移れます．自己導尿はできますが，座薬(排便)が自己挿入できず，練習中です．ご飯は補助具を使って自立しています」と話す(**表現能力③**).

教員：「患者さんはさまざまな方法で自立できるようになっておられるように思いますが，どうですか？」と確認する(**状況把握能力⑥**).

学生A：「Cさんの患者さんは足が動くの，ちょっと難しいと言われてショックだったとおっしゃられているけれど，残存機能を活かしてできるように前向きに取り組まれていませんか？」と話し(**人の意見を受け止め自分で考える力⑤**)，続けて，「私の受け持ち患者さんは両下肢の自動運動がなく，寝返りができません．Cさんの受け持ち患者さんは胸髄でしたが，私の受け持ち患者さんは頸髄でしたので，その分，機能障害の範囲も大きいです．寝がえりの練習と，車いすとベッド間の移動の練習をリハビリ室で一生懸命されています．この間，『まず，車いすに移れるようにならないと，何もできんから頑張る』と言われていました」と説明する(**表現能力③**).

学生B，C：学生Aに対して，「その言動は前向きな言動ですよね」と口を合わせて言う(**人の意見を受け止め自分で考える力⑤**).

学生B：「私の受け持ち患者さんは食事をするとき，自助具を用いて食べることができています．膝を曲げてもらい，両足を押さえてもらうとヒップアップができます．介助で電動車いすに移動し，ご自分で電動車いすの手元のレバーを操作して移動されています．リハビリでは受動立位の練習やヒップアップの訓練をされています」と説明する(**表現能力③**).

学生A：「私たちの受け持っている患者さん方は皆さん，今ある残存機能を活かして前向きにリハビリを頑張っていると思います」(**人の意見を受け止め自分で考える力⑤**).

学生B：「ここの病院は脊髄損傷された方が多いので．患者さん同士励ましあって，どうしたらよいか話しておられ，だから，前向きに頑張れるのかと思います」(**人の意見**

を受け止め自分で考える力⑤）．

学生C：「補助具も患者さんによって工夫されています．医療工学の先生からお話があったように，失った能力を補い，代償機能を獲得していかれていると思います」と続けて話す(**人の意見を受け止め自分で考える力⑤**)．

教員：「お互いの患者さんのことが見えてきましたね．それでは，改めて同じ質問をさせてください．受け持ち患者さんは自分の障害をどのように認識していると思いますか？」と質問する(**状況把握能力⑥**)．

しばらく，間が空く(10秒程度)．

学生A：「私は患者さんのことを勘違いしていたように思います．理学療法士さんが患者さんに『動かない』と言われたときに，『なぜ，そんなことをいうのか？ 患者さんがショックを受けるのに』という思いでした．しかし，患者さんは今ある残存機能を活かして，新しいやり方を練習して，いろんなことを獲得されていっています．これって，患者さんは口に出されないけれど，自分に起きた障害を受け止めているからこそ，残存機能を活かしたリハビリや新しいやり方を受け入れているのだと思います．そして，病棟での生活に取り入れているのだと思います」(**自分の経験を振り返り気づく能力②**)．

学生C：「私もそうだと思います．Aさんの受け持ち患者さんと同じように，『動かないだろう』と言われて，ショックだったようですが，毎日，今の自分にできることを精一杯なさっています．多分，身体障害について，事実であり，受け入れようとする自分と少しでも回復できたらいいなという思いのなかで揺れ動いているのだと思います．でも，否認はされていないと思います．だって，車いすに移動する方法や排尿する方法を自分で獲得され，私にどうしたら，危なくないか説明もしてくださいました」と話す(**自分の経験を振り返り気づく能力②**)．

学生B：「そうですね．私の受け持たせていただいている患者さんも同じです．原因はさまざまだけれど，障害によって脊髄損傷して，身体機能に障害が起きてしまった患者さんと障害のことを話すことは難しくて，患者さんを傷つけてしまうと考えていました．でも，患者さんの行動を見直してみると，身体の障害を受け入れられないような否定的な言動や行動はありません．逆に，残存機能を活かして自分にできることを一生懸命されています」と話す(**自分の経験を振り返り気づく能力②**)．続けて，「患者さんがリハビリに行くときに笑顔で『歩くぞ』と，私を向いて言われるのは別の意味だったのではないかと思います．患者さんはリハビリ以外のときはベッド上で休んでいるか，電動車いすに座っておられます．リハビリ室では受動立位の練習をされています．もしかしたら，その立つ練習，それがリハビリ室に行かれるときに，私に笑顔で「歩くぞ」という言葉になっているのではないかと思います」(**自分の経験を振り返り気づく能力②**)と言うと，

学生C：「そうかもしれないですね．で，なければ笑顔は出ないですよね．」

学生A：「そうかもしれない」とうなずいている．

教員：「ということは，皆さんの受け持ち患者さんはもとの状態に回復するという考えを

　　　　もっているというよりは，障害をもちながら，うまく生活できるために一生懸命リハビリをされて，生活に適応できるように努力をされているということでしょうか？」と確認する(**言語化能力⑤**).
学生A：「そうというか，そういうことだと思います．」学生ともにうなずく．
教員：「Aさんは理学療法士さんが患者さんの前で『動かないだろうし，手もこれよりよくなることはないだろうから』と，話されたとき，患者さんはショックを受けられていたのではないかと心配されて，どう接したらよいか悩んでいましたね」と確認してみる(**学生理解③**).
学生A：「はい．そう思っていました」と返答する．
教員：「実際はどうでしょうか？」と尋ねる．
学生A：「あのとき，理学療法士さんから言われたとき，患者さんはショックを全く受けていないというわけではないと思うけど，障害をもちながら生きていくことは事実というか…覚悟というか．そんな気持ちだったと思います．」続けて，「多分，私が障害をもった人を可哀そうというか，(言葉を詰まらせる)下に見ているというか弱いというか…．私の中に偏見みたいなものがあったかもしれません．(間があく)だけど，人間は強い生きものなのだと，乗り越えられるのだと…(下向き言葉を詰まらせる)….すみません．うまく言えないのですが」(**自分の経験を振り返り気づく能力②**).
学生C：「私だったら，死にたいと思うのです．だけど，受け持ち患者さんは強いなと思います．一生懸命できることをしようとしているのです．せっかく，話してくださったのに，せっかく患者さんの気持ちを聴いて，何かできたはずなのに」と話す(**自分の経験を振り返り気づく能力②**).学生Bはうなずく．
学生A：「ショックを受けたのは私で，患者さんと向き合うのが難しくて．怖かったです．障害のことに触れたら患者さんが落ち込むのじゃないかと誤解していました」(**自分の経験を振り返り気づく能力②**).
学生C：「私もです．障害はどうにもならないから，どう接してよいかわかりませんでした」と話す(**自分の経験を振り返り気づく能力②**).
教員：「そうですね．私も患者さん方と接すると，人間は強いと思います．急性期にはショックが隠せない方もおられます．でも，日を追うごとに，自分が失った力から自分に残された力に意識を変え，それを活かすために努力して，変化されていくのを目の当たりにすると，人間は強いと実感させられます」と話す(**言語化能力⑤**).
学生：うなずく．
教員：「ところで，皆さん，受け持ち患者さんにどのように関わったらよいか悩んでいましたね」と話す(**学生理解③**).
学生：「はい」と答える．
教員：「Bさんは『身体機能に障害が起きてしまった患者さんと障害のことを話すことは難しくて』，Cさんは『障害はどうにもならないから，どう接してよいかわかりませんでした』と言っていましたね．看護師さんは患者さんと障害のことについてどのよ

うに話しておられますか？」(**状況把握能力⑥**)
学生A：「…．聞いたことはありません．」
学生B，C：「私もありません．」
教員：「看護師さんに相談してみませんか？」(**学習的雰囲気づくり②**)
教員：テーブルの端に座って，学生の実習記録の確認をしている看護師を見る．
学生：「はい．看護師さん．看護師さんは患者さんと障害のことについてどうのように話しておられますか？」
看護師：「はい．聞こえていました．皆さん，しっかりと患者さんのことを考えているのですね．難しいですよね，障害のことについて話すのは．だから，皆さんが困るのは当たり前ですよ．私の経験を話しますね．今度，ほかの看護師さんからも話してもらう機会をつくりますね．皆さんの相談内容は新人看護師さんが就職されたときに，悩む内容と似ていますよ．振り返ってみると，私もそうでしたよ．結論から言うと，私から障害のことについて患者さんがどのような認識をもっているか直接聴いたことはないです．そして，患者さんの障害の受容はないと思って接しています．ただ，障害の認識については変化していかれると思っています．患者さんからは聞かれたことがありますよ．『もう，動かないでしょ？』『死にたい』って，言われたこともありますね．急性期はそういうことがあります．そのときは，あえて言葉は出さないようにしています．安易に否定や励ましはしません．ただ，手を握って，知覚があるところに手を添えます．場合によっては，その場で椅子に座って黙って患者さんの気持ちが落ち着くのを待ったこともあります．私，言葉に出すのは苦手なのです．こんなときの患者さんは，寝不足だったり，食欲がなかったりで，そちらの看護に力を注ぎます．呼吸障害がある場合などは合併症を起こさないようにします．障害のことを患者さんがどのように認識しているかより，患者さんの残存機能を最大限に活かして自立できるように，自律もですね(手を胸に当てる)，支援することに力を注ぎます．特に，リハビリ室でできていることと病棟でしていることをアセスメントして，実際の病棟での日常生活でできるように取り組み，どうすると，その人らしい生活ができるかを考えていくのです．そうすると，患者さんの気持ちは切り替わっていかれるような気がします．ただ，これは看護師だけのチームでできるものではないのです．医師，理学・作業療法士，医療工学士，栄養士，薬剤師，ソーシャルワーカーなどさまざまな職種がそれぞれの専門的視点で，障害をもった人を支援しなければならないものです．だから，看護の専門性，他職種の専門性を尊重して，協力できる力もまた，とても必要です」(**言語化能力⑤**)．
学生A：「ありがとうございます．障害そのものについて患者さんに受け入れてもらえるような援助を考えていたように思います．ですが，障害をどのように認識しているかということよりも，今の患者さんのもっている力に目を向けて，どうすると自立につながるかを考えた援助に取り組むことが大切だということがわかりました．明日からの援助につなげられるようにします」(**人の意見を受け止め自分で考える力**

5]).
学生B,C:「私もそうします.」
看護師:「また,何かあれば相談してください.私も試行錯誤です.」
教員:「大切なお話を聞かせていただき,ありがとうございました.それでは,学生から何かないですか.」
学生A:「実は私,理学療法士さんがどのようなアドバイスをして下さったか,覚えていません.なので,理学療法士さんに正直に話して,どのようなアドバイスをして下さったか,確認します.」続けて,「そして,その内容を患者さんに確認してみます.患者さんが困っておられないか,もっと,工夫をしたほうがよいことはないかなど話してみます」と返答する(**人の意見を受け止め自分で考える力**5]).
看護師:「ついていきましょうか? 1人で大丈夫ですか?」
学生:間を空け,「お願いします.話は私がしてみます.」
教員:「そうですね.理学療法士さんに確認してから患者さんのところに行ったほうがよいですね」と確認する(**学生理解**③).

　時折,学生は障害をもった人との心理面に対する支援について,直接,障害を受容できているか否かに焦点をあてようとする.看護援助を行ううえで,どのような目的で,それがどのような意味があることかを判断せずに,障害を受容しているか否かを明らかにしたいと考え,また,脊髄損傷によって機能障害になった人の心理は障害を仕方なく受け入れるという受け身で,なおかつ,その心理は変化できないものと捉えがちである.直接,対象に確認することはできず,対象との間に心理的距離ができ,障害をもった人へ自分は何ができるだろうかという不安を抱き,行き詰まることとなる.
　そこで今回の事例を取り上げることとした.教材化では障害認識過程の変化と支援について取り上げており,学生の変化が読み取っていただけるだろうか.

VI 海外留学中の大学院生,担当教諭との対話

1. 学生紹介

　日本での臨床を経たのちに,米国に大学院留学している看護師.ナースプラクティショナー(NP)の修士課程に進学し,2か月後に初めてアメリカでの臨地実習に臨もうとしている.エピソードはこの学生がフィジカルエグザミネーションのクラスを履修していた際の一場面.フィジカルエグザミネーションのクラスは,毎週担当教諭の前でパートナーの学生を模擬患者とみなした演習のテストで合格点を獲得しないと臨地実習に出ることが許可されない.留学生にとってのみならず,英語が母国語の学生であっても非常に苦労の多いクラスである.初診患者に対する頭部からつま先までの全身のフィジカルエグザミネーションを学習し,週明けのテストでは自己紹介からすべてのエグザミネーションを15分以内に終えることが求められている.学生は,授業の練習中には15分以内に終了させる

ことができ，評価を行っていた教諭は評価シートには合格点を与えた．しかしながら，教諭は生徒に授業の後で残るように指示をした．

2. 場面（学生の直接的経験）

教諭：「なほこ，クラスを楽しんでいるかしら？」
学生：「とても大変で毎週プレッシャーを感じています．」
教諭：「どんなプレッシャー？」
学生：「うーん，どれも大変でうまく言えないのですが．」
教諭：「今日の全身のエグザミネーションのデモンストレーションを自分自身ではどう評価しているか聞かせてくれる？」
学生：「そうですね，途中で肝肥大のパートを抜かしそうになって焦ったのですが，気持ちを落ち着かせて続きができたので15分以内に終えられて合格できたのかなと考えます．」
教諭：「そうね，抜かした部分もなくて，時間内に行えていたわね．」
学生：「それでもできていない点があったからこのミーティングですか？」
教諭：「あなたと一緒に考えたいことができたの．なほこはエグザムをしているときに何を見ていたかもう一度考えてほしいの．」
学生：「何を見ていたか，ですか？」
教諭：「そうよ」（穏やかな沈黙）．
学生：「うーん…自分の患者に異常がないかを系統立てて，時間内にエグザムを行っていました．患者が協力しやすいように，指示動作を伝えながらエグザムを心がけていました．そのうえで15分以内にすべてが終われるように時間配分をしました．」
教諭：「そうね，手際もよかったし，声がけもきちんとできていたわ．私にはあなたが時計を一番気にしているように感じられたの．このことについてあなたはどう思う？」
学生：「あああ．そうですね，患者より時間を気にしているように見えましたか．私にとって15分という制限はとても大きなプレッシャーなんです．」
教諭：「どうして？」
学生：「私にとって英語は母国語ではありません．フィジカルエグザミネーションで使う解剖用語を覚えることはとても大変です．そのうえ，患者に声かけをするときは専門用語を使わない表現を心がけているので，結果を医療者と共有するために使う専門用語と日常用語の2通りが使えないといけません．日常用語での会話のほうが専門用語よりも自信がないので，教材のビデオの医療者のセリフを丸暗記しました．なので，エグザムの手技が間違っていないか，飛ばしたりしていないかも気になりますが，覚えたセリフを間違いなく言えているかにも気を配らなくてはいけないのです．なので，時間内に終わるのかが心配で，それで時計をいつも確認していました．」
教諭：「なるほどね．同じことを2通りの表現の仕方を知らないといけないことは大変な

ことね.」
学生:「でも，それは患者に本当に関心をもてない理由にはなりませんね．実習に行くことがとても大きなプレッシャーなのです．」
教諭:「それはどうしてかしら．」
学生:(暫く考えてから)「焦りを感じています．」
教諭:「焦り？」
学生:「はい．」
教諭:「どんな焦りなのかしら．」
学生:「やはり私自身の言語の問題を感じています．学校では私のアクセントのある英語でもみんな理解しようとする姿勢をもって聞いてくれているし，知っている人が多いのである程度リラックスして話せている気がします．エグザミネーションを行うときも同じです．でも，実習に出たときには，患者は私のアクセントのある英語を理解できないかもしれないし，患者のアクセントを私自身が聞き取れずコミュニケーションをとることができなければ，フィジカルエグザムそのものができないと思います．それで，とにかく型通りの言い方をアクセントなしで言えるように，時間内で終われるようにすることばかりが気になっていました．」
教諭:「なるほどね．よくわかったわ．あなたはネイティブスピーカーではないから，私たちと全く同じように話すのにはまだトレーニングが必要かもしれないわね．でも，私はNPを30年やっているけれど英語以外でフィジカルエグザムしたことは1度もないし，留学だってしたことがないわ．母国語以外で臨床を志すなんて想像もできない．あなたはこのコースをきちんと履修できているし，水準以上に学習しています．もう少し自信をもってもいいわよ．」
学生:「そう言っていただけるのはとても嬉しいです．でも…」
教諭:「でも？」
学生:「プレッシャーはやはり感じます．」
教諭:「そのプレッシャーを減らすにはどんなことが自分に必要だと思う？」
学生:「そうですね…どうやったらいいかなあ．うーん」(黙り込む)．
教諭:「このフィジカルエグザミネーションのクラスはあなたの取っている急性期専攻以外の全コースのNP学生も取っているでしょう？　彼らと演習パートナーになったことはある？」
学生:「全くない訳ではないですが，急性期のクラスメイトのほうが声をかけやすいのでパートナー選びが偏っていたかもしれません．初めてのパートナーなら患者と同じような状況で練習をすることができますね．残りの演習と自習時間では，専攻が自分と違う学生をパートナーに選んでみます．彼らがどう説明するかも聞くだけで勉強になるし．」
教諭:「それはいいわね．私にできることは何かあるかしら．」
学生:「そうですね，自主練習時間に先生がラウンドするときがあれば，手技のほかに口語表現がうまく言えているかのチェックをしてもらえるといいなと思います．」

教諭：「わかったわ．気になる表現が出てきたらば，いつでもメールで相談してもいいわよ．」
学生：「ありがとうございます．」

3. 関わり

　このエピソードはNPコース留学生の直接的な経験が，教諭との対話を介して反省的経験へ転換していることを示している．ショーン（Schön）のreflection-on-actionはこの教諭は敢えて行わなかった．教諭は学生が臨床経験と統合された知識をもつ成人学習者であることを認識し，かつ与えられた課題への達成度を見極めて，デモンストレーション中は介入せずに見守っていた．

　一方で，授業終了後に個人的な対話を通して行ったのが，reflection-in-actionである．まずは学生がフィジカルエグザミネーション中にどのような思考をたどったのかを丁寧に探り，専門家としての知識をもって評価を行った．その上で，学生自らが気づけるようなオープンエンドの問いかけで，さらに学生の省察を促した．最初，学生は戸惑いを見せたが教諭は穏やかな沈黙という忍耐で待つ姿勢を体現した．学生自身が一つひとつの行動を省察する際には，必ず受容を示す言葉を伝え，学生の正直な気持ちや考えを引き出す努力を行っている．

　そして，NPとしてベテランでありながら，留学生の非母国語での履修に対する肯定的な評価をし，謙遜の気持ちを示している．単に謙遜しているだけではなく，学生がプロフェッショナルとしての自信をもつに足るだけの資質をもっていることもやはり言語化して，教諭が学生を信頼していることを示している．このような対話を重ねるなかで，学生は自分自身が言語に関するプレッシャーを背景に，時間に捕らわれてしまい，本来NPのケアの対象である患者から焦点が外れていたことに気がつくに至った．

　学生は自分の反省点を見出すことはできたものの，教諭の肯定的な受け入れから，自発的には次の成長ステップにたどり着くための方策を見出すことができずにいた．この学生の思考の停滞を，沈黙が続いたことから教諭は見出し，学生の身近な存在以外の人材を活用する提案を行った．

　このとき教諭は再度学生が成人学習者であることに留意し，あくまでも軽く示唆を行う程度に関わりを留めている．学生は，示唆を受け，その意味あいを理解し，自分の学習計画に盛り込むことを言語化するに至った．教諭は学生の計画を受容したことを伝え，さらにサポートを提供する姿勢を示すことにより，学生が自らの選んだ道を進むことを勇気づけた．

　この学生は教諭との一連の対話，reflection-in-action，を通し，フィジカルエグザミネーションの演習のみでは気づくことのなかった自身の思考と次の成長に向けての課題を見出すことができた．NPはadvanced nurse practitionersの一職位として，高度なクリティカルシンキング力が要される．この力とはリフレクション・オンアクションの能力を研鑽し，患者との関わりのなかで常によりよいアウトカムを引き出す看護が提供できるようになることと言えるであろう．

教諭はこの学生が本当は何に困っていて，どうしたいのかを対話を重ねることにより引き出し，具体的な改善策を学生自らが考えるような関わりを行っていた．そして，この対話の根底にあるのは学生の資質を信じ，希望がもてるような絶え間ない受容の言葉かけにあると考える．

4. 学生の変化
　この事例は，学生の立場から経験型実習教育のプロセスを示したものである．実践家は行為のなかの省察(reflection-in-action)を繰り返すことによって，反省的実践家(リフレクティブ・プラクティショナー)として成長していく．学生のときには，1人ではなかなか自分の行為のなかで省察できないものである．教師が気になったことを投げかけながら，学生が行為のなかの自分の気持ちと向き合い，経験に意味づけしていくためには，教師の学習的雰囲気が重要であることがよく伝わる事例である．

第六部
有効性の検証

第1章　学生からの評価

第2章　学部卒業生による評価

第3章　学内研修プログラムの評価

第4章　成人看護学実習における
　　　　教師の実践的力量からみた成果

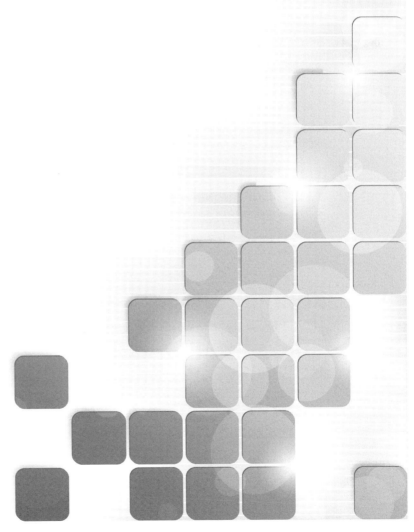

第1章

学生からの評価

　福岡県立大学看護学部では，2003（平成15）年の開学時より経験型実習教育を取り入れ，効果的な実習教育プログラムを模索してきた．福岡県立大学看護学部における経験型実習教育の教育プログラムの有効性を検討するため，看護学部の3年生を対象に行った調査結果から，経験型実習教育に対する学生による評価を考察し，経験型実習教育を継続していくための教師の課題を検討したので報告する．

1. 研究目的
①経験型実習教育の教育プログラムを受けた看護学部3年生の臨地実習での経験の内容を明らかにすること．
②経験型実習教育に対する学生による評価について考察すること．
③経験型実習教育を継続していくための教師の課題を検討すること．

2. 用語の定義
　経験型実習教育：複雑な現象のなかでの経験を学習者が自ら意味づけしていくという学習形態をとる実習であり，患者や家族，医療従事者との関わりという直接的経験のなかから，学習者自身が反省的経験を繰り返しながら学んでいくプロセスを援助していく教育方法．

3. 研究方法
（1）データ収集日時と研究協力者数

日時	2012(H24).2.28(約60分)	2012(H24).3.1(約70分)	2013(H25).2.26(約70分)
研究協力者	4名	8名	7名

（2）研究協力者
　経験型実習教育を受けたA大学看護学部3年生19名．研究協力者は3年生までの臨地実習（基礎実習と領域別各論実習）を終えている．

(3) データ収集方法

　研究協力者に対し，インタビューガイドをもとに，フォーカスグループインタビューを実施した．インタビューの内容は，研究協力者の同意を得たうえでICレコーダーに録音し，逐語録を作成した．併せて，インタビュー中の研究協力者の様子を記録した．

(4) データ分析方法

　質的・帰納的にデータの内容分析を行った．具体的には以下の通りである．
① 学生が実習を振り返って気づいていること，意味づけをしていることを分析の観点とし，その内容が現れている箇所を，前後の文脈を損なわないように抽出した．
② 抽出したデータの意味を考えながらラベルをつけ，類似する意味をもつものを整理，統合し，グループを形成した．
③ グループごとに定義づけをし，サブカテゴリーを生成し，サブカテゴリーの意味などを検討し，カテゴリー化を行った．
④ 分析の過程は逐語録に立ち戻り，解釈の妥当性を確認しながら行った．また，質的研究に精通する教員のスーパービジョンを受け，真実性の確保に努めた．

(5) インタビューガイド

① 3年次の1年間の領域別各論実習を思い出し，困ったこと，悩んだこと，解決方法，印象的なエピソード．そのエピソードにおいて，教師や臨床指導者のどのような関わりが自分の気づきや考えの深まりに役立ったか．
② 大学の実習で教師に望むこと．どのような教育的関わりが実習の学びを深めるか．

(6) 倫理的配慮

　研究目的，自由意思による参加，匿名性の保持，データ管理，心理的影響のない場所の確保などを文書と口頭で説明し，同意書への署名のうえで実施した．福岡県立大学研究倫理委員会の承認を得ている．

4．結果

　3年生が語った経験の内容は，『臨地実習の経験から得た実習を乗り越えるための実践知』『ケアリング関係を基盤として自分の看護ができた喜び』『教員との関係についての学生の思い』『将来の自己像への推進力』『グループメンバーの存在が臨地実習を乗り越える力になる』の5つのカテゴリーから構成された．以下，カテゴリーを『　』，サブカテゴリーを〈　〉で示す．

(1) 『臨地実習の経験から得た実習を乗り越えるための実践知』

　これは，学生が臨地実習において，自己を見つめ直し，課題に気づくことや，周囲の人との関わり合いや看護実践などの経験を通して，実習を乗り越えるための力を得ていたことである．

このカテゴリーは，〈臨地実習先に対する気遣い方の工夫〉〈自己の課題を見つめ直す〉〈自己の課題を言語化する〉〈臨地実習で獲得したもの〉〈自己の課題に立ち向かう力〉の5つのサブカテゴリーから構成される．

①〈臨地実習先に対する気遣い方の工夫〉

学生は看護の対象者や指導者などを気遣い，多忙な実習先の空気を読んでタイミングを見計らって行動しようとするなどの工夫をしていたことがわかった．このサブカテゴリーは，【看護の対象者を気遣う】【実習先の空気を読んで行動する】の2つの小カテゴリーから構成される．

②〈自己の課題を見つめ直す〉

学生は実習について，自分自身を見つめ直し，困っても人に相談できないなどの自身の傾向に気づく機会であったと語った．このサブカテゴリーは，【自分自身を見つめ直す】【看護の対象者に対する自己の思い込みに気づく】【人に相談できないという自己の課題に気づく】【教員の指摘を受け自己の課題に気づく】の4つの小カテゴリーから構成される．

③〈自己の課題を言語化する〉

学生は実習について，己の準備不足や患者からの拒否などで看護ができなかった経験があったこと，患者への向き合い方に悩み，模索したこと，看護の意味を見出せなかった不全感があったことなど，実習における自己の課題を語った．このサブカテゴリーは，【看護をしたいけど実践できなかった経験】【看護学生として，看護の対象者への向き合い方の悩み】【看護の対象者に合わせた看護の模索】【実習で看護の意味を見出せなかった不全感】の4つの小カテゴリーから構成される．

④〈臨地実習で獲得したもの〉

学生は，教員や指導者の看護実践を見て問題解決方法に気づいたこと，これまでの実習の学びを活用すること，場の特性に合わせて限られた時間内に看護を実践することを学びとして語っていた．このサブカテゴリーは，【教員の看護実践を見て問題の解決方法に気づく】【指導者・看護師の看護実践を見て問題の解決方法に気づく】【これまでの実習経験の学びとそれらを活用してできたこと】【臨地実習の場の特性に合わせた看護の実践】【看護の対象者に合わせた看護の実践】の5つの小カテゴリーで構成される．

⑤〈自己の課題に立ち向かう力〉

学生は，臨地実習中の困難な経験を振り返り，困難から逃げなかった経験から得た知恵や自己の看護の意味づけができたこと，周囲の力を借りながら課題解決に向かったことなど，自己の課題に立ち向かう力を得ていたことを語った．このサブカテゴリーは，【逃げなかった経験から得た知恵】【できなかった経験（自己の課題）を振り返り気づいた前向きな方策】【優先順位として意味づけし，納得しようとする】【教員や指導者の力を活用しながら課題の解決に向かっていく】【自己の成長の実感】【自己の看護の意味づけ】の6つの小カテゴリーから構成される．

(2)『ケアリング関係を基盤として自分の看護ができた喜び』

これは，看護の対象者や臨床指導者，教員など，周囲とのケアリング関係のなかで，学

生自らが主体となって看護を実践し，自分の看護の意味を認めることができたこと，その喜びのことである．このカテゴリーは，〈看護の対象者のことを「わかってくる」という実感〉〈看護の対象者との相互作用の実感〉〈教員からの看護の意味づけと実習を乗り越えようとする意欲〉〈看護師からの支援を受け，実習を乗り越える力を得る〉〈教員や指導者から認めてもらう感覚と自己肯定感〉〈看護することの喜び〉〈実技演習は自信につながる〉の7つのサブカテゴリーで構成される．

①〈看護の対象者のことを「わかってくる」という実感〉

　学生は，日々の関わりのなかで，看護の対象者の表情や体調の変化などに気づくことができる自分を発見し，わかってくる感覚があったことを語った．

②〈看護の対象者との相互作用の実感〉

　学生は，看護援助を通して看護の対象者からの応援に気づくなど，自分の関わりに対する相手の反応があり，相互に関わり合っていることを実感していた．また，関わりを通して徐々に心理的な距離が近づき，当初は気づかなかった患者の反応に気づいたことや，反応がなかったとしても，関わることに意味を見出した経験を語った．

③〈教員からの看護の意味づけと実習を乗り越えようとする意欲〉

　学生は患者との関係や看護過程における考え方など実習での悩みを教員に話し，教員から自身の思考や実践について，看護の意味づけや肯定をされ，前向きになったと語った．

④〈看護師からの支援を受け，実習を乗り越える力を得る〉

　学生は，指導者や実習施設の看護師が，多忙ななかでも学生を励まし，看護計画を一緒に行って助けてくれた経験を実習での嬉しかったことの1つとして語った．また，受け持ちの対象者の情報を看護師に申し送ったことや，看護計画を看護師が継続すると言ってくれたことが嬉しかったと語った．これは，病棟の一員として認められる喜びを意味する．

⑤〈教員や指導者から認めてもらう感覚と自己肯定感〉

　学生は，患者からの拒否など関係がうまくいかず，苦しい気持ちになったとき，教員や指導者が学生に寄り添い，学生の気持ちを大切にしてくれた経験を語った．また，教員や指導者の自分への気遣いを嬉しいと感じていた．教員や指導者とのケアリング関係は，苦しさに揺らぐ自己を肯定するものとなっていた．

⑥〈看護することの喜び〉

　学生は，病気で苦しむ人の役に立ちたいという思いや，看護の対象者の負担にならない看護をしたいという思いをもっていた．看護の対象者や教員，指導者など，周囲とのケアリング関係のなかで看護を実践し，対象者の反応から回復の喜びや役に立てた喜びを感じ，自分の看護の意味を認め，肯定感を得る経験である〈看護することの喜び〉を感じていた．

⑦〈実技演習は自信につながる〉

　学生は，学習に対する自信のなさ，手際よくできなかった経験などから，実習の際に自信をもって看護の対象者の傍に行くために，大学での実技演習が自信につながると語った．また，実習に役立つ実技演習をしたいという意欲があった．

(3)『教員との関係についての学生の思い』
　学生は，教員とのケアリング関係のなかで自己を認められる感覚をもち，自らの気づきの意味づけや課題の解決をするという経験をしていた．しかし，その一方で，教員との関係について，自己を否定されたと捉え，辛い気持ちになっていたことや，教員の対応によって混乱する経験があった．
　このカテゴリーは，〈教員から自己を否定されたと捉え，辛いと感じる〉〈教員の対応が統一されていないことへの混乱〉〈教員への要望〉の３つのサブカテゴリーから構成される．
①〈教員から自己を否定されたと捉え，辛いと感じる〉
　学生は教員の言動から自己を否定されたと捉え，看護師の適性を悩んだことや，厳しいことを言われて傷ついたこと，自分の性格を決めつけられたように言われ，不全感を感じたことを語った．インタビュー中，当時を振り返って語りながら，涙を流す場面もあった．
②〈教員の対応が統一されていないことへの混乱〉
　学生は，実習記録の書き方が看護領域によって異なることや，同じ領域であっても教員によって異なる対応をされたことに対して混乱したことを語った．実習記録の書き方が看護領域で異なることについては，「でもそれは大学の，いろんなことを学ぶ大学の教育だから，それでいいのかなと思う」という言葉や「いろんな書き方があるとそれで自分の書き方もわかってくるし，深められるっていうのもある」というような，記録の違いについて意味づけをしている学生の言葉もあった．
③〈教員への要望〉
　学生は，教員から自己を否定されたと捉え，辛いと感じた経験や，教員の対応に混乱した経験のほかに，教員への要望を言葉にしていた．学生の話を聴いてほしい，学生の実習に対する不安な気持ちを理解してほしい，学生に期待していることを最初に示してほしい，元気な実習前半に指摘をしてほしい，長所を褒めてほしいなどの要望があった．

(4)『将来の自己像への推進力』
　学生は，大学での学びと実際の臨床のギャップや，さまざまな看護師との出会いなどが刺激となり，理想の看護師像について考え，将来の自分の姿を思い描いていた．それらは将来の自己像に向かって気持ちを前進させる力となっていた．
　このカテゴリーは，〈理想の看護や大学での学びと実際の臨床のギャップ〉〈理想の看護師像を思い描き，近づこうとする〉〈看護学生としてこうあるべきという思い〉の３つのサブカテゴリーから構成される．
①〈理想の看護や大学での学びと実際の臨床のギャップ〉
　学生は看護師の実践や実習施設の運営を疑問に思う経験をしていた．大学では，学生は専門職としての教育を受け，理想の看護を思い描き，看護の力への期待をもっている．その分実際の臨床場面で行われる看護・医療とのギャップを感じ，戸惑っていた．
②〈理想の看護師像を思い描き，近づこうとする〉
　学生は，看護師が働く姿を見て将来の自分の姿をイメージしていた．また，さまざまな

実習施設でロールモデルとなる看護師や反面教師となる看護師と出会い，将来の自分の姿を思い描き，近づこうとする言葉が見られた．それらは笑顔で語られ，実習での出会いが，理想と現実のギャップだけではなく，将来の自分の職業に向かう推進力となっていることが考えられた．

③〈看護学生としてこうあるべきという思い〉

学生の語りの中には，「看護学生は何かしないといけない」など，「看護学生としてこうあるべきである」という思いがみられた．それらは将来の看護師像に向かうための，理想のかけらであり，一方では自分を縛るものとなっていた．

(5)『グループメンバーの存在が臨地実習を乗り越える力になる』

これは，臨地実習における苦楽を共有し，支え合った経験から，グループメンバーの存在を心強く思い，また，前向きに臨地実習に取り組むための刺激となっていたことである．このカテゴリーは，〈グループメンバーの存在を心強く思う〉〈前向きに実習に取り組む刺激を受ける〉の2つのサブカテゴリーから構成される．

①〈グループメンバーの存在を心強く思う〉

学生は，臨地実習で支え合った経験から，頼れる仲間として心強い経験をしていたことを語った．このサブカテゴリーは，【グループメンバーは頼れる仲間という認識】【グループメンバーは臨地実習の苦楽を共有する仲間】【グループメンバーからの心理的な支援】【グループメンバーで実習の困難を支え合う】の4つの小カテゴリーから構成される．

②〈前向きに実習に取り組む刺激を受ける〉

学生は，自分とグループメンバーの実習を比較して，実習への取り組みを奮起していたことを語った．このサブカテゴリーは，【自分とグループメンバーの実習を比較する】【グループメンバーの看護を見て奮起する】の2つの小カテゴリーで構成される．

(6) その他

実習での学生の経験とは言えないが，学生の語りの中には，自己の課題を言語化し，課題を乗り越えようとする姿勢とは異なる，〈実習で直面した課題を相談せず，自己完結する〉という行動も見られた．

看護の対象者への向き合い方に悩むが，周囲に相談せず，解決できないままであったり，実習当時の学生なりの対応をしたこと，「もうこれでいい」と自己完結していたことも語られた．

5. 考察

経験型実習教育は，学生の経験を大切にし，経験を把握し，学生が自ら経験に意味づけしていけるよう支えていく実習教育方法である．教師は，学生が表現した経験を教材化して，学生自身が自らの経験を意味づけることを支えていく．学生は，さまざまな経験をし，その経験を自ら意味づけしていく学習プロセスをとることになる．学生にとって経験型実習教育においては，学生が語る意味づけられた経験こそ，学生と教師の共同作業に

よって作り出された経験であり，経験型実習教育の評価と言えよう．学生による経験型実習教育の評価と，効果的な経験型実習教育を継続していくための課題について考察する．

(1) 学生による経験型実習教育の評価

　学生は看護の対象者や臨床指導者を気遣い，多忙な実習先の空気を読んで行動しようとする〈臨地実習先に対する気遣い方の工夫〉をしており，実習において，自分自身を見つめ直し，自己の課題に気づく〈自己の課題を見つめ直す〉ことを経験していた．そして，実習で看護を実践できなかった経験や看護の対象者への向き合い方に悩み，受け持ちの対象者に合った看護を模索したこと，そして，看護の意味を見出せなかった不全感があったことなど，〈自己の課題を言語化する〉ことをしていた．

　それらの課題に対しては，教員や指導者の看護実践を見て解決方法に気づいたこと，これまでの実習経験の学びを活用できたこと，臨地実習の場の特性や看護の対象者に合わせた看護の実践ができたことという，〈臨地実習で獲得したもの〉を活用して乗り越えていた．

　困難な状況から逃げなかった経験を経て，学生は自分の看護の意味づけを行い，教員や指導者，グループメンバーの力を活用しながら課題の解決に向かっていき，自己の成長を実感する，〈自己の課題に立ち向かう力〉を身につけていた．これらは，『臨地実習の経験から得た実習を乗り越えるための実践知』であった．

　また，学生は看護の対象者のことをわかってくる実感，看護の対象者との相互作用の実感，教員や指導者からの支援の実感など，周囲とのケアリング関係のなかで看護を実践し，対象者の反応から自分の看護の意味を認め，看護することの喜びを感じていた．これらは，『ケアリング関係を基盤として自分の看護ができた喜び』である．

　学生は臨地実習の苦楽を共有し，支え合った経験から，グループメンバーを心強く思う経験をしており，頼れる仲間と認識していた．また，自分とグループメンバーの実習内容を比較して奮起する，前向きに実習に取り組む刺激を受けており，『グループメンバーの存在が臨地実習を乗り越える力』になっていた．

　学生は，知識や技能という個々の要素ではなく，これから社会に出ていく人として，看護者としての成熟に向けて，生き生きと身につけるべき学び方や，学んだことを批評する力と苦難を乗り越えるための方略を学んでいた．教師，学生，患者のケアリング関係から，自己の実感を手がかりに，主体的に関わることで，自ら看護することの喜びを感じていたと考える．

(2) 経験型実習教育を継続していくための教師の課題

　学生は，教員とのケアリング関係のなかで自己を認められる感覚をもち，自らの気づきの意味づけや課題の解決をするという経験をしていた．

　その一方で，教員との関係について，学生は教員の言動から自己を否定されたと捉え，看護師の適性を悩んだことや，厳しいことを言われて傷ついたこと，自分の性格を決めつけられたように言われ，不全感で〈自己を否定されたと捉え，辛い気持ち〉になっていたことや，実習記録の書き方が看護領域によって異なることや，同じ領域であっても〈教員の

対応によって混乱〉する経験をしていた．その経験をしながら，記録の違いについて意味づけをしている学生の語りもあった．

そして，学生は，〈教員への要望〉として，学生の話を聴いてほしい，学生の実習に対する不安な気持ちを理解してほしい，学生に期待していることを最初に示してほしい，元気な実習前半に指摘をしてほしい，長所を褒めてほしいと語っていた．

学生の経験もさまざまで，学生の学びの段階は，学生個々で違い，辛い経験も意味づけられている学生もいる．しかし，人に認められたい，自分に自信がもてない，傷つきやすい傾向があり，教師の態度に影響を受けていることがわかる．教師は，学生の傾向を問題とするのではなく，学生との共同作業を展開し，学生の学びを深めるための手がかりとなる教師としての態度が求められる．〈教員への要望〉から，学生は，自らの学びを深めるための方法に気づいていて，教師の態度を求めていた．

学生の要望を全面的に受け入れることを主張しない．学生が経験を自ら意味づけていくには，学生とともに教師が成長し続けなくてはならない．ここでいう教師の成長とは，学生のリアルな体験つまり，直接的経験に目を向けていくことである．そのためには，教師間，教師と指導者の信頼による連携で，学生がありのまま感じたことを語れることを保証する環境づくりが必要である．

引用文献
1) 浅田匡，生田孝至，藤岡完治編：成長する教師　教師学への誘い，金子書房，1998.
2) Bevis E, Watson J 著，安酸史子監訳：ケアリングカリキュラム　看護教育の新しいパラダイム，医学書院，1999.
3) 藤岡完治，安酸史子，村島さい子，他：学生とともに創る臨床実習指導ワークブック 第2版，医学書院，2001.
4) 見藤隆子：人を育てる看護教育，医学書院，1987.
5) 佐伯胖：「学び」の構造，東洋館出版社，2000.
6) 杉田久子：看護学生による看護実践の知の語り，札幌市立大学研究論文集，6(1)：19-28, 2012.
7) 安酸史子：経験型の実習教育の提案，看護教育，38(11)：902-913, 1997.
8) 安酸史子：ケアリングをいかにして教育するか，看護研究，44(2)：172-180, 2001.

第2章

学部卒業生による評価

　これから経験型実習教育を導入してみようかと考えている教員，実習指導者，また，実際に経験型実習教育に関わった教員も，その教育を受けた学生が卒業後，どのような看護師に成長を遂げているか，気になるところであろう．

　経験型実習教育を受けた看護学生（卒業生）がどのような看護師になるのか，どのように育つのか，明らかにしている論文はまだない．筆者は，経験型実習教育を受けた卒業生がどのような成長を遂げているのか，とても興味深かった．指導型実習教育だから経験型実習教育だからと比較する意図ではなく，経験を教材化し，意味づけするということを，繰り返し，繰り返し，教育された人間がどのような成長を遂げるのかを知りたいという意図からである．

　経験型実習教育の評価とは，経験型実習教育を受けた卒業生がどのように成長しているのかを明らかにすることが，本来の評価のあり方であろう．しかし，その評価はまだ扉を叩いただけの段階であり，始まったばかりであることを事前に読者のみなさまに説明しておかなければならない．もちろん，量的評価も必要とされる．そのことを念頭に置いて，読み進めていただけると幸甚である．

　本章では経験型実習教育を受けた卒業生が，経験型実習教育を受けたことをどのように評価しているか，また，看護師としてのどのように職務にあたっているのかなど，卒業生のフォーカスグループインタビューの結果から明らかにしていく．

　卒業生による経験型実習教育の評価を述べる前に，2点，記しておかなければならない．1点目は，経験型実習教育だから，指導型実習教育だからという視点では評価できないということである．当然のことながら，経験型実習教育を受けた看護学生，指導型実習教育を受けた学生と区別することはできないし，現時点では卒業生の統計学的な比較分析も行っていない．看護学生のレディネスによって指導型実習教育が効果的な場合もある．つまり，比較することに意味がないということを理解していただきたい．2点目は，評価という言葉の意味についてである．評価というとassessmentやjudgmentという意味で捉えられがちであるが，ここでいう評価は少し意味が違う．ここでいう評価とは，経験型実習教育を受けた看護学生が，卒業後，看護学生だった頃を思い出して何を思うか，また，今どのように過ごしているかについて記したものである．よって，評価という言葉を使う

表2-1 第1回インタビュー対象者の概要

番号	性別	卒後年数(年)
1	女	3
2	女	3
3	女	3
4	女	1
5	女	5
6	女	3
7	女	3
8	女	3
9	女	4
10	女	4
11	女	3
12	男	5
13	女	4

表2-2 第2回インタビュー対象者の概要

番号	性別	卒後年(年)
1	男	1
2	女	6
3	男	6
4	女	1
5	女	1
6	女	4

ことが適切であるか否かは別として,そのつもりで理解していただきたい.

今回,文部科学省科学研究費助成事業基盤Bの支援を受けて,経験型実習教育を受けた卒業生にフォーカスグループインタビューを2回に分けて実施した.卒業生が語った言葉から,経験型実習教育の評価を述べる.

1. 研究方法

〈インタビュー日時〉

　第1回:2011(平成23)年12月

　第2回:2013(平成25)年3月　　計2回　各90分程度

〈インタビュアー〉

　経験型実習教育を熟知している研究者1名と記録者3名

〈インタビュイー〉

　経験型実習教育を受けた卒業生.2回のインタビュー対象者は別々の学生である(**表2-1**,**表2-2**).

〈インタビュー実施場所〉

　大学以外の,他者の影響を受けない,居心地の悪くない場所を選定した.

〈インタビュー対象者との連絡方法〉

　インタビュー対象者の選定は,本研究協力者である教員がゼミ卒業生に連絡をとり,卒業生間で連絡を取り合ってもらった.研究の主旨や目的に同意した卒業生が,インタビュー会場に集合する形をとった.

〈インタビューガイド〉

1)インタビューの主旨および目的と倫理的配慮について説明を実施する.

2）インタビュー時，以下の約束事を説明する．
　①インタビュー対象者を番号で呼ぶこと
　②必ず答えなければならないことはないということ
　③発言したいときは挙手をして自由に発言してよいこと
　④他者が話しているときは聞いてもらうこと
　⑤否定的な主張やほかの人を黙らせるようなことをしないこと
　⑥自身の経験を話してほしいこと
3）インタビュー内容はICレコーダーで録音し，後日逐語録として書き起こすことを説明する．
4）インタビューガイド
　①学生時代の実習を思い出して，そのときに困ったこと，悩んだこと，それをどのように解決したか，印象的なエピソードがあれば教えてほしい．そのエピソードにおいて，教員のどのような関わりが自分の気づきや考えの深まりに役立ったかを教えてほしい．
　②自分の経験の意味づけを丁寧にしていくという学び方は看護師としての経験を意味づけるうえで役に立っているか．
　③他大学や看護学校の卒業生との違いで戸惑ったことや，困ったことがあったら教えてほしい．
　④現在，看護師として働く立場で大学の実習で教員に望むことは何か．どのような教育的関わりがあれば，実習の学びが深まると思うか．

〈分析方法〉
　2回のインタビュー内容をICレコーダーで録音し，逐語録として1つにまとめた．その逐語録から学生が経験型実習教育をどのように評価しているかが示されている言葉を抽出しコード化する．意味内容の類似性に基づいてコードを集め，抽象化し，サブカテゴリーとした．さらにサブカテゴリー間の関係性による分類を実施し，カテゴリーを形成した．なお，信頼性と妥当性を高めるために分析プロセスを質的研究者3名，および，インタビュー対象者に確認した．

〈倫理的配慮〉
　対象者に研究の主旨および方法などを口頭および文書で説明した．また，卒業生の自由意思による参加，発言，途中退席可能の説明，匿名性の保持，データ管理，心理的影響がない場所の確保などを説明し，同意書にサインおよび協力の得られた卒業生に対し実施した．インタビューを実施するにあたり，福岡県立大学研究倫理審査会の承認を受けて実施した．

2. 経験型実習教育中に卒業生が感じていた経験

　卒業生の語った言葉を下線で表す．
　卒業生は，臨地実習前，"患者のことをわかりたい，患者のことが知りたいという気持ちだった"と，臨地実習という新たな課題を拒否することなく前向きに捉えていたと語った．

臨地実習中は，"男子学生はケアに入らないでください"と自分が拒絶されたような気持ちになる経験や，"患者の全体像が捉えきれていないと言われた"，"自分のアセスメントがあっているのか，間違っているのかがわからなかった"，"患者に関われば関わるほど困ったことが出てくると感じた"など，なぜダメなのか，何がどのようにダメなのか，どうすればいいのかわからないなどの困難感や無力感に陥っていたことを語った．

　しかし，卒業生は"いろいろなことを話し合って解決に結びつけていった""実習を乗り越えるためには実習指導者や先生や仲間に素直に自分の感じた気持ちを伝えることが大事だと思った""仲間や先生と話し合って乗り越えていくという感じだった"など，経験を学生同士や教員，実習指導者とともに教材化することによって，事象の意味を捉え直し困難感や無力感を克服していったと語った．

　経験型実習教育の場合，教員は看護学生の経験している直接的経験を，対話を通して把握し明確化する．看護学生がよくわからないで困ったり，何もできないという無力感に襲われたりしたことの経験を，関心をもって尋ねたり，理解したいという姿勢で傾聴したり，場面をつかもうと発問したりすることによって，少しずつその経験が看護学生のなかでも明らかになってくる方法論である．卒業生は，学生同士や教員などに表現することによって自分自身の経験を振り返り，考え，助言を受け止め，経験の意味を捉え直していったのではないかと考えられる．

　安酸は，「実習の場では，看護学生が一生懸命やっていてもうまくいかないことや，患者から拒否されることもある．教師はそうした結果で評価するのではなく，その過程での学生をありのままに見て聴いて，学生の存在そのものの価値を感じとっていこうとする．結果で評価されないで，ありのままの自分の存在を丸ごと価値のあるものとして教師に認めてもらえる経験をすると，学生は脅かされることなく，ありのままの自分でいられるようになる」と述べている[1]．

　経験型実習教育を受けていた卒業生は，臨地実習という新たな課題に向き合ったとき，今まで経験したことのない困難感・無力感，葛藤，心身の不調に遭遇した．しかし，実習がうまくいかなかったという評価ではなく，グループメンバーや教員，実習指導者とともに経験を共有し，ときには教員や実習指導者に学習支援を求め，事象を教材化していくことによって，自分自身の経験を他者とともに意味づけし捉え直していく経験ができたのではないか．そして，この経験は自分を振り返る機会となり，次に活かされる経験となっていったのではないかと考えられる．

　経験を意味づけていった卒業生は，"看護を考えるというプロセスを学ばせてもらったと思う""考える道筋を教えてもらった感じ""患者のことを一方だけから見ないことを学んだ"，"目標達成するにはいろいろな方法があることを教えてもらった"，"いろいろな考え方があることを受け止めることも必要だと思った"など，物事を多角的な視点から考えることや，さまざまな出来事を受容すること，出来事を自分のものさしで決めつけないことを学んだと語った．それらは，卒業生の看護観の育成につながっていったのではないかと考えられる．

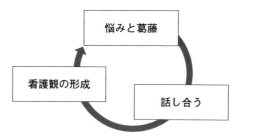

図2-1　看護学部卒業生が語った経験型実習教育の評価

3. 卒業生が語った経験型実習教育の評価

　経験型実習教育を受けた卒業生がどのように成長しているのかを明らかにするために，「今，何をどのように感じながら業務についているか」について卒業生が語った言葉のうち，キーワードになると考えられたセンテンスをコードとして抽出した．コードを内容の類似性に基づいてカテゴリーとし「　」で表した．カテゴリーが導かれた学生の発言を下線で示す．

　卒業生が語った言葉は，「悩みと葛藤」「話し合う」「看護観の形成」の3つのカテゴリーに導くことができた(図2-1)．

(1)「悩みと葛藤」

　現在，看護業務に従事しながら感じていることについて尋ねたところ，"自分とほかのスタッフとの考え方の違いに悩んでいる"，"看護の専門性とは何かという視点でほかの看護師と考え方の違いに葛藤がある"など，スタッフ間の考え方の違いについて悩んでいることを語っていた．"勤務時間にどうやって患者と話す時間を作るかが難しい"，"自分だけしか得られない情報を相手にどう適切に伝えるかが難しい"など，さまざまな困難感も語っていた．さらに，"患者へ患者教育という指導を押しつけているような気がする"と語り，気がかりを抱えながら勤務している姿も浮かび上がった．

　経験型実習教育は，学生の直接的経験に教員の決めつけた解釈を押しつけないようにする．そのため，学生の直接的経験だけではなく，反省的経験まで含めて，経験の主体は学生である．安酸は，「教える，知識を与えるといった指導型の教育を教員から受けている学生は，患者教育に際しても指導型教育をしてしまうのではないかと思う」[2]と述べている．卒業生が感じている患者教育の押しつけが，実際に行われているのか否かは定かではない．しかし，患者-看護師間の相互作用によって患者の力を引き出していく学習援助型の経験型実習教育を受けた卒業生は，その患者教育が押しつけになっていないかという視点で考えることができているのではないかと考える．

　自分の直接的経験を反省的経験にしていく作業は，少なからず苦しみを伴う辛い作業である．経験を意味づけすることは，その事象を振り返り，考えることであり，悩むことになる．また，それは葛藤することでもあり，ジレンマも存在するであろう．しかし，その経験をどのように意味づけしていくかは，その人の成長に大きく関わってくる．どんなに

困難な事象であっても，周りのアドバイス，意見に耳を傾け，自分の経験をもとに，どう考え，判断し，自己決定し，行動できるかが看護師において最も大切なことだと考える．

　看護学生が自立して考えていく力をつけることこそが，経験型実習教育の目的であり，目指すところだと考える．卒業生が語っているように経験型実習教育を受けた学生は，看護師として就業する今も悩み続けている．しかし，反省的実践家でない看護師は成長もあり得ないのではないかと思う．

(2)「話し合う」
　卒業生は，"スタッフやコメディカルで課題解決するために一緒にカンファレンスをしている"，"困ったときはスタッフ間で相談し合うようにしている"，"課題解決はカンファレンスで行う"など，就業中に困難や課題に遭遇した際は，さまざまな人々と話し合って解決に導いていることがわかった．

　話し合うということは，関係者と一緒に出来事や課題を振り返るとともに，自分自身が事象を意味づけしていく作業でもある．意味づけする際には，一方からだけでなく多角的にみることも必要になるであろうし，相手の立場に立って考えることも必要となる．相談をもちかけたものだけでなく，話を聴く側も出来事や課題の意味づけを行わなければ返答することはできない．そして，言うまでもなく相談する側，相談を受ける側の相互理解を深めることにもつながる．

　安酸は，「経験型実習教育を展開するために学生に求められる能力として，自分の経験・感じたことを大切にできる力，自分の経験を振り返り気づく能力，表現能力，教師への信頼，人の意見を受け止め自分で考える力である」[3]と述べている．カンファレンスなどで話し合いながら解決していくということは，まさに人の意見を受け止め，自分自身の考える力が求められる．「他者の意見やアドバイスを鵜呑みにするのではなく，参考にしながら自分の考えを発展させ，経験の意味づけをしていける力である．そのためには学習者としての自立性が求められ，経験型実習教育を展開していくうちに高められる能力である」[3]と安酸は述べているが，経験型実習教育を受けた卒業生は，学習者として自立し，経験の意味づけができる看護師に育っているのではないかと思う．

(3)「看護観の形成」
　安酸は，経験の意味づけに焦点をあてた経験型実習教育は，学生の看護観の形成を援助すると述べている．

　今回，卒業生のインタビューを通して興味深かったのは，それぞれが自分自身の経験から得た看護観を語ったことである．

　卒業生は，"患者が主体であることをいつも考えることが大切"，"困難から本質を見抜かなければならない"，"チャレンジすることが大切"，"いろいろな方向から物事をみることが大切"，"フィジカルアセスメントできるかどうかが重要である"，"看護の専門性とは何かを考えている"など，それぞれに看護に対する思いを感じる言葉が聴かれた．また，"1日1日を乗り越えてこそ，自分の力になる"，"自分のもっている知識と経験が自分自

表 2-3 卒業生が「現在，看護業務のなかで感じていること」

カテゴリー	コード
悩みと葛藤	・勤務時間内にどうやって患者と話す時間を作るかが難しい ・看護師間でコンセンサスを得ることが難しい ・自分にだけしか得られない情報を相手にどう適切に伝えるかが難しいと感じている ・自分1人でやっていいこと，できないことを判断することが難しい ・優先順位をつけて仕事をするということが難しい ・自分とほかのスタッフとの考え方の違いに悩む ・看護の専門性とは何かという視点でほかの看護師と考え方の違いに葛藤がある ・看護師間の違いを感じる ・学生のときには患者とゆっくり話す時間がもてたのに看護師になるとできなかったりする ・患者へ患者教育という指導を押しつけているような気がする
話し合う	・スタッフやコメディカルで課題解決するために一緒にカンファレンスしている ・困ったときはスタッフと相談しあうようにしている ・患者と話すときは相手の気持ちを考えて話すようにしている ・自分の気持ちを伝わるように説明する ・問題解決はカンファレンスで行う
看護観の形成	・毎日，自分の行動を振り返るようにしている ・患者が主体であることを考えることが大切 ・学生のときの経験が今の自分を支えている ・自分のもっている知識が自信につながる ・なぜこうなっているのだろうか，どうすればうまく乗り越えられるのだろうかと考えることが大切 ・1日1日を乗り越えてこそ，自分の力になる ・カンファレンスは学びの場である ・後輩に自分の経験を伝える ・友達の経験から学ぶ ・困難から本質を見抜く ・チャレンジすることは大切なことである ・いろいろな方向から物事をみることは大事なこと ・看護の専門性とは何かを考えることが大切 ・フィジカルアセスメントできるかどうかが重要である ・学生のときに技術練習をいっぱいする必要はない

身を支えてくれる"，"毎日，自分の行動を振り返るようにしている"など，自分自身に言い聞かせるように内省する姿が印象的であった．

インタビュー中，卒後1年の卒業生が自分自身の技術力を"ほかの同期の人はうまくできるのに，私はできなくて…もっと技術練習をいっぱいしておけばよかった"と語ったとき，卒後6年生が卒後1年生に対し，"技術は何度も経験すれば，それなりにうまくできるようになるもの．それより，その行為の意味やされる側の患者の気持ちを考えることのほうが大事だと思うよ．先生が教えてくれたことが今になってわかる"と語った．

安酸は，「ケアリングの本質そのものは，癒したり，癒されたりという体験を通して体得するものだ」「ケアされる人は自分で感じ取った，ケアする人の態度の影響を受けて育ち，輝く．育ち輝いているケアされた人の反応をみると，ケアする人はとてもうれしい気持ちになり，ますますエネルギーが出て，ケアしたいという動機の転移が自然と起こりやすくなる」[4]と述べている．

卒業生は，日々新しい課題に遭遇し，悩み・葛藤し，話し合い，看護観の形成を繰り返している(表2-3)．つまり卒業生は，患者と向き合いケアリングしていく「ケアする人」に

成長しているのである.

引用文献
1) 安酸史子:看護教育におけるケアリング モデリング,対話,態度,Quality Nursing, 7(1):17-22, 2001.
2) 安酸史子:学生とともにつくる臨地実習教育 経験型実習教育の考え方と実際,看護教育,41(10):814-825, 2000.
3) 安酸史子:経験型実習教育の考え方,Quality Nursing, 5(8):568-576, 1999.
4) 安酸史子:ケアリングをいかにして教育するか,看護研究,44(2):172-180, 2011.

第3章

学内研修プログラムの評価

　かつての看護学実習教育は，上から下へと語り継がれる学習形態，いわゆる徒弟型であった．しかし，近年ではさまざまな看護理論を根拠に，学習者がそれぞれの感性で看護を導き出す理論適応型へと変化してきた．デューイ[1]は直接的経験を意味づけることが学習であると述べている．それを踏まえて，安酸は学習素材の宝庫である臨床現場で学び取る経験型実習教育を広く提案している．具体的には，実習での患者との関わりから得た学生の直接的経験が教員によって教材化され，意味づけされた内容から学びとる学習方法である．ところが実際には学生の直接的経験にどんなに重要なポイントがあったとしても学生はそれに気づかずに，みすみすやり過ごしたり，関心を抱くことなく終わってしまっている状況が多々ある．実習中，学生は気づいていないが，教員にとっては是非とも学生に気づいてほしい学習素材は次々と溢れ出ている．そのようなときには，教員からの"発問"などの教育技術を用いて，できるだけ学生が自分で気づいたと感じるように展開することが理想なのである．さて，ここでの発問とは学生の中にある答えの表出を促す教育的関わりであり，教授者や世間一般的に知られている，あるいは予めある答えを導き出す"質問"とは異なる．経験型実習教育における発問は，教材化にはなくてはならないファーストアプローチであり，重要な教員の関わりの1つである．

　しかしながら，このような経験型実習教育の指導は見よう見まねや頭の中の理解だけでは当然実践できるものではなく，高い教員の能力が求められる．安酸は，経験型実習教育における教材化のために必要な教員の能力として，①学生理解の能力，②患者理解の能力，③言語化して相手に示す能力（看護学の知識），④状況把握能力，⑤臨床教育判断能力，⑥具体的な教育技法の6つをあげている．

　学生と患者との関わりのなかで学生は何を感じ，考えていたのか察する，あるいは理解しようとする教員の試みが，①学生理解の能力である．そして患者の病状のみならず思いやねがいなどを汲み取ろうとするのが，②患者理解の能力で，看護師が普段看護として実践していることがこれに当たる．経験型実習教育の特徴的な教育的関わりと言えるのが，③言語化して相手に示す能力（看護学の知識）である．具体的には，学生自身が気づいていない直接的経験を教員が学生視点に立って気づき，そして学生が理解できるように伝えられること，そしてその直接的経験から反省的経験に変換するために意味づけをする際，学

生が十分な理解と納得ができるように伝えられることである．このときに教員には看護学としての知識が求められる．そして直接的経験から反省的経験へと変換できた（意味づけできた）ときが学生にとって理論と実践が結びついた瞬間となる．実習で得る経験は流動的で，さらに学生が立ち止まり落ち着いてリフレクションするには教員は環境を整え準備しなければならない．学生が学習可能な状況でかつ効果的なタイミングの選定に必要な力が，④状況判断力，⑤臨床教育判断力なのである．そして先にも述べた発問が，⑥具体的な教育技法の1つとして当てはまる．

以上のように，必要とされる教員の能力を簡単にまとめたが，実習指導の実際は，流動的でかつ複数の学生を一気に受け持つため，多くの看護教員や実習指導者が経験型実習教育の実践の難しさを感じるだろう．ここで誤解されがちなのが，安酸は実習地での学生全員の1分1秒すべての経験を経験型実習教育として展開することを提言してはいない．学生が学べそうなある一場面を教授者が選択的に切り取り，いったん立ち止まってリフレクションできるよう意識的に学習環境を整えること，学生が気づき学び取れるよう支援することを提案しているのである．

看護教育について，浅川[2]は，初めから有能な看護教員はおらず，看護や看護教育，学生との関わりの過程を通して看護教員になっていくものであるが，看護教員になるにはただ経験を重ねればよいというものではないと述べている．それと同じように看護師も経験年数をただ重ねればよい看護師になれるという訳ではないし，失敗しない看護師がいい看護師とも言えない．重要なのは，失敗を含めたさまざまな経験を次にどう活かせるか，専門職者として責任をもって成長し続けているかなのである．つまり看護はハウ・ツー（方法論）の確立，ルーチンワークの実践だけではない．

実習指導で，看護学生から「どうすればいいんですか？」「何をしたらいいか教えてください」と言われ，がっかりした経験はないだろうか．よく看護教員や指導者の学生に対する願いに「患者を見て，患者の立場になって考えてほしい」「指導者側の答えを求めるのではなく学生なりの考えを知りたい」といった声を多く聞く．一方，経験型実習教育の研修会に参加した看護教員や指導者から「学生に何と言ったらよいか？」「どう学生と関わったらよいか？」と言った質問が多く出てくる．看護と教育は似ている．学生と指導者，それぞれ質問者は異なるがともにハウ・ツー（方法）を問うていることに改めて気づく．学生は患者を，教員は学生を見つめ相手の立場に立ってまずは考えてみる，相手の思いを知ろうとするところから始めてみると看護実習も経験型実習教育もそれほど難しいものではないのかもしれない．いずれにしても，経験型実習教育の実践には方法論や知識の獲得のみでなく，教員が意識的に取り組もうとする姿勢が重要であり，定期的なトレーニングが必要なのである．

文部科学省による大学設置基準の改正に伴い，それまで努力義務とされていたFD（Faculty Development）活動が2007（平成19）年に義務化された．さらに厚生労働省の今後の看護教員のあり方に関する検討会報告書[3]によると，質の高い看護教育を実施するためには，看護実践能力と教育実践能力のどちらも必要で，そのバランスが重要であると述べられている．それを受け全国的に教育実践能力や研究能力の向上のための研修，教育方

表 3-1　大学看護学部主催　1 回目研修会

```
テーマ：実習指導能力のさらなる向上：経験型実習教育の実際
　　　　―教材化について
日時：2009（平成 21）年 9 月 25 日（金）10：00～12：00
場所：4 号館 4 階大会議室
------------------------------------------------------------
プログラム
1. 講義：実習指導能力のさらなる向上：経験型実習教育の実際―教材化について
2. グループディスカッション：困った指導事例を用いて（2 事例）
3. ロールプレイ（発表）
4. 質疑応答
5. まとめ
```

表 3-2　大学看護学部主催　2 回目研修会

```
テーマ：実習指導能力のさらなる向上：経験型実習教育の実際
　　　　―教材化について深めて考えよう
日時：2009（平成 21）年 12 月 14 日（月）13：00～15：00
場所：4 号館 4 階大会議室
------------------------------------------------------------
プログラム
1. 講義：実習指導能力のさらなる向上：経験型実習教育の実際―教材化能力を深
　　めるために
2. グループディスカッション：困った指導事例を用いて（2 事例）
3. ロールプレイ（発表）
4. 質疑応答
5. まとめ
```

法改善のための授業検討会の開催といった活動がいずれの教育機関でも積極的になされるようになった．

福岡県立大学看護学部は 2003 年の開学以来，教員の教育実践能力の向上のための研修会を定期的に実施している．そして 2009 年度には FD 活動の 1 つである"教育実践能力の向上"に焦点を絞り，教員の高い能力が求められる経験型実習教育の教材化について，助教・助手を対象に研修会を 2 回実施した．以下この研修会について概要および成果についてまとめる．

1．方法〈研修会の概要〉

(1) 研修目的

経験型実習教育の実際から教材化について深めて考えることで，臨地実習教育に直接携わる助教，助手の実習指導能力のさらなる向上を目指す．そのために今回は教育的な関わりの視野を広げることを目的にさまざまな教育観に触れながら教員間の学びの共有を図る．

(2) 研修内容

研修内容を表 3-1 と表 3-2 に示す．

①経験型実習教育を提唱する安酸史子教授による講義

経験型実習教育を提唱する安酸史子教授より，学生の直接的経験から汲み取る強みの見

出し方と直接的経験をもとに学習を展開するための教材化のあり方に関する講義を 30 分受講した．

②講義を受けた後のグループディスカッション

　看護学部の助教，助手から事前に提供された困難事例の中より 2 事例を抽出し，講義で学んだことを活かしてグループディスカッション（グループワーク）を実施した．2 回目の研修会は，1 回目の研修会で話し合われた結果を踏まえた続編として，再度，学生指導のあり方について検討した．

③ロールプレイによる知の共有化

　ディスカッションから得られた学生への発問，教材化の仕方についてロールプレイを用いて発表し，知の共有化を図った．またロールプレイの教員役および学生役は，1 回目と 2 回目で変更した．

④アンケートの実施

　研修会終了後，参加してみてのアンケートを実施した．

(3) 参加者

　参加者人数は，1 回目の研修会では 10 名，2 回目の研修会では 11 名であった．本研修会ではグループディスカッションを実施するため，任意で 1 グループあたり 5〜6 名とし，2 グループを構成した．そして 2 回の研修会のグループ構成メンバーは意図的に変更した．その狙いは，多くの助教・助手の意見が交換でき，お互いの看護観および教育観に触れる機会をもつためである．

(4) 検討事例

　看護学生に対する指導困難な要因として，学生の学力低下，コミュニケーション能力の低下，脆弱さ，自己中心的な思考などが多くの先行研究であげられている[4-6]．今回は学生のコミュニケーション能力に関して注目し，以下の 2 つを検討事例として選択した．

　事例 1

　脳梗塞後，利き手（右手）に麻痺が残り，リハビリテーション中の老年期の女性を受け持つ学生の困難事例．患者は，リハビリとして毎日健側（左手）で塗り絵に取り組んでいる．多色を用いて，枠内にきれいに塗ることができていたため，学生が「じょうずに塗れていますね」と声をかけたところ，「全然，塗れていない」と返答され，学生は困惑している．

　事例 2

　予後不良のがんの周手術期にある壮年期の男性患者を受け持つ学生の困難事例．がん告知を受けたうえで手術を控えている男性患者，55 歳．離婚歴があり，子どもは元妻と暮らし，現在はひとり暮らし．入院中はいつも新聞やテレビを 1 人でじっと見ており，コミュニケーション（情報収集）ができないと学生は困っている．

(5) データ収集

1回目と2回目の研修会のグループディスカッションをもとに作成されたロールプレイのシナリオと研修会を受けてのアンケートを匿名かつ任意で回収BOXを用いて収集した．

(6) 分析方法

①アンケート

調査項目は，参加者の属性，研修会に参加してみての感想と理解度，今後の研修会で学びたいと思う内容や研修方法について調査した．得られたデータは統計的に図示化した．

②ロールプレイのシナリオ

1回目と2回目の研修会の事例は同じであったにもかかわらず，経験型実習の教材化をさらに深めようとした結果，ロールプレイのシナリオの変更がいずれのグループでもなされていた．ロールプレイは，教員間でなされたものであり学生の反応は推測に留まる．したがって，今回は教員の発言に着目して検討する．また安酸[7]は，経験型実習教育において教員は学生に答えを考えることを促すのではなく，自分の経験を見つめ直し，自分の経験の意味づけをしていくための発問が重要であると述べている．そのことも踏まえて，研修会のシナリオの変化を検討する．

(7) 倫理的配慮

研修会参加者には口頭にて研究目的を伝え，研究協力は自由意志であること，研究協力をしなくても不利益を被らないこと，個人が特定されることなくプライバシー保護を遵守することを説明した．またグループディスカッション前後で研究データとして用いることの了承を口頭で得た．事例に関しては，提供者（看護学部の助手・助教）の経験をもとに匿名で記載し，実習指導能力のさらなる向上を目的にしていることを説明し，同意が得られたうえで使用した．グループディスカッション中は，事例内の患者・学生について匿名の徹底を図った．研修会終了後は，匿名でアンケートを実施し，研究協力に同意する者のみ提出するよう依頼した．データ保管の厳密性と破棄方法を伝え同意を得た．

2. 結果・考察

(1) ロールプレイのシナリオの変化

①「文章の長さ」と「会話のやり取りの増加」（量的観点）

1回目研修会では0, 事例1, 事例2ともに発言が単文でかつ簡単な文章で，教員と学生の対話が繰り返されていた．また全体の対話の流れも，教員の望むような返答を学生が即答しており，短いやり取りで結論が出ているため，かえってぎこちなさが目立った．一方，2回目の研修会では，1つの発言が複文となり学生と教員の対話量は明らかに増加していた．2回目の研修会でのロールプレイのシナリオは実際と乖離しない自然な対話状況としてまとめられていた（表3-3，表3-4）．

②学生の直接的経験を教材化する発問への変化（質的観点）

2回ある研修会では，どのように学生と関わればよいのかという視点から始まり，最終

表 3-3 事例①：リハビリを実施する女性患者を受け持つ学生の困難事例

平成 21 年 9 月 25 日開催　1 回目 研修会ロールプレイシナリオ			平成 21 年 12 月 14 日開催　2 回目 研修会ロールプレイシナリオ	
発言	セリフ		発言	セリフ
1	教員：「患者さんはどう受け止めているのかな？」		1	教員：「患者さんはどう受け止めているのかな？」
2	学生：「患者さんですか？　考えたことないです．」		2	学生：「患者さんですか？　うーん…考えたことはないです．」
3	教員：「患者さんはどんな思いで発言したの？」		3	教員：「うーん．難しいね．患者さんはどんな思いで発言したんだろう？」
4	学生：「塗れているのに塗れていないと答えるのは，		4	学生：「(塗り絵が)塗れているのに塗れていないってことは…
5	自分の今の状況に満足していないってことですよね？」		5	今の状況に満足していないってことですよね？」
6	教員：「そうよね．」		6	教員：「うーん．そーねー…
7	学生：「今の状況を受け入れていないってことですよね？」		7	どうして患者さんは塗れていないって言ったんだろうね？」
8	教員：「どういう声かけをすればいいかな？」		8	学生：「えっ!?」
9	学生：「励ますだけではダメですよね？」		9	教員：「塗れているって思っているのは，誰かな？」
10	教員：「患者さんの立場に立って考えることが大切よね．」		10	学生：「あっ！　あたしです．」
			11	教員：「上手に塗れてたもんね．実は，私もそう思った．
			12	患者さんが塗れていないって言ったのはどうしてなんだろうね？
			13	私もよくわからないよ．うーん…」
			14	学生：「うーん…わかりません．」
			15	教員：「患者さんはお家に帰りたい思いで一生懸命リハビリしているけど，
			16	患者さんはどうなりたいと思っているのかな？」
			17	学生：「うーん…患者さんは前と同じように右手を使いこなせるようになりたいと
			18	思っているんだと思います．あっ！　Ｂさんの気持ちに気づいていませんでした．」
			19	教員：「そうよね．患者さんは，もともと右利きだったんよね．
			20	それが今，リハビリで一生懸命左手を使っている．
			21	すごいことをしているよね．そしたら，次からどうしようと思う？」
			22	学生：「左手でやれていることと，やれてないことを今までよりもよく見ていこうと思います．」
			23	教員：「なるほどね．それはすごく大切なことかもしれないね．
			24	私もあまり意識して見ていなかったかもしれないから，
			25	もう少し注意して見ていこうと思う．お互いに意識して気づいて行こうね．
			26	また何か気づいたことがあったら教えてね．
			27	私もわかったら学生さんに教えるから，一緒に頑張ろうね．」
			28	学生：「先生教えてください．」

表 3-4 事例②：がんの周手術期の男性患者を受け持つ学生の困難事例＞

平成 21 年 9 月 25 日開催　1 回目 研修会ロールプレイシナリオ			平成 21 年 12 月 14 日開催　2 回目 研修会ロールプレイシナリオ		
発言		セリフ	発言		セリフ
1	教員：	「患者さんはどんな気持ちだろう？　あなただったらどう思う？」	1	教員：	「患者さんはどんな気持ちだろう？あなただったらどう思う？」
2	学生：	「怖いです．生きていけない．不安でたまらない．」	2	学生：	「怖いです．生きていけません．不安でたまりません．」
3	教員：	「そうだよね．あなただったらどうしてほしい？」	3	教員：	「そうだよね…私もすごい怖いと思う．
4	学生：	「ほっといてほしい．しばらく気持ちの整理をしたい．」	4		でも，多分，怖いだけじゃないんじゃないかな？　と思うんですよ．
5	教員：	「そうだよね．その気持ちに気づくことも大切な看護だよね．」	5		って考えると，55 歳の男性だし，奥さんとも子どもさんとも離れて暮らしているし，
6	学生：	「それでは，何もしなくてもよいのですか？	6		生活のこととか，今後の仕事のこととか，すごい気になるんじゃないかなって思うの．
7		ただ傍にいるだけでもいいってことですか？」	7		55 歳にもなると親御さんは 80 歳ぐらいになるでしょう？
8	教員：	「傍にいても見守ることだけでも安心するんじゃないかな？	8		もし自分が手術とかで入院とかが長引いてしまうとご両親はどうなるのかなって
9		それも大切な看護だよね．」	9		考えてすごく不安になると思うの．
10	学生：	「わかりました．ありがとうございました．」	10		退院してからのこととか，仕事のこととか，親のこととかが気になるんじゃないかな？
			11		もし，あなたのお父さんが患者さんだったら，どう思う？」
			12	学生：	「家族のこととか，仕事のこととか，すごく心配になると思います．」
			13	教員：	「そうだよね．その気持ちに気づくことが大切なんだよね．
			14		もっと患者さんのことを知るためにはどういうことを聴いていったらいいのかな？」
			15	学生：	「家族のこととか，退院してからの生活のこととか，困っていることは何かとか？
			16		そういうことを聴いていこうと思います．」
			17	教員：	「そうだね．患者さんはどういう立場でいるのかってことだと思う．
			18		実際にどうやって，話を聴いていこうと思う？
			19		今日，一生懸命訪室して話をしようとしていたけど，
			20		なかなか話が続かないって言ってたよね？　なんかアイデアとか見つかった？」
			21	学生：	「患者さんがずっと新聞を読んだり，テレビとか見ているので，話しかけにくいです．」
			22	教員：	「そうだよね．でも 1 日目に看護師さんと一緒に行った時，
			23		あなたを見ていたらすごくいい表情でコミュニケーションを取れていたと思うし，
			24		いろいろ聴きたいって思う情報が聴けていたよね？
			25		だから，また看護師さんがどういう会話の中から情報収集をしているのか？
			26		っていうのを見せてもらって，そのなかで自分がどういうことを聴きたいのかっていうことを
			27		会話の中で聴けていけたらなって思う．
			28		だからもう一度看護師さんのコミュニケーションの仕方を見学させてもらって，
			29		一緒に情報収集をしに行こうか？」
			30	学生：	「はい．わかりました．ありがとうございました．」

的には学生は実習中，何を考えていたのかに焦点を絞り，教員間で考えを深めた．

(2) リハビリを実施する女性患者を受け持つ学生の困難事例(表3-3)

　1回目研修会のシナリオの発言2で，学生は「考えたことないです」と答えているのに対して，発言3の教員は「どんな思いで発言したの？」と話題を変え学生にさらに思考するように促していた．ここでの教員の問いは，一見，発問に見えるが「考えたことがない」と素直に打ち明ける学生に畳み掛けるように「どんな思いで(患者は)発言したか？」と学生のなかにはない答えを述べさせようとしている．発問は，あくまで学生のなかにある答えを導き出すことである．"考えたことがない＝今はまだわからない"ということを行間的に表出している学生に対して即返答を求めるのは，時として詰問になりうる．この対話のやり取りでは「教員には納得する正解があって，今は意に沿うようなことが言えていない．とりあえず何かを答えて教員を満足させなければ」と学生は違う方向性で考えてしまうかもしれない．

　一方，2回目研修会のシナリオでは，発言2で学生が「考えたことはないです」の発言を受けて，発言3の教員は「うーん．難しいね」といったん，学生の立場を推測し，同調するような発言がされていた．これが教員の6つの能力のうち①学生理解と③言語化して相手に示す能力と言える．学生には，この現象がわからない．教員も学生と同じくこの現象がわからない．お互いの理解を確認し合って，そして「どんな思いで発言したんだろう？」と教員も一緒に考えるような発問に展開していた．教員にだってわからないことがある．このことが伝わるか否かで学生は，教員にある正解を探ることはしなくなる．

　さらに1回目研修会の発言5で学生が「自分の今の状況に満足していないってことですよね？」と確認を求めるような発言に対して，教員は発言6で「そうよね」と患者の受け取り方として，あらゆる視点があるにもかかわらず，即断定をしていた．このとき，学生は教員のなかにある正解を答えることができたとほっとするかもしれない．

　さらに7～10の教員と学生の対話は，客観的には教員がどのようにすればいいのかを敢えて学生には教えず，答えを導かせようとしている様子として捉えられる．一方学生は，教員の正解を探るように答えている．疑問に対して疑問で回答する対話が続くことに不自然さが感じられる．つまり1回目研修会のシナリオは師弟がなす上下関係が成り立っているかのように見える．師弟関係での教育は建設的ではないと教員は思っていても実際の実習場面では，このような対話は展開されているかもしれない．

　一方，2回目研修会のシナリオでは，発言5で学生が「自分の今の状況に満足していないってことですよね？」と確認を求めるような発言に対して，発言6で教員は「うーん．そーねー…」といったん，学生の問いを受けて思考し，発言7で「どうして患者さんは塗れていないって言ったんだろうね？」とさらに学生と一緒に考えるような発問を投げかけていた．さらに発言11で教員は「じょうずに塗れていたもんね．実は私もそう思った」と学生が感じ取り思ったことに教員が同調するような発言をしていた．また発言12，13で「どうしてなんだろうね？」「私もよくわからないよ．うーん…」と学生の疑問に対して教員もわからないと打ち明け，それを受けて学生は発言14で「わかりません」と素直に表出する

第3章　学内研修プログラムの評価　247

機会となっていた．以上のようなやり取りは，教員と学生は看護者として対等で，学生の直接的経験から得た1つの問題をともに解決しようと思案しているように見える．また発言16，21で教員は「患者さんはどうなりたいと思っているのかな？」「次からどうしようと思う？」と学生の直接的経験からどう考えるかを促す発問を次々にしていた．安酸[8]は，学生の経験に意味づけをしていく学習において，「あなたはそのときどう感じたの？」「あなたはどう思う？」といった学生自身の気持ちに焦点を当てた発問は基本であり，重要であると述べている．2回シリーズの研修会を通して教員は学生の視点を汲み取り，誘導的な質問攻めから学生の直接的経験をもとに意味づけをしようとするような学生の内にあるものを引き出す発問へと変化している様子がうかがえる．さらに発問を受けて学生なりの考えが述べられた発言22を受けて，教員は発言23で「なるほどね」と学生の思いや気づきを認めることができている．それは，時に励まし合い，支え合っていく同志のようである．教員の発言24〜27より，教員は学生に答えを教える人ではなく，同じ立場の看護者であり1人の患者をともに多面的に捉えようと目標を明確に伝えている．以上より，ロールプレイを2回取り入れ検討したことで，教員の学生に対しての発問の仕方のみならず，捉え方，関わり方に大きな変化が見られた．

(3) がんの周手術期の男性患者を受け持つ学生の困難事例(表3-4)

1回目研修会での 事例2 のシナリオで，教員は 事例1 とは異なり質問攻めすることなく学生の考えや思いに耳を傾けている様子がうかがえる．しかし 事例2 のシナリオでは，発言3，5，9の「〜だよね」とあるように教員が畳みかけるように断定しているところがある．このような教員の発言は，学生の直接的経験を意味づけすることを促すというよりは，正解か否かを判定しているかのように見える．すなわち 事例2 のシナリオでも，事例1 のシナリオと同じように教員と学生間に上下関係のやり取りがされていると言える．教員が学生の考えに正誤の判別をしてしまうとあらゆる視点で患者を捉えることが難しくなり，看護の広がりがもちにくくなる可能性がある．

一方，2回目研修会では同じ事例に対して，教員は発言1にあるように，まず「あなただったらどう思う？」と学生の考えを尋ねると，その後，教員は断定で語らず発言3，4，6，9，10にあるように「〜と思うんですよ」「〜思うの」「気になるんじゃないかな？」と教員の考えを学生が理解しやすいように具体的に伝えている．これが教員の6つの能力の②患者理解と③言語化して相手に示す能力と言える．それを受けて発言11にあるように「どう思う？」と再び学生に発問している．さらに発言23，24で「すごくいい表情でコミュニケーションが取れていたと思う」「いろいろ聴きたいって思う情報が聴けていた」と学生ができていたこと，学生の強みをきちんと伝え認めることができている．また発言20，29の「なんかアイデアとか見つかった？」「一緒に情報収集をしに行こうか？」と教員と学生がよりよい看護をともに模索しようとしている様子が見えてくる．以上のことから，教員と学生は同じ看護者つまり同志としての対話が展開され，事例1 の2回目のシナリオと同様に教員の学生に対する捉え方，関わり方に変化が見られている．

3. アンケートの結果

　アンケートは，選択式回答と自由記載回答の2つを組み合わせて作成した．また1回目，2回目研修会ともに同じ項目のアンケートを実施した．アンケートの回収率は，両回ともに100％であった．

　アンケート集計の結果，1回目，2回目研修会ともに講義およびロールプレイを取り入れた研修内容に対し，8割以上が「よかった」と回答し，研修会に参加した教員のほとんどが高い満足度を示していた．また今後の研修会のあり方に関して「講義」よりも「グループワーク」や「ディスカッション形式」を多くの教員が希望していることが明らかになった（**図3-1**）．さらに「研修会での学びをどのように活かせると思うか？」という問いに対しては，自由記載回答で，発問の重要性や自己の発見，学生との関わり方など，教員同士がお互いに刺激し合うことで具体的な教育方法を学び今後に活かそうとする意見が多く聴かれた（**表3-5，表3-6**）．

4. 研修会でロールプレイを活用する効果

　これまで開催した研修会は，経験型実習教育について講義受講やグループでの事例検討に留まっていた．何回も経験型実習教育について，学び，知識をつけていたとしてもそれを行動に移すことは難しい．学生指導と同じように教員の教育実践においても「わかった」と「できる」は別物なのである．

　今回の研修会は2つの事例について時間をおいて2回検討する機会を作り，教材化のあり方について深くディスカッションを実施した．さらにロールプレイを用いた発表形態でプログラムを組んだ．多喜田[9]は，ロールプレイは対人関係における自己理解や他者理解，あるいは相互関係の理解などの学習に有効であると述べている．対人関係のなかで起こるさまざまなトラブルは自己と他者との理解不足，つまり不一致が生じることによって発生するとし，「自分がしなければならないと考えていること（役割理解）」と「実際の自己の行動（役割行動）」との間にずれがあったり，「こうしてほしいと期待していること（役割期待）」と現実の状況にギャップがあったりすることが対人関係におけるトラブルの原因となることが多いと述べている．ロールプレイは，自己の役割はもとより相手の立場になって相手を理解することを実現すると紹介している．そしてロールプレイの効果として，①何気なく取っている態度や行動を意識化する，②実現可能な行動が身につく，③より現実的な自己に気づく，④課題を対象化できる，の4点をあげている．実際にアンケート結果より，ロールプレイを通して，「教員の立場としての自分の特徴・タイプがわかった」「発問など，学生の経験を聴く方法を学べた」「質問攻めにしない」「客観的に振り返ることができた」などの意見が複数の参加者から聴かれた（**表3-5，3-6**）．このことからロールプレイの効果の，①自身の態度や行動の意識化，③より現実的な自己の気づき，④課題の対象化，が可能になったのではないかと示唆する．しかしながら，②実現可能な行動が身につく，に関しては現段階では評価ができない．そのため継続的に研修会を実施し，実現可能な行動とは具体的に何なのか，それが身につき実践できているのか，そして実践し続けることができているのかを今後長い目で評価していく必要がある．

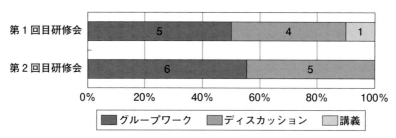

図3-1 次回,どのような形態の研修会を希望するか

表3-5 1回目研修会後アンケート(自由記載)

今回の研修会をどのように活かせると思うか？
- 自分の特徴を知り,学生に指導する.
- 実習での学生の対応に使える.
- 自分の学生との関わり方,指導方法に活かせる.
- 教員の立場としての自分の特徴,タイプ(早口,答えを出そうとするところ).
- 自分の傾向,タイプがわかったので,それを踏まえて学生と関わっていきたい.
- 発問など学生の経験を聴く方法を学べた.それをどのように気づかせるかが難しいので活かしたい.

表3-6 2回目研修会後アンケート(自由記載)

今回の研修会をどのように活かせると思うか？
- 今後の実習指導で同じような経験をしたときの学生の接し方,発問の仕方などに活かしたい.
- 実習だけではなく,日々の学生との関わりのなかで活かせる.
- 次年度実習の際,学生に対する発問の仕方など参考にしたい.
- 学生との関わりにおいて,質問攻めにしない.
- 自分の実習指導のクセがあると思う.それを客観的に振り返ることができた.
- 学生指導のとき,具体的な関わりの場面で活かせる.
- まずは学生の話を聴くことが重要.
- 学生の強みとなる部分を早い時期に明確に伝える,教員も同じ方向性で学生と一緒に実習に取り組んでいると伝えることの大切さがわかった.

　安酸[10]は,学生の経験から何を教材化するか,どのように気づかせるかは,おのおのの教員で教育方法が異なると述べている.十人十色の教育方法のなかで,お互いの教育観や看護観を知る機会となる研修会は,将来的に学生の学びに寄与する.そのため1回目研修会と2回目研修会では,できるだけ複数の教員の意見が交換可能になるようグループ構成の工夫も図った.その結果,事例を深く読み込んだり,新たな視点で再検討するなどができていた.

　2回目研修会でのシナリオには,事例1の発言14で「わかりません」と学生が答えたり,事例2の発言21で「話しかけにくいです」といった学生の立場になった素直な発言が見られ,教員の思うようには進まない実習指導の難しさが表現されている.このことが文章の長さや対話のやり取りを増加させたようである.つまりロールプレイによるシミュレーションと臨地実習指導における実践がより具体的な教員の気づきと学びを深める要因になっていた.ロールプレイを通して,自身の教育のあり方に気づけることは,他者からの

指摘を受けて知るよりも学びは大きい．それは学生が教員から与えられたものを学習するより，学生自身が経験し，気づいたことから探求して学ぼうとすることを支援する経験型実習教育と類似している．したがって，経験型実習教育における教材化を深めるためにロールプレイを用いることは意味があったと言える．

　経験型実習教育では，学生の経験をもとに教材化を図るが，流動的な実習の時間のなかで複数の学生を担当しながら1人の教員が学生の経験を一つひとつ意味づけしていくことは難しい．学生が経験してきたことを立ち止まって繰り返し思考することは実習中では困難であるため，複数の教員が集まり実際の事例を丁寧に検討することは看護や教育における広い視点を身につけ，実習指導能力のさらなる向上に寄与するのではないか．

　今回の研修会では同じ事例を用いて2回のディスカッションを実施した．ディスカッションを重ねることで学生の思いや考えは教員が想像するよりも深いと考えられ，学生の"わからない"思いを改めて見つめ直す機会となった．学生の思いを十分に理解しないまま指導を行った場合，学生は教員に対してわかったような振る舞いをし，教員を満足させただけに留まりうる．つまり実際には学生の困りごとは何ら解決していないことがわかった．この気づきから学生の困りごとを見出し，解決するためには数回の対話のやり取りだけでは不可能であると言える．学生の直接的経験から学生が理解できる教材に転換するのは単純で容易ではないということも今回の研修会の学びとなった．

　1回目研修会と2回目研修会の開催には約3か月の期間があり，その間，助教・助手は臨地での実習指導にあたっている．このことから1回目研修会を通して学んだことを実習に活かす反面，2回目研修会で，また新たな課題や学生の捉え方を検討することができた．つまり，教員も実践から多くを学び取っていると言えるのである．近年の看護教育のあり方として，徒弟型やべき論は相応しくないということは，多くの教員や看護師は知っている．しかしながら，限られた時間のなかで次から次へと発生する現象に対応するために無意識に指示的教育をやってしまっているということは少なくない．よくないとわかっていながらやってしまうのは，当事者個人の責任ではない．自らの行動に気づけないほど，時間が切迫的でかつ流動的，さらにはプロセスでなく結果のみが評価されることに問題がある．教員も学生と同じようにいったん立ち止まり，本当にあれでよかったのかと繰り返しリフレクションする必要がある．加えて，非難でなく批評してもらうために客観的な意見交換が重要である．そのような機会が研修会や意見交換の場なのである．教員によって，教材化や教育方法が異なることは避けられず，統一することは不可能であるし，統一する必要もない．しかしながら教育の質がある一定のレベルで保たれ学生に提供されなければならず，実習指導能力の質の確保，質の向上を図るために，研修会は継続して繰り返し開催される必要がある．

おわりに

　経験型実習教育の教材化に焦点を絞り，ロールプレイを活用した研修会を実施した．同じテーマで2回研修会を実施することで複数の教員の看護観，教育観に触れ，その結果，学生の経験を理解したうえでの教材化を深めることができた．教員によって教材化や教育

方法が異なることを今回の研修会で改めて知ることができ，重要なのは教育方法の統一ではなく，教育の質の確保，向上であることが確認された．1つの看護場面や事例からおのおのの捉え方をディスカッションし，知を共有できる研修会の場は継続的に必要であると示唆された．

引用文献
1) Dewey J 著，松野安男訳：民主主義と教育(上)，岩波書店，1975.
2) 浅川明子，藤岡完治，屋宜譜美子編：看護教育と臨地実習指導者，3-20，医学書院，2006.
3) 厚生労働省：今後の看護教員のあり方に関する検討会報告書，2010.
4) 塚原節子，吉井美穂，坪田恵子：臨地実習前ロールプレイングで高めるコミュニケーション力　看護師・患者・観察者役になった時の学生の気づき，看護展望，30(12)：21-26, 2005.
5) 佐藤真紀：評価から始める教育活動　コミュニケーション技術への授業評価から，看護教育，51(11)：54-57, 2010.
6) 鈴木謙介：平成生まれ世代の社会環境，看護，62(3)：40-44, 2010.
7) グレッグ美鈴，池西悦子編：看護教育学　看護を学ぶ自分と向き合う．180-189, 南江堂，2009.
8) 経験型実習教育のシステム化に関する研究，平成16年度〜平成17年度．科学研究費補助金，基盤研究(B)研究成果報告書，13-14, 2006.
9) 多喜田恵子：学習効果を高めるロールプレイの活用法，看護人材教育，5(3)：105-111, 2008.
10) 安酸史子：授業としての臨地学習　学生の経験を教材化する力をつけるために，看護管理，6(11)：790-793, 1996.

参考文献
1) 清水夏子，吉田恭子，永嶋由理子，他：助教・助手を対象とした経験型実習教育での直接的経験の教材化に関する研修会実践報告　ロールプレイを活用した学びの検討，福岡県立大学看護学研究紀要，8(1)：37-45, 2011.

第4章
成人看護学実習における教師の実践的力量からみた成果

　日本では，医療技術の進歩，少子高齢化の進展，および社会ニーズの多様化などを背景として，高度な専門知識，高い倫理観，優れた看護実践能力を備えた看護師の育成が求められている．文部科学省においては，看護学教育の在り方に関する検討会(2002年)，大学における看護系人材の養成に関する検討会(2011年)，厚生労働省においては，看護基礎教育の充実に関する検討会(2007年)，看護教育の内容と方法に関する検討会(2011年)など，複数の検討会で看護基礎教育に関する検討が重ねられてきた．このように，看護師としての高い能力が期待されているにもかかわらず，近年は，新卒看護師の看護実践能力の低下や早期離職が問題とされ，看護基礎教育における臨地実習方法の工夫や，教育内容の改善が求められている．

　現在，多くの看護師学校養成所において臨地実習で行われている教育方法は，学生が1人の患者を受け持ち，その患者および家族と関わりながら看護ニーズを判断し，看護ケアの計画・実践・評価という看護過程を展開していくものが多い．しかしながら，患者の看護過程のみを分析的に追求する思考への偏向は，時に人間の特定の部分だけが過度に強調されたり，主体と客体の分断を招くなど，看護の全体性，関係性を見失うという問題もある[1]．

　こうした問題を踏まえ，安酸はデューイの教育学理論をもとにした経験型実習教育を提唱した．経験型実習教育は，学生が実習のなかで問題解決をせまられた経験を教材化し，その解決のために学生が自ら探求する学習過程をとる，いわゆる学生の経験と主体性を重視しているところに特徴がある[2]．経験型実習教育は，精神看護学実習での実践は多く見受けられるが[3-5]，成人看護学実習では，小田[6]や山本[7]の実践があるのみで非常に少ない．その理由は，成人看護学実習は，患者の健康問題の解決に向けた知識と技術の習得に目標が掲げられているため，学生の経験を教材化することよりも，実習での到達目標が優先されるからである．だが，今後の看護教員のあり方に関する検討会(2010年)でも，臨地実習での学生の経験を教材化できる教員の能力が重要視されている[8]ように，経験の教材化は，学生の看護実践能力を育成するための教育方法として今日的意義が大きい．

　そこで，著者らは安酸の指導のもと，福岡県立大学の成人看護学実習において経験型実習教育を実践した．ここでの実践は，学生の経験を教材にしながら，それを一緒に考えて

表 4-1 教師の実践的力量

項目	内容
学生の学習能力への信頼	学生には自ら学ぶ力があると教師は信じて，学生の学びを待つこと
学習的雰囲気	学生が安心して教師と一緒に学習していきたいと思い，学生の学習意欲を促進させる教師の雰囲気
学生の理解	学生の経験を学生にとっての意味に焦点をあてて明確にする能力であり，学生の気持ちを聞き，理解すること
患者理解の能力	教師の看護実践能力として患者や家族の示す言動の意味を理解できる能力
言語化能力	学生が経験した看護現象を，教師が意味づけし，言語化して示す能力
状況把握能力	教師は全体を把握して，学生の関わる範囲を含めた全体の文脈のなかで，学生が言ってきた看護現象を意味づける能力
臨床教育判断能力	学生の提示した素材のなかで，どれを学習素材として用いることが学生の実習目標の達成につながるかを判断する能力
教育技法	発問と質問の使い方，カンファレンスにおけるグループダイナミクスの活用，実習記録の活用，記録へのコメントの書き方，課題の提示の仕方など，具体的な教育技法

〔安酸史子：学生とともにつくる臨地実習教育 経験型実習教育の考え方と実践，看護教育，41(10)：814-825, 2000. より改変〕

いくことのできる教師の実践的力量が重要である．教師の実践的力量とは，臨地実習で生起する多くの場面から，教師と学生がともに関わりながら学生の経験を教材化し，反省的思考に基づきながら望ましい方向に学生を導く能力のことである[9]．

本章では，成人看護学実習における教師と学生との一事例を通して，経験型実習教育の効果を検討する．

1. 方法

(1) 研究対象者

成人看護学の臨地実習を担当する教師1名と研究の同意を得られた看護系大学の3年次看護学生1名である．同意については，福岡県立大学看護学部の倫理規定に基づき行った．

(2) 分析の方法

成人看護学実習終了後，教師は，学生への指導場面のなかで十分な指導ができなかったと思った場面を，プロセスレコードに書きおこした．そして，教師の関わりと学生の学びとの関係を，教師の実践的力量である8つの能力（学生の学習能力への信頼，学習的雰囲気，学生の理解，患者理解の能力，言語化能力，状況把握能力，臨床教育判断能力，教育技法）をもとに分析した（表4-1）．

2. 効果の検討

(1) 受け持ち患者と学生，教員の概要

受け持ち患者は，脳梗塞，70歳代の男性．身長173cm，体重85kg．大きな体格である．脳梗塞の後遺症による左上下肢麻痺と右上下肢の筋力低下があり，1日1回の理学療法以外は，ベッド上で臥床している．患者は，自分で身体を支えることができないためすぐに

ずれる．しかし，徐々に右上肢の筋力回復の徴候が認められ，端座位にすると，右上肢を使って身体を支えようとする動作を認めるようになった．ベッドから車いすへの移動手順は，①患者が右上肢でベッド柵を握り起きようとする．自分では完全に起きることができないため看護師が背部を支える．②ベッドの左側に端座位になる．患者は前傾姿勢になっているため，看護師は，転倒しないよう患者の前に立ち上体を支えている．③ベッドの左足側に車いすを置き，2人の看護師が患者の前と後に立ち移動援助を行う．なお，ベッドサイドの環境は，ベッドの右側は壁面であり，右頭側には床頭台が設置されていた．

　学生は，成績もよく看護実習に対する意欲があり，グループのリーダーである．学生は，「患者のADLを拡大したい」という思いをもっており，時には，患者のことよりも自分がしたい実習の思いが強くなりがちな面も認められた．

　教師は，看護師としての臨床経験が10年，教育経験は2年であり，臨地実習での教材化がうまくできるか自信がなかった．しかし，学生と年齢が近いため，学生が問題を相談したくなるような雰囲気をもっていた．また，学生の事前学習や積極的な実習態度には支持的に関わるようにしていた．

(2)教師の関わりと学生の学び

　学生は，受け持ち患者が，右上肢でベッド柵を握って起きようとする動作を見て，もっと右上肢の筋力を活用した移動援助のほうがADLを拡大できると考えていた．そのため，学生は，患者の右頭側に車いすを置いて移動援助を試みたが失敗してしまった．このときの教師と学生との詳しい関わりは表4-2に示すとおりである．なお，文中の(場面○)の表記は，表4-2の場面番号を指す．

①学生の学習能力への信頼

　教師は，学生に自己の看護行為を振り返ってほしいと思っていた．しかし"学生は失敗して落ち込んでいる"という教師の思い込みから，現時点では振り返りができないのではないかと判断した．そして，学生の振り返りを待たずに，「看護師さんが普段行っている移動援助では，床頭台が置いてある場所や環境のことが配慮されているよ(場面31)」など多くのことを教えている．学生は「あ〜そうか(場面32)」と言っているが，それは，学生が自分の行為を振り返って気づいた返事ではない．ここでいう振り返りは，「どうしたら安全な移動援助ができるか」といったテクニックにこだわったものだけではなく，「なぜ，看護師は普段あのような移動援助をしていたのか」といった，看護を問い直す教師の関わりが，学生の学習能力の原動力として必要であった．それを考えれば，教師は，学生の学習能力を高める教育の視点が乏しかったと言える．

②学習的雰囲気を提供する力

　学生が事前学習をしてきたことを臨床現場の患者を通して実施することは，患者をはじめ看護師の協力が必要である．その調整をするのが教師の役割である．今回の場合，看護師が「ちょっと待って！(場面6)」と止めたが，教師は，学生が実践しようとしている看護行為を看護師に伝えた．それによって，学生は患者に実施することができた．学生が学習できる雰囲気や環境を，教師と看護師が協力しながら作っていくことで，学生の学習意欲

表 4-2 経験型実習教育の実際―ベッドから車いす移動援助の場面から―

学生の言動	教師の認識	教師・看護師の言動
(患者の車いす移動援助を失敗した場面) 1.「○○さんがリハビリに行かれるのでベッドから車いすに移動します」 3.「はい、お願いします」 4. 患者を、ベッドの右側に端座位にし、車いす移動をしようとしている. 7.「○○さんは、左麻痺があります. ベッドの左側は患側です. 右上肢の筋力が回復しているので、ベッドの右頭側に車いすを置いたほうがいいと思います」 11.「はい！」(笑顔)といって、学生は、自分が計画した方法で移動介助をしたが、患者はうまく移動できない. 教師と看護師 2 名で、患者を支えながら移動援助を行った. 学生は、患者に申し訳なさそうな表情をしている.	5. 移動時の注意点は、事前学習していた. でも…普段の移動介助と違う. 8. 学内演習では、移動援助の原則として車いすは健側に置くように学習した. しかし、看護師には、学生の思いが伝わっていないようだ…. 12. 学生は落ち込んでいるな. 勉強も実習も人一倍努力しているからこそ、落ち込みも深い. どうやって学生に話しかけようか….	2. 教師「注意事項はわかってますか？」 6. 看護師「ちょっと待って！私達(看護師)がしている方法と、今あなたがしようとしている移動の方法は違うけど、どうしてそういうやり方をしてるの？」 9. 教師は、看護師に学生の思いを説明した. 10. 看護師「わかりました. では、学生さんの勉強した方法でやってみましょう」
(失敗した直後の場面) 14.「あ…はい. でも、私が悪いから」学生はあまり応えようとしない. 17.「さあ…. どこなんでしょう」学生は表情を変えず、考えようとしている様子はない. 20.「そうですね…」	15. あまり触れたくないみたいだ. 18. やっぱり、失敗したっていう気持ちのほうが大きいんだろう. 今は考える余裕がないみたい. 21. 相づちをうっているだけのようにみえる.	13. 教師は、学生と 2 人になる時間を設けた. 教師「移動がうまくできなかったことを気にしてるの？」 16. 教師「あなたが学習してきたことは、移動援助時の原則として正しいやり方だよ. でも、なぜ、患者さんはうまく移動できなかったんだろうね」 19. 教師「なら、少し時間をおいて、自分で考えてみる？」
(翌日の場面) 23.「はい. でもよくわからなくて. ○○さんの右上肢の筋力が不十分だから失敗したんですか？ でも、筋力がないからこそ、普段の生活に、もっと取り入れる必要があると思います」 26.「ADL 拡大のためです」 29.「だから健側(右頭側)から移動しました」 32.「あ―. そうか…. 確かに床頭台が置いてあって、移動しにくかったです. 看護師さん達がしていることに疑問をもった時、なぜその方法でしているか自分で確認してから移動の援助をすればよかったです」(苦笑)	24. なるほど…. 学生は、受け持ち患者の右上肢の筋力を、現状よりも回復したいと思っていたのか. だから、看護師が行っていた移動援助を批判的に思っていたんだ. 27. それよりも、看護行為で一番大事なことは、患者の安全と安楽であることを気づかせたい. 30. 学生は、安全・安楽が重要と認識しているから右頭側に車いすを置いたのか. ただ、安全・安楽な看護行為は、健側や患側ばかりに目を向けるばかりではなくて、周りの環境や障害物の有無、日頃の生活習慣なども考慮しなければならないし….	22. 翌日、教師と学生は面接した. 教師「考えてみた？」 25. 教師「そうだね. 患者さんの筋力がまだ十分ではないことが一番大きいんだろうね. でも、それだけだろうか？ なぜ○○さんの車いす移動を、普段と違う方法でしようとしたの？」 28. 教師「ADL 拡大というのも大事だよね. でも、患者さんの安全・安楽を考えることのほうが看護をするうえでは、一番重要なことじゃないかな？」 31. 教師「そうだね. 健側から移動することも重要だね. ただ、周りの環境にも配慮がいるよね. 例えば、○○さんの床頭台はどこに位置していた？ 看護師さんが普段行っている移動援助では、床頭台が置いてある場所や環境のことが配慮されているよ. それに、右側には壁もあったから、大きな○○さんの身体を支えるのは難しいよね. そうやって考えてみると、あなたが行った移動援助は、○○さんにとって普段とは違う方法だよね. ○○さんにとって、普段行っている習慣とは違う移動方法は、安全・安楽といえるかな？」

を向上させることができる．その意味で考えれば，今回の実習は，学生にとってよい学習的雰囲気と環境を提供できたのではないかと考える．

③学生の理解

学生が経験したことの意味を自分自身で理解するためには，教師はいかに学生の話を聞けるか，対話できるか，ということを大切にしなければならない．学生が移動援助を失敗した後，教師が学生に問いかけると，学生は「でも，私が悪いから（場面14）」としか答えなかった．教師は，学生が失敗したことを落ち込んでいると勝手に思い込みそれ以外の問いかけを止め，1日時間をおいて考えてもらった．これは，学生の気持ちを配慮してのことであったが，教師自身も落ち込んでいる学生に対して，どのように気持ちを聞いたらよいかわからず，対話できる自信がなかった．時間をおくことで，学生は自らの看護行為を考える機会を得たと同時に，教師自身も学生に対する指導の方向性をつくることができたと思える．

④患者理解の能力

看護師が，ベッドの左足側に車いすを置き移動援助をしていた理由は，ベッドの右頭側には床頭台があること，また，壁面であったため看護師よりも体格が大きい患者の身体を支持しにくい，という物理的な環境の問題があったからである．さらに，患者の右上肢の筋力が徐々に回復しており，移動時は，患者がベッド柵を握ったり，ベッドに手を付いて身体を支えようとするなど，患者ができる動作が増えていた．つまり，患者にとって車いす移動は，入院生活のなかで右上肢を使うことができる唯一の日常生活動作だったのである．看護師は，移動援助を統一することによって，患者の残存機能を拡大しようとしていた．また，患者が移動手順を混乱しないように，患者の動作を習慣化していくことにも配慮していたと思う．その意味で考えれば，看護師と教師の患者理解に対しては，ほぼ共通の認識であったと思われる．

⑤言語化能力

学生が経験したことを意味づけしていくためには，看護学の専門的な知識を具体的な言葉で表現しなければならない．例えば，教師の「なぜ普段と違う方法でしようとしたの？（場面25）」という問いだけでは，学生が「ADL拡大のためです（場面26）」と応えているように，自分の気持ちを表現するレベルにまでもっていくことはできない．教師が学生に自分の気持ちを言語化する機会と時間を作ったことはよいが，学生が右頭側への車いす移動にこだわった気持ちを言語化できるには至らなかった．「なぜ」の問いかけで終わるのではなく，「どんなADL拡大を目指そうとしていたのか」や「何を，変えようとしているのか」のように，学生の気持ちを引き出していくような問いかけが必要であった．

⑥状況把握能力

移動援助は，安全・安楽に配慮しなければならない．しかし，臨床現場には基本どおりに行えないような物理的な状況が存在する．学生が「〇〇さんは左麻痺があります．ベッドの右頭側に車いすを置いたほうがよいと思います（場面7）」といった発言からは，患者と自分，車いすの位置，という"見えている状況"しか存在しない．教師は，まず，学生が"見えていない状況"に「気づく」指導をするべきであった．"見えていない状況"とは，ベッ

ドサイドの環境面と患者が習慣化している移動動作のことである．「体格の大きい患者を支えることができるのか」や「高齢患者にとって，普段と異なる移動動作を行うことに問題はないのか」など，見えていない状況を気づかせたうえで，安全・安楽を考える指導が必要であった．

⑦臨床教育判断能力

教師は，学生が経験している直接的経験の意味づけは，即日話をするよりも1日おいたほうがよいと判断した．しかし，1日おいても学生は「よくわからなくて（場面23）」と答えている．このように，学生が自分自身の看護行為のどこがいけなかったのかについて困惑しているときは，その学習素材を別室で学生に考えさせたり，グループカンファレンスで話し合わせるように提案してもよかったのではないかと考える．なぜなら，グループカンファレンスでの検討は，教える–教えられる上下関係性のなかで話し合われるのではなく，お互いを尊重しあう共感的な雰囲気を大切にして行われるからである．批判的であったり，評価（よい・わるい）の視点で検討されるのではない点も，学生にとっては，安心して実践での展開や自分自身の看護観について語ることができ，それが「気づき」につながると考えられる．

⑧教育技法

教師は，学生が失敗したとき，「なぜ？（場面16）」や「考えてみる？（場面19）」と問いかけている．一見すると，これらの問いかけは，学生の「考える」ことを大切にしているようにもとれる．しかし，学生が「さあ…どこなんでしょう（場面17）」や「よくわからなくて（場面23）」と答えているように，学生は，教師の問いかけた意味を理解していない．教師が学生に「なぜ？」と課題を提示するときは，学生に何を考えてほしいのか，具体的かつ明確に示さなければならない．例えば，「安全の面からいえばほかにどんな方法があったのか」「日頃行っている移動の習慣は考慮しなくてもよかったのか」「患者の倫理的配慮を考えたか」のように，看護の専門性と結合させた具体的な問い方をすることが大切であった．

3. 経験型実習教育の有効性

教師は，学生が主体的に行動できるように，学生の素朴な気持ちや気づきに耳を傾け，「学習的雰囲気」に心がけていた．また「患者理解」に関しては，実習開始前に実習病棟で研修を行い，学生の受け持ち患者に対する情報の収集をして理解を深めた．病棟業務の1日の流れなどの理解，病棟スタッフとのコミュニケーションの促進を図ることにより臨床と教師が協力して学生の指導にあたる体制を整えた．

教師が指導に困難を感じたのは，上記2点以外の「学生の学習能力への信頼」，「学生の理解」，「言語化能力」，「状況把握能力」，「臨床教育判断能力」，「教育技法」であった．これらは，相互に関連しているが，教師は，物理的な時間のなかで，学生を信じて待つことができなかったと思われた．さらに学生の提示した素材のどれを学習素材として提示することが効果的かを判断する臨床教育判断も非常に難しく，教師はその状況判断に迷っていた．教師だけでなく臨床指導者も同じように困難を訴えているという状況を考えると，今後は，教師，臨床指導者の合同カンファレンスの開催などによって，学生の学習環境を整

備する必要性が高いと言える．これらは合同カンファレンス，自身の指導過程の振り返りなどの努力と教育経験によって獲得・成長できる能力であると言える．

　また，今回の教師の対応には，学生の経験を尊重する一方で，患者へのケアという面での配慮が乏しい．学生と教師のやり取りの間，患者はどうしていたのか．教師は，毎朝，学生の計画を指導し，実施の場面に立ちあい，必要時指導し，事後に学生に実施を振り返らせていた．この一連の指導のなかで初めて，学生の経験を尊重した学習援助型の指導が意味あるものになる．すべてのケアを学生に直接経験させた後，指導するというのではなく，ケアの受け手である患者の安全・安楽を配慮した計画を事前に指導するという関わりのなかで，学生が，どれだけ患者の立場に立った看護を考えられるかを，教師は知り，また学生はこの関わりから教師の看護観に触れ，影響を受ける．これが経験型実習教育であると考える．教師は，経験型実習教育は「教える」という指導型の教育ではないと認識しているが，実習状況によっては，指導型の実習教育を行わなければならない場合もあり，どちらか一方で教育を行うことは不可能である．臨地実習において，教師は学生に何をどのように学ばせるかを考えると同時に，看護者として患者への配慮も同じ比重で考えておかねばならない．臨地実習は学生にとって，実際に患者中心の看護を経験できる唯一の学習場面であるということを教師も学生も自覚しておかねばならないのである．

　以上のことから，経験型実習教育は，教師と学生が「教材化」という視点で学習を進めていくため，教師の指導上の特性や課題を把握できる有効な教育方法だと言える．その一方，教師の力量に左右される教育方法でもあるともいえる．特に，「学生の学習能力への信頼」，「言語化能力」，「状況把握能力」，「教育技法」という能力は，教師の経験と努力によって開発されていくものである．だからこそ，教材化という方法によって個々の教師の指導力を可視化することで，臨床場面での状況や文脈の中に内在する教師の実践的力量の是正が可能となる．ただし，注意しなければならないのは，プロセスレコードを通した評価は，教師の指導力の特性を評価するうえでは有効と言えるかもしれないが，教師の分析力に依拠するところも多く，客観的評価とは言い難い．したがって，教師の実践的力量の教育評価の指標としては，坪井ら[10]の教師効力尺度のように，教育的な介入前後で比較可能な評価方法と併せて評価する必要があるだろう．

おわりに

　成人看護学実習における経験型実習教育の取り組みは，教師の実践的力量を高めるという目的に向けて，一歩進めることができたのではないかと思われる．なぜなら，教師の実践的力量が目指しているのは，看護の専門性と学生の看護観をいかに結びつけるのか，理論と実践をどのように統合するかであり，教師の指導の根底にある指導観から問い直さざるを得ないからである．

　今後は，いかなる指導が効果的であるのかについて考察し，一刻も早く経験型実習教育ができる環境が整備されることを期待したい．

引用文献

1) 中津川順子：デューイの経験論と実習教育，Quality Nursing，5(8)：577-582，1999．
2) 安酸史子：経験型の実習教育の提案，看護教育，38(11)：902-913，1997．
3) 安田妙子，安永薫梨，大見由紀子，他：福岡県立大学看護学部の取り組み 経験型精神看護実習において領域外の指導教員が直面する困難とその対策，看護教育，46(11)：1035-1039，2005．
4) 松枝美智子，中津川順子，安永薫梨，他：福岡県立大学看護学部の取り組み 精神看護実習のカリキュラム上の位置づけと指導体制，看護教育，46(11)：1016-1020，2005．
5) 瀧澤直子：本学における精神看護学実習の歩み 精神看護学実習の経験型実習教育の確立にむけて，東海大学医療技術短期大学総合看護研究施設論文集，14：45-61，2005．
6) 小田和美：経験型実習教育の適用と課題 成人慢性期看護学実習の場合，Quality Nursing，5(8)：600-608，1999．
7) 山本京子：カンファレンスの授業分析方法の検討 経験型実習教育に示された教材化の視点での分析，Quality Nursing，5(8)：592-599，1999．
8) 厚生労働省：今後の看護教員のあり方に関する検討会報告書，2010．
http://www.mhlw.go.jp/shingi/2010/02/s0217-7.html
9) 安酸史子：経験型実習教育の考え方，Quality Nursing，5(8)：568-576，1999．
10) 坪井桂子，安酸史子：看護系大学教師の実習教育に対する教師効力尺度の検討，日本看護科学会誌，21(2)：37-45，2001．

終章

経験型実習教育の課題と展望

　医療は日進月歩であり，高度化，複雑化が急速に進みつつある．こうしたなか，専門家としての成長を続けていくための，経験から学び，経験から理論と実践の統合を図っていく能力は，看護や医療に携わる人間には必須の能力であると考える．経験型実習教育は，経験から学ぶ力を伸ばすことを目標としており，これからの看護学教育において重要な役割を果たすことができるのではないかと期待している．

　もちろん，経験型実習教育にもいくつかの課題がある．以下に経験型実習教育の3つの課題について述べたい．

　1つ目の課題は，経験型実習教育の成功は，教師の能力によるところが大きいことである．教師に必要とされる能力については，第四部ですでに述べているところではあるが，学生を見る力や聴く力が未熟であれば，学生の経験に迫ることができず，経験型実習教育が成り立たない．この見る力と聴く力には，学生の言葉をありのまま受け止める力や，学習的雰囲気，学生の経験している状況を全体のなかから把握する力も含まれている．非常に教師としての力量を問われる教育であると言える．

　2つ目の課題は，学生の資質によっては，経験型実習の展開が非常に困難なことがあることである．経験型実習教育は，どのような学生にも使える万能の教育方法ではない．学生のレディネスに応じて教育方法を選択していく必要がある．また，経験型実習教育を行うためには，教師だけでなく学生にもいくつかの力が必要とされる．自らの経験を振り返ることができなければ，経験から学ぶことはできず，教師にその経験を表現することができなければ，経験を深め意味づけることができない．経験の振り返りや経験の表現については，プロセスレコードやイメージ・マップなどのツールを用いることで，ある程度カバーできる部分はあるが，学生のなかにはどうしても自らの考えや想いを表出できない特別な支援を要する学生も一定数存在している．

　3つ目の課題は，教育の評価をどのようにするかである．経験型実習教育は，経験から学ぶ力を身につけさせることを目標としているが，狙った力が本当に身についているのか，身につけさせる過程や方法は適切なのかなどの教育方法そのものの評価をしていかなければならない．経験型実習教育はいまだ若い教育方法であるため，まだ十分な検証が行われているとは言い難い．学生への追跡調査などを行いつつ，教育効果について検証して

いくとともに，経験型実習教育をよりよくしていくために，どのようにPDCAサイクルを回していくかについてはこれからの課題である．

　わが国の高等教育政策の焦点は，近年，「教員が何を教えるか」から「学生が何を学んだのか」にシフトしてきた．それを決定づけたのは，中央教育審議会の2つの答申，「学士課程教育の構築に向けて」(2008年12月)と「新たな未来を築くための大学教育の質的転換に向けて～生涯学び続け，主体的に考える力を育成する大学へ～」(2012年8月)である．これらの答申のなかで，学士力として論理的思考力や問題解決能力，そして主体的に考える力を育成していく必要があると書かれている．経験型実習教育は，まさしく「何を教えるか」ではなく「学生が何を学んだか」に焦点をあてており，経験から学ぶ力とは，【生涯学び続け，主体的に考える力】に近しい力と言えるものである．

　現在，経験型実習教育は，看護学実習における教育として述べられているが，『経験』とは実習の場だけに限定されるものでは，もちろんない．新人教育や教師教育においても活用できる方法である．学生と名のつく者たちだけでなく，ありとあらゆる人が，日々何らかの経験をしているはずである．よって，経験型実習教育は，看護分野だけでなく，実習の場だけでなく，ありとあらゆる教育の場において活用可能な方法であると言える．また，経験から学ぶ力は誰もが身につけるべき能力であることを考えると，より多くの分野での活用ができるよう発展させていきたいと思う．

索引

数字・欧文索引

4段階の階段モデル　46

A
advanced nurse practitioners　220
advice　45
Andragogy　41
art　41
assessment　232

B
Bandura　41, 93, 192
Benner　39, 82
Bevis　19, 81
Blanchard　45
Bloem　76, 78
bottom-up　79
　——の目標　80
Bruner　10, 33
Bukharin　6

C・D
coaching　45
Dewey　36, 52, 91, 93, 240, 253
DVDを使用した展開方法　122

E・F・G
efficacy expectancies　41
emic　28
FD(Faculty Development)　23, 241
Gaut　39
Gibson　46

H・J
Hersey　45
jigsaw puzzle　70
judgment　232

K
King　9

KJ法　60
knowing in action　37
Knowles　41
Kolb　174
Kuhse　39

L・M・N
learning climate　53, 88
Leininger　39
Mayeroff　39, 93
narrative　63
Noddings　39, 40, 93
Nugent　46
NP(Nurse Practitioner)　218

O・P
Orem-Underwoodモデル　187
outcome expectancies　41
perceived self-efficacy　43
primary experience　63

R
reflection　105
reflection-in-action　37, 107, 220
reflection-on-action　37, 107, 220
reflective experience　63
reflective practitioner　37
reflective thinking　91
Roach　39
Rogers　79

S
Schön　37, 220
science　41
self efficacy　42
SENPTI(Self-Efficacy toward Nursing Practice Teaching Inventory)　47
sense of self-efficacy　43
SETTI(Self-Efficacy Toward Teaching Inventory)　46

T
teacher efficacy　46
teacher self-efficacy　46
theory in practice　37
top-down　79

W
Watson　19, 22, 39, 81
Woolfolk　46

和文索引

あ
アイデンティティ，看護職としての　49
アドバイス　45
アンドラゴジー　41, 93
あるべき論　251

い
イーミック　28
イメージ・マップ　69, 150, 261
意識的適用説　6
一次的経験　63
井上弘　33
嫌だった経験，学生の　19
嫌な経験，学生にとっては　17

う
ウェルネス志向　158
ウルフォーク　46
上から下へ　79, 240

え
エスノグラフィー　28
エンパワメント　31
援助　182

お

オープンリード 54, 102
オリエンテーション 53
オレム-アンダーウッドモデル 187
お任せ型 11
おもしろさ 175
小田博志 26
教えること 2
面白いと感じられる条件 12

か

カードメソッド 60
　――の教育効果 66
　――の方法 63
カリキュラム 3
カンファレンス 14, 29, 151
　――, カードメソッドを用いた 61
　――, カードを用いた 67
ガウト 39
がっかりした経験, 実習指導 241
家族看護エンパワメントモデル 187
課題学習法 176
課題行動 56
　――, 実習中に求められる 44
介護保険制度 166
概念 62
確認 54
学習課題 35
学習過程 1
学習可能事項 138, 212
学習可能内容 57
学習者
　――, 教師依存型の 61
　――としての成熟度 19
　――の自立度 45
学習的雰囲気 88, 186, 255
　――, 教師の 221
学習評価の機能 78
学習目標 77
学生 2
　――, 課題をやってこない 102
　――, 傷つきやすい 103
　――, 混乱してしまった 107
　――, 自己中心的な 107
　――, 自己表出の少ない 55
　――, 主体的に動けない 100
　――, 態度の強い 108
　――, 他罰的な 98
　――, 何度注意されても繰り返す 97
　――, 表現能力の乏しい 55
　――, 全く返答がない 107
　――およびクライエントの事実 34
　――が感じる専門職としての魅力 30
　――がすべきこと, 経験型実習教育において 109
　――なりの言い分 54
　――にとっての実習教育 11
　――による経験型実習教育の評価 230
　――の語り 229
　――の可能性 13
　――の看護観 237
　――の困りごと 251
　――の自己効力感 41
　――の自主性 15
　――の人生経験 139
　――の心配 13
　――の多様性 22
　――の「強み」 55
　――の能力, 経験型実習教育で求められる 90
　――の要望 231
　――を大人として扱う 41
学生参画型実習 61
学生理解の能力 240
学力 10
　――, 本来の 10
学力観 3
梶田叡一 77
型 7, 34
葛藤 235
「構え」を作る機会 54
完全習得学習理論 76
看護
　――と教育 241
　――の視点, ウェルネス志向の 158
看護科学 9
看護学教育 2, 8
　――の現象 3
　――の質 3
看護学実習 1, 33
　――で学ぶべきこと 8
　――の方法 1
看護学の知識 240
看護観の育成 235
看護観の表現技術 7
看護技術 3, 6
看護技術教育 8, 83
看護基礎教育に関する検討会 253
看護教育学 2
看護教育学的な視点 3

看護教育の対象 41
看護教師 7
　――の義務 15
　――の教師効力 46
　――のジレンマ 23
看護実践共同体 26
看護状況 14
看護哲学 8
患者 3
「患者から拒否される」という経験 191
患者理解の能力 240

き

キャリアステージ, 教員の 24
キング 9
ギブソン 46
「気づき」の教材化, 経験型実習における 179
「基準」作りの方法論 83
基礎学力 10
基礎看護学実習 130
基礎的な人間的能力 10
期待に沿った順応 20
聴ける力 102
技術 6
技術教育 7, 8, 37
技術教育論, 看護学における 6
技術訓練モデル 83
技能教育 7, 8
詰問 247
共感 54
共感的応答 54
共鳴 20
協同学習能力 67
教育, 看護学教育における 23
教育学の歴史 2
教育環境(人的・物的) 26
教育技術 6
教育者の役割 44
教育的学習 23
教育的配慮, 経験型実習教育における 117
教育的批評モデル 81
教育的役割 12
教育方法 35
教育モデル, ヒューマンケアリングの 40
教員の能力, 経験型実習教育 240
教材DVD 122
教材化
　――に必要な教師の能力 93
　――のプロセス 53

――のモデル，看護学実習における　89
教師
　――の関わり方　19
　――の学習的雰囲気　53
　――の課題，経験型実習教育を継続していくための　230
　――の教授行動　16
　――の自己効力感　46
　――の実践的力量　254
　――の態度　15, 231
　――の能力，経験型実習教育に必要な　88
　――の「見える」能力　34
　――の問題意識　34
　――の役割　21, 91
　――への信頼　90
教師依存型の学習者　61
教師効力　24, 46
教師効力尺度　259
教師中心主義　2
教授＝学習過程　1, 2, 10, 19, 34, 85
教授過程　1
教授行動，教師の　16

く

クーゼ　39
クライエント　3
愚痴や文句　14
訓練的学習　23

け

ケアされる人　39
ケアする人　39
ケアリング　39, 52, 93, 238
　――における対話　94
ケアリングサイクル　40
ケアリングマインド　194
形成的批評モデル　81
形成的評価　78
契約　53
経験　262
　――，経験型実習教育中に卒業生が感じていた　234
　――から学ぶ力　92, 262
　――から学んでいく力　10
　――の意味づけ　57
　――の意味の探求法　63
　――の主体者　193
経験型実習，カードメソッドによる　61
経験型実習教育　3, 38, 44, 229, 235, 240, 253
　――，研修会の概要　242

――中に卒業生が感じていた経験　234
　――での授業過程　83
　――で求められる学生の能力　90
　――における教育的配慮　117
　――における授業過程モデル　52
　――における評価　85
　――における目標　92
　――に必要な教師の能力　88
　――の課題　261
　――の最終目的　76
　――の成功　261
　――の展望　261
　――のプロセス　53
　――のルーブリック評価　86
経験型実習教育ワークショップ　193
経験型実習ワークショッププログラム，学生を対象とした　125
経験型の学習　52
経験論，デューイの　36
傾聴　54, 66, 235
結果まね　7, 57
結果予期　41
　――の把握　55
研修　242
　――，レディネスを整える　92
言語化して相手に示す能力　240
言語化能力　66
原因まね　7, 57
現象学的還元　186
現象の意味　14
現場　3
　――の性質　26

こ

コーチング　45
コミュニケーション能力　26
コルブ　174
コンピテンシー　85
ご機嫌取り　20
子どもの教育　41
行為
　――についての省察　37
　――のなかの省察　37
　――のなかの知　37
行動変容　42
交換　20
向上目標　77
効力予期　41
高等教育政策　262
困難感　235

さ

佐伯胖　2, 7
斎藤喜博　33
在宅看護学実習　166
在宅看護論　166
坂本賢三　6, 8
三段重箱の発想　173
参画型看護教育　175
参画型集団思考　60

し

ショーン　37, 220
ジレンマ
　――，看護教師の　23
　――，研究と教育の間の　25
ジグソー・パズル　70
ジグソー法　176
指示的教育　251
指導型実習教育　45, 232
「指導型実習教育」との違い　56
指導観，従来の看護教育における　60
指導教員　28
施設の特徴，教育環境としての　28
師弟関係での教育　247
自己教育力　49
自己効力　41
　――，教師の　24
自己効力感　43
　――，学生の　8
自己効力理論　52, 93
自己紹介シート　29
自主性，学生の　15
児童中心主義　2
事前研修　28
事前の評価　78
叱るという行為　39
下から上へ　79
質的観点　247
質問　240
質問する力　102
質問攻め　248
実習　23
　――，訪問看護ステーションでの　30
　――での学び　137
　――の意味，学生にとっての　15
　――の教育環境　27
　――の事後指導　63
　――の振り返り　64
実習教育　23
　――，学生にとっての　11
　――に対する教師効力尺度　47

実習施設の基本情報　27
実習指導
　──，問題解決型の　185
　──の難しさ　250
実習指導教員　26
実習指導者　28
実習初日　29
実習中に求められる課題行動　44
実習評価　85
実習病棟の看護　27
実践
　──の科学　8
　──のなかの理論　37
実践知　89
主体性の疎外，学習者としての　18
主体的学習者　13
主体的に考える力　262
授業　1
　──が成立するための基本的条件　34
授業以前の問題　34
授業過程，経験型実習教育での　83
授業過程モデル　110
授業観　3
授業検討会　242
授業論　33
習熟学習　76
終末期患者　196
小児看護学実習　175, 206
消極的学習行動　16
障害認識過程　217
障害の受容から認識へ　209
状況的学習論　27
状況判断力　241
状況論的アプローチ　26
心身の不調　235

す
諏訪茂樹　45
推測　54

せ
生成　21
成人看護学実習　253
成人看護学実習（急性期）　203
成人看護学実習（慢性期）　139
成人教育学　41, 52, 202
省察　37, 93
精神看護学実習　186, 187, 253
脆弱性-ストレス-防護因子モデル　187
積極的学習行動　16
専心没頭　40
専門家教育　37

専門職モデル　83

そ
相互主体的　1
総括的評価　78
卒業生による経験型実習教育の評価　232

た
体験　62
　──の意味　62
対話　235
　──，ケアリングにおける　94
対話する力　102
態度評価　85
大学教員研究　24
大学教員の役割　23
武谷三男　6

ち
超高齢社会　146
調整
　──，多様な機会を活用した　30
　──における指導教員の姿勢　30
　──の方法　27
調整能力　26
直接的経験　36, 52, 90

て
ディプロマ・ポリシー　85
デューイ　36, 52, 91, 93, 240, 253

と
徒弟型　240, 251
徒弟制度　8
動機の転移　40

な
ナースプラクティショナー　217
ナラティヴ　63
内部者的　28
難病患児　206

に
ニュージェント　46
人間　88
認知症高齢者　200

の
ノールズ　41
ノディングス　39, 40, 93

は
ハーシー　45

バンデューラ　41, 93, 192
パフォーマンス　85
場　68
　──，自分の存在する　12
発見的学習　10, 33
発達対応モデル　45
発問　235, 240, 248
張り付き型　11
反省的経験　36, 63, 93
反省的思考　91
反省的実践家　37, 76, 107

ひ
ヒューマニズム　88
ヒューマンケアリング　52
　──の教育モデル　40
批評　81
氷山モデル　62
表現能力　90
評価　76, 232
　──，学生による経験型実習教育の　230
　──，基礎看護学実習　138
　──，経験型実習教育における　85
　──，在宅看護学実習　174
　──，小児看護学実習　184
　──，精神看護学実習　193
　──，成人慢性期看護学実習　146
　──，卒業生による経験型実習教育の　232
　──，人を育てる　77
　──，母性看護学実習　165
　──，老年看護学実習　157
病状説明　204
開かれた質問　102

ふ
ブハーリン　6
ブランチャード　45
ブルーナー　10, 33
ブルーム　76, 78
プライマリーナース　30
プロセスレコード　206, 261
藤岡完治　38, 79, 191

へ
ベヴィス　19, 81
ベナー　39, 82
ペダゴジー　41

ほ
母性看護学実習　158
本来の学力　10

ま

マスタリー・ラーニング　76
マタニティーサイクル　158
学ぶこと　2

み

見える力　102
見習い　1
「見る」の存在　35

む

ムンテラ　204
無力感　235
難しいことは誰にとっても難しい　13

め

メイヤロフ　39, 93
明確化　54

も

目標, 経験型実習教育における　92
目標設定, bottom-up の　79
元木健　6, 9
問題解決能力　262
問題解決法　60

や

役割葛藤モデル　24
役割期待　249
役割行動　249
役割理解　249
山本五十六　44

ゆ

ユニフィケーション　23

ら

ラウンド型　11

り

リカバリー　187
リハビリテーション実習　209
リフレイミング　56
リフレクション　37, 63, 64, 105
リフレクション能力　90
理解するということ　2
理論, 経験型実習教育を支える　33
理論適応型　240
離人感　61
了解　8
量的観点　244
倫理的環境　31
臨床教育判断力　241
臨床現場　14, 33, 53
臨床知　89
臨床判断　186
臨地実習　11, 15

る

ルーブリック　83
ルーブリック評価　84

れ

レイニンガー　39
レディネス　105, 110
　──を整える研修　92
連携の充実, 実践・教育・研究の　31

ろ

ローチ　39
ロールプレイ　96, 243, 249
ロールモデル　13, 14, 40
ロジャーズ　79
老年看護学実習　146, 200
　──でのイメージ・マップの活用方法　70
老年期　147
労働手段体系説　6
論理的思考力　262

わ

ワークショッププログラム　113
　──の有効性　120
ワトソン　19, 22, 39, 81